for Dental Hygienist

pocket 임상매뉴얼

저자 TSUNEHIRO EZAWA / 감수 임순연 · 이규원 · 문원숙

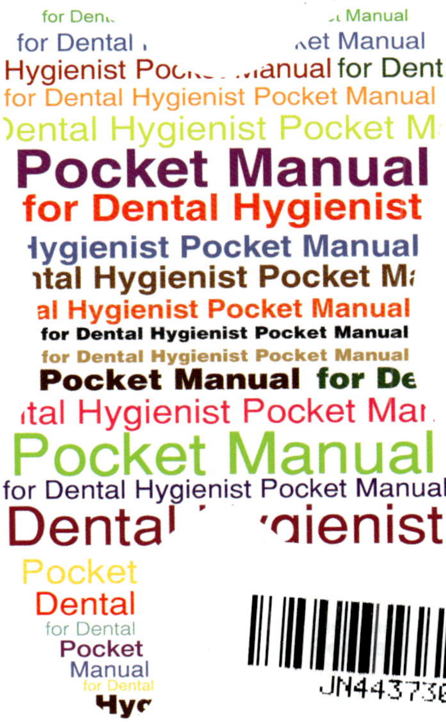

의학교육

Title of the original Japanese language edition:
Pocket size Manual for New Dental Hygienists and Dental Staff
by Tsunehiro Ezawa

머리말

신입 치과위생사에 대한 교육은 단기간의 효율적인 교육프로그램이 이상적이다. 그러나 치과의료 현장에서는 시간을 마련하기 힘들어 임상을 실시하면서 익히게 하는 실정이다. 이렇게 시간도 없고 신입 치과위생사를 위한 임상의 기본 교재도 없는 것이 요즘의 치과의료계의 사정이다.

신입 치과종사자를 교육하기 위해서는 각 병원별로 독자적인 매뉴얼을 개발하는 것이 이상적이지만 이는 매우 많은 시간을 요하는 일이다. 그래서 기초가 될 만한 매뉴얼을 구상하던 중 이번에 이 책을 출간하게 되었다.

이 책은 치과의 임상 현장에서 필요한 모든 정보를 매뉴얼식으로 구성하였다. 또한, 포켓사이즈로 제작하여 휴대하기 편리하도록 하였다.

앞으로 치과 임상 현장에서 활약하게 될 치위생(학)과 학생을 비롯해 신입 치위생사에게 이 책이 조금이나마 도움이 되기를 바라는 마음이다.

저자

목차

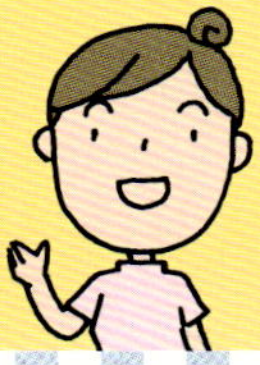

포켓
임상매뉴얼

CHAPTER 1 치과 의료 종사자로서의 자세

1 소속병원의 기본이념을 안다

의료인으로서의 목적을 확실히 이해하고 있어야 전문인으로서 행동할 수 있다.

- 의료의 목적 -

- **환자의 행복을 우선으로 생각한다.**
- **항상 자신이 환자 입장이라면 무엇을 요구할 것인지 생각하고 행동한다.**

의료의 목적은 **'환자의 행복을 현실화하는 것'**이다. **'행복'**이라는 말이 조금 애매하지만 치과의료에서는 구체적으로 아픈 치아를 치료하거나 치료를 위해 약을 처방하는 것 등을 말한다.

우리가 하는 일은 형태가 있는 물건을 파는 것이 아니다. 의료란 형태가 없는 **'통증 제거'**, **'기능적 만족감'** 등을 제공하는 서비스업이다. 그러므로 기본적으로 자신이 환자 입장이라면 무엇을 요구하며 무엇을 요구하지 않을 것인지 생각하고 행동하면 큰 실수는 하지 않을 것이다.

우리
치과병원의
이념

2 사회인으로서의 기본 예절

밝은 인사와 바른 언어사용, 적절한 옷차림은 사회인으로서의 기본 예절 !

인사의 포인트

밝은 표정으로 공손하게

"안녕하세요!"

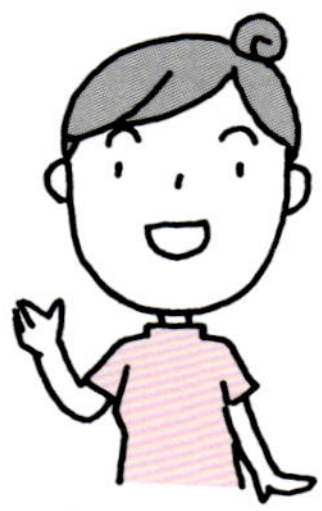

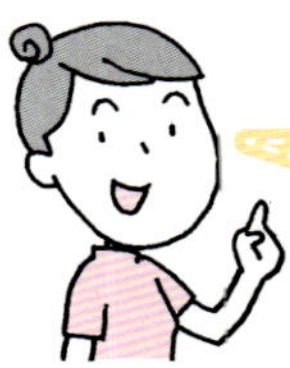

환자에게 하는 인사는 공손하게!

진료를 마치고 환자가 귀가할 때에는
(공손하게) "몸조리 잘 하세요!"라고 말하자.

원내에서의 대화 · 언어사용의 주의사항

항상 일단은 "예!"

- 지시내용을 이해하지 못했어도 환자 앞에서는 되묻지 말 것!
- 잘 모르는 것은 환자가 없는 곳에서 다른 직원에게 묻도록 한다.
- 또는 "예"라고 일단 대답을 하고, 모르는 것은 언어 외의 표현(몸짓)으로 전달하자.

모든 사람에게 존칭어를 사용한다.

- 환자에게뿐 아니라 누구에게라도 존칭어(존경어, 겸양어)를 사용하자.

※ 환자는 직원끼리의 대화도 귀담아 듣고 있기 때문 !

환자가 불쾌하거나 불안해질 만한 언동은 삼가자 !

- 진료 중에 직원끼리의 사적인 대화나 진료와 관계없는 웃음소리는 불쾌감을 준다.
- 치료 중 전달사항이 있을 때 환자에게 불안감을 줄 수 있는 용어는 전문용어로 바꾸어 사용한다('출혈' → '블리딩(bleeding)'으로 etc ……).

사례

환자 앞에서 "전기메스를 준비해 주세요"라고 지시하면 환자가 "그거 아프지 않아요?" "어디를 자르나요?" 등 불안해하거나 질문을 많이 하게 된다.

그러므로 '전기메스' 대신에 ES(electro surgery), GP(치은성형술) 등의 약어를 사용하면 환자에게 불안감을 주지 않고 치료를 원활하게 진행할 수 있다.

또한 환자에게 마취하고 실시하는 외과치료라는 설명과 함께 복용약에 대해 미리 확실하게 알려준다.

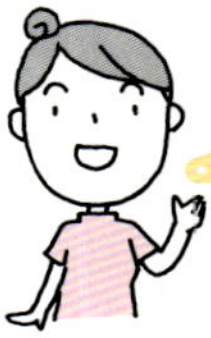

거친 말투는 인간성 자체를 의심받을 수 있다.
언어사용에는 충분히 주의를 기울이자.

부적절한 용어(차별 용어)와 대체 용어

×	○
장님	시각장애인
벙어리	언어장애인
귀머거리	청각장애인
말더듬이	발음장애
장애자, 불구	신체장애인
편파적	불충분 또는 충분하지 않음
지능이 낮음	정신발달지체
정신박약	지적장애
미치광이, 정신이상	정신질환
언청이	구순열, 구개열, 구순구개열
인부	작업자
후진국	개발도상국, 발전도상국
거지, 부랑자	노숙인

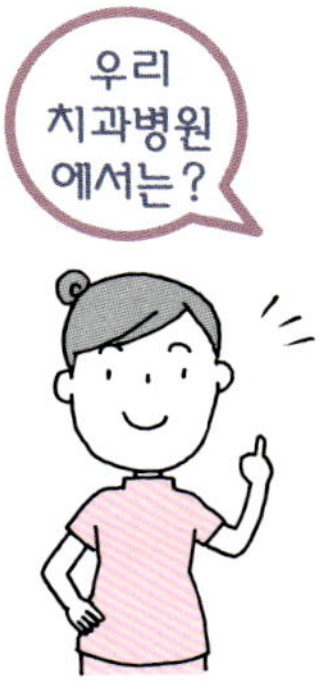
우리
치과병원
에서는?

단정한 몸가짐 · 행동예절

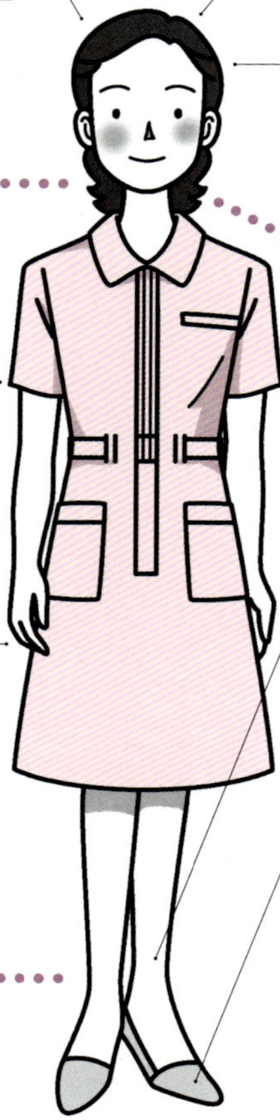

- 눈화장은 연하게 하고 화장도 청결감이 느껴지는 범위로 제한한다.
- 머리카락이 얼굴을 가리지 않도록 정리한다.
- 머리카락 색은 환자에게 불쾌감을 주지 않을 정도의 색으로

작은 소리로 소곤소곤 이야기하거나 불필요하게 직원끼리 웃지 않는다.

진료 중 보조석에서 자리를 이탈할 때에는 의사에게 양해를 구한다.

- 향이 짙은 향수를 쓰지 않는다.
- 색깔 있는 스타킹이나 양말은 신지 않는다.
- 손톱을 짧게 자른다. 네일아트를 해서는 안 된다.
- 신발은 소리가 나지 않는 것으로 신는다. 또, 구겨 신지 않는다.

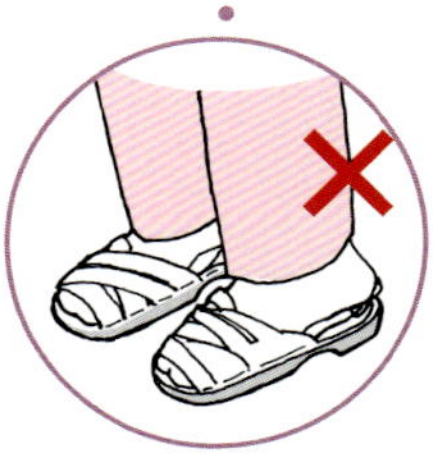

원내에서 뛰지 않는다. 소리를 내고 걷지 않는다.

머리 모양에서 주의할 점

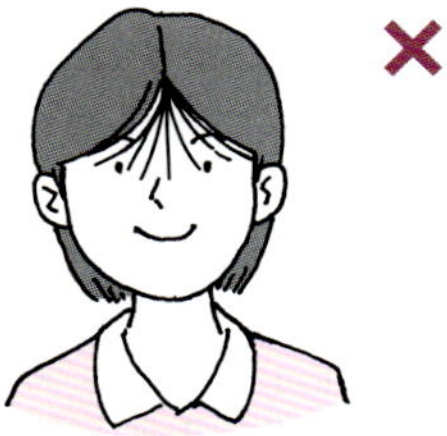

• 앞머리는 눈썹 아래로 내려오지 않게 한다.

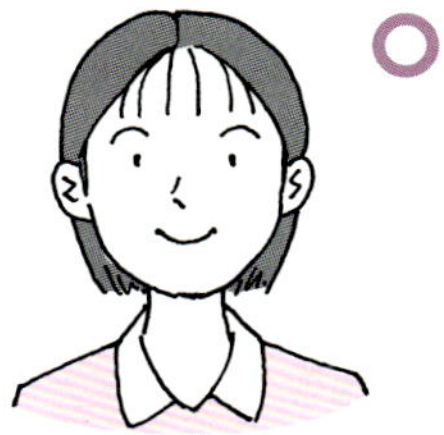

• 앞머리를 내리더라도 눈썹까지의 길이라면 청결함을 유지할 수 있다.

머리카락 색(hair color)의 기준은 근무 병원에서 협의하여 정한다.

머리카락 색은 병원 기준이 있다면 그에 따른다. 특별히 없다면 검토하여 환자에게 불쾌감을 주지 않을 정도의 색상으로 정한다.

우리 치과병원에서는?

3 유닛체어(unit chair) 주변 영역

치료 중인 시술자 주위에는 들어가서는 안 되는 공간이 있다.
진료를 돕거나 견학을 할 때에는 이 공간과 동물적 영역을 잘 이해해두자.

기본 영역(Territory)

■ 기본적인 영역을 이해하면서 움직인다

• 시술자와 협조자 뒤 150°는 기본적으로 침범해서는 안 되는 범위이다. (오른쪽 그림 참조) 동물에게도 영역이 있듯이 인간에게도 기본적인 영역이 있으며, 본인이 눈으로 확인하지 못하는 영역(그림의 ▤ 사선부)에 들어갈 수 있는 사람은 상당히 신뢰할 수 있는 관계로 제한한다. 기본적인 영역을 침범하면 상대방에게 스트레스를 주게 되므로 진료 중 어쩔 수 없이 이 영역을 통과할 경우에는 '뒤로 지나갑니다'라고 말해야 한다.

견학 태도

■ "진료에 방해가 되지 않는" 것이 견학의 기본

• 신입 치과위생사가 진료견학을 할 때에는 출입금지 부분을 피해 A, B 중 하나의 위치에 선다.

• C와 D는 사진을 찍는 등 의사가 허락한 경우에만 들어가도 좋은 위치이다. 일반적인 견학에서는 이 위치에 들어가지 않는다.

• A, B에 있을 때에는 환자가 양치질을 할 때 대면하지 않도록 D 방향으로 조금 물러선다.

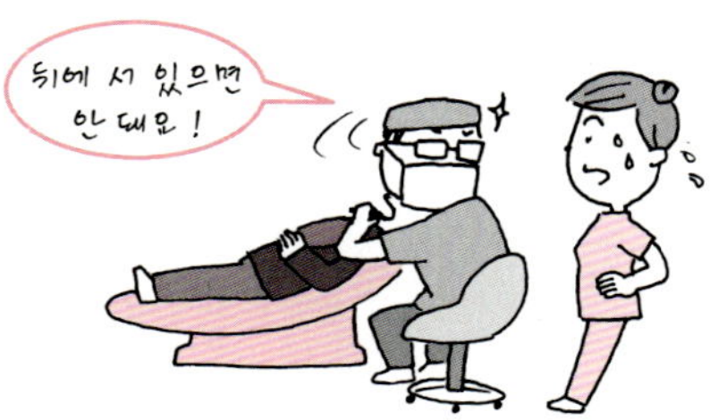

견학자의 위치

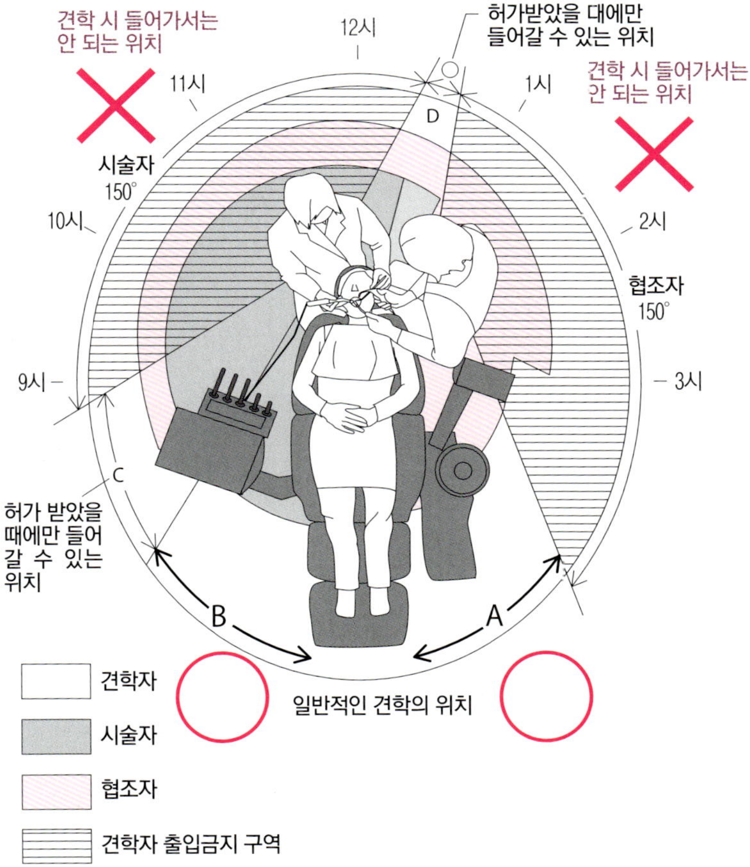

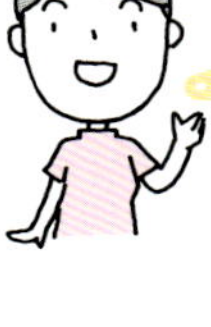

시술자, 협조자의 뒤쪽 150° 범위는 '등뒤'가 되어, 동물적 영역으로 침범해서는 안 되는 구역이다.

견학할 때 주의사항

몸가짐

- 화려한 화장은 삼가고 환자에게 불쾌감을 주지 않는 옷차림이 바람직하다(p.8 **'단정한 몸가짐 · 행동예절'** 참조).

예절

- 특별한 용무 외에 원내에서 여기저기 돌아다녀서는 안 된다.
- 원칙적으로 치료의 시작부터 끝까지 잘 지켜본다.
- 환자가 있는 자리에서 여러 가지 질문을 해서는 안 된다.
- 다른 곳에서 부르면 함께 견학하던 팀원에게 이동한다는 의사를 표시한 후 움직이도록 한다.

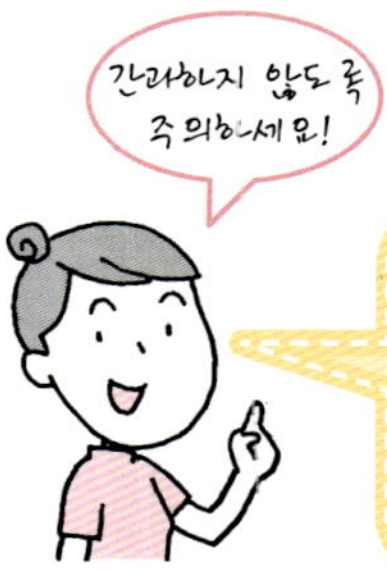

공부한다는 마음을 잊지 않도록!

나중에 질문하거나 불명확한 점을 해결할 수 있도록 잘 보고 배우자.

우리 치과병원 에서는?

CHAPTER 2 환자 대응 태도 – 대응 포인트

1 소아 환자에 대한 대응

소아라도 지나치게 아이 취급을 하지 않는 것이 포인트이다.
이것을 염두에 두고 진료에 임한다.

호칭

• 초등학생 이상은 '님'을 붙여 부르도록 해야지 어린아이 취급하는 것은 좋지 않다.

대화

• 의자에 앉힌 후 '오늘은 보기만 하도록' 하고 협조자는 진료에 관한 사항은 이야기하지 않는다.

• '아프지 않다'는 말은 금기어이다(아플 때도 있으므로 거짓말을 한 셈이 되어 신뢰하지 않게 된다). 대신 '오늘은 잘 해보자!' 등 긍정적인 내용의 대화를 나누자.

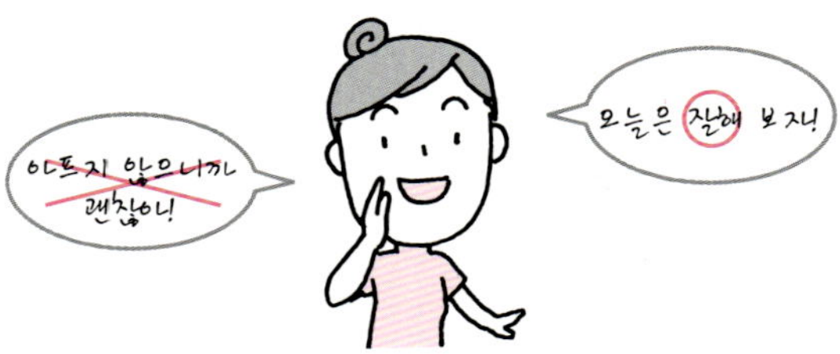

보호자 분리

• 어린이가 시술자의 말에 집중할 수 있도록 원칙적으로 보호자(어머니 등)는 대기실에서 기다리도록 한다. 3세 이하의 유아나 가만히 있지 못하는 어린이의 경우에는 보호자가 동석을 하거나 안고 진료를 받는 일도 있다.

억제

- 통증이 있어 꼭 치료해야 할 때에는 어쩔 수 없는 경우에만 보호자에게 양해를 얻어 실시한다.
- 손발의 끝을 잡으면 제어하지 못한다. 관절 근처를 눌러야 한다. 저항하지 않을 때에는 너무 세게 누르지 않도록 주의한다.

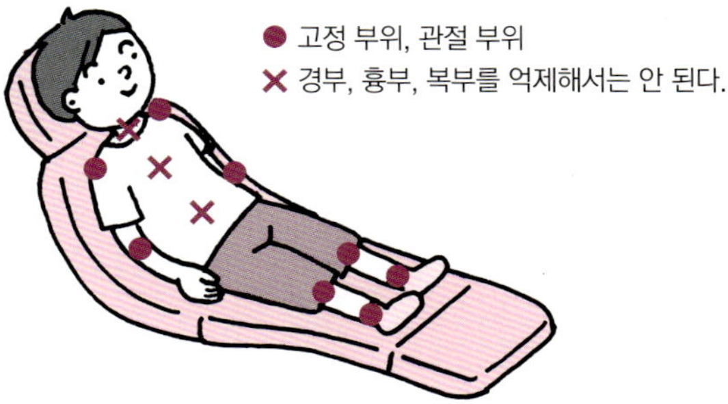
● 고정 부위, 관절 부위
× 경부, 흉부, 복부를 억제해서는 안 된다.

치료 중 주의사항

- 소아 환자는 여럿이 이야기를 하면 누구의 말을 따라야 할지 모른다. 치료 중에는 원칙적으로 시술자만 말을 하고 협조자는 말을 하지 않는다.

우는 아이, 울 것 같은 아이 대하는 법

- 의사가 옆에 없거나 치료를 기다리는 동안에는 안심할 수 있도록 말을 걸거나 이야기를 하는 것이 좋다.

2 고령자 · 장애인 환자에 대한 대응

기본적으로 일반 환자와 똑같이 대응한다.

유닛체어(unit chair)로 안내

- 도움은 원칙적으로 환자가 요구할 때에만 제공하며 함부로 고령자, 장애인 취급하지 않도록 한다.
- 시각장애가 있는 환자는 말을 걸면서 자신의 팔이나 어깨에 손을 얹게 한 상태로 자신이 앞서 걸으며 안내한다.

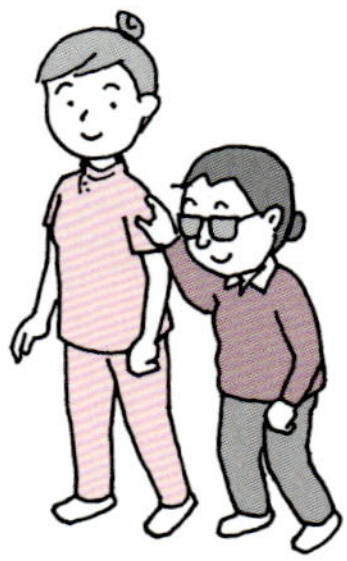

※ 들어갈 때나 나갈 때에도 같은 방식으로 안내한다.

대화

- 귀가 안 들리는 환자에게는 들을 수 있을 만큼의 큰 소리로 이야기한다.

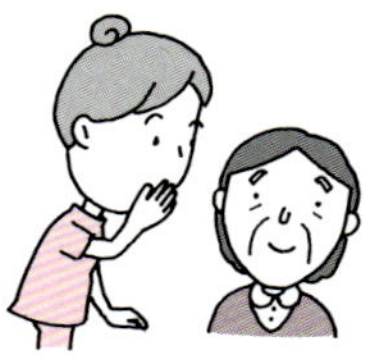

휠체어에서 유닛체어로 옮기는 순서

- 휠체어(wheel chair)에서 일어날 때는 브레이크(wheel lock)를 확실히 걸게 한다.
- 발밑 받침대를 치워야 환자가 일어설 수 있다.
- 발이 바닥에 닿으면 허리 벨트 등을 이용해 환자의 몸을 끌어당겨 그 발을 중심축으로 하여 엉덩이를 유닛체어로 이동시킨다.

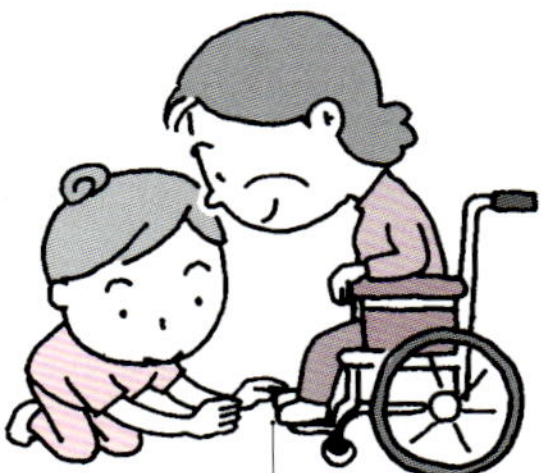

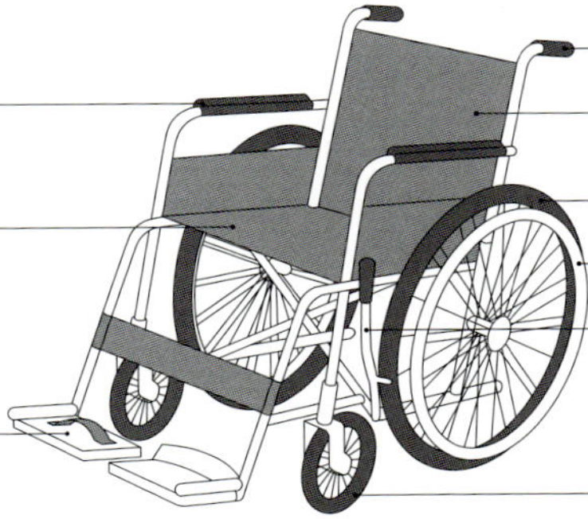

〈휠체어 각부의 명칭〉

대응 시의 마음자세

- 도와준다는 마음이 아니라 자연스럽게 일반인과 똑같이 대한다.

CHAPTER 3

수납업무의 응대와 진행순서

1 전화응대

상대방에게는 목소리만 전해지는 만큼 바르고 분명한 말을 사용하여 밝게 응대하도록 하자!

전화응대의 기본

■ 먼저 병원명과 이름을 말하는 것이 예의이다

- 병원명과 자신의 이름을 먼저 말하는 것이 예의이다.
- 먼저 "○○치과병원의 □□□입니다"라고 병원명과 자신의 이름을 반드시 말한다.
- '여보세요', '예' 등 사적관계에서나 할 법한 전화응대는 하지 않도록 주의한다.

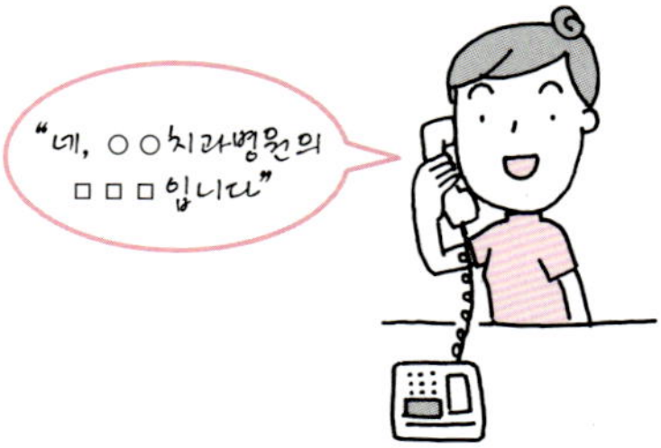

■ 완곡한 표현을 사용하자

- 상대방에게 부탁이나 의뢰를 할 때 주로 사용하는 말로 직접 표현하면 차가운 인상을 주는 말을 부드럽게 표현하기 위한 대화예절이다. 상대방에게 실례가 되지 않도록 응대 시에는 다음과 같은 경어 인사말을 사용하자.

전화벨이 세 번 이상 울렸을 때

"오래 기다리셨습니다"라고 먼저 말한다.
"오래 기다리셨습니다, ○○치과병원의 ㅁㅁㅁ입니다."

상대방을 기다리게 할 때

"잠깐 기다려 주세요."

상대방이 요구사항을 이야기했을 때

"알겠습니다.", "잘 알겠습니다."

상대방의 요구사항에 응하지 못할 때

"죄송합니다. ○일은 예약이 꽉 차 있어서요. 다른 날로 편하신 날은 없으신가요?"

상대방의 목소리를 잘 알아듣지 못했을 때

"죄송합니다. 전화가 조금 먼 것 같습니다.
한 번 더 여쭈어봐도 될까요?"

상대방에게 확인하고 싶을 때

"죄송합니다만 ……", "실례지만 ……"을 먼저 말한다.
"죄송하지만 용건을 말씀해 주시겠습니까?"

■ 반드시 메모를 하자

- 상대방의 이름(회사명), 용건은 반드시 메모한다. 전화는 진료 중에 걸려오는 경우가 대부분이다.
- 의사에게 전해야 하는 경우는 메모에 적어 의사에게 건네주는 것이 기본이다.
- 그 외의 용건도 메모를 해두어야 나중에라도 내용을 정확히 파악할 수 있다.

전화 예약 접수의 기본적인 진행과정

병원명과 자신의 이름을 말한다.

먼저 "ㅇㅇ치과병원의 ㅁㅁㅁ입니다"라고 병원명과 자신의 이름을 반드시 밝힌다.

증상을 확인한다.

통증의 유무, 상태를 묻고 긴급을 요하는 증상인지 의사에게 확인한다(통증이 없어 당일 진료가 아니어도 좋은 경우가 있다).

긴급하지 않은 경우

- **일반적인 예약을 한다.**
  긴급하지 않으면 일반적인 예약을 한다.
- **소개를 받고 내원하는 것인지 확인한다.**
- **성명 · 전화번호를 확인한다.**
  연락을 취할 수 있도록 전화번호를 적어둔다(다른 환자가 취소했을 경우 예약시간을 앞당길 가능성이 있기 때문).
- **보험카드를 꼭 지참하도록 전달한다.**

긴급한 경우

- **의사에게 증상을 전달하고 내원에 대한 지시를 받는다.**
  통증이 있어 당일 진료를 원할 경우에는 기본적으로 접수한다.
- **내원 가능시간 확인과 대기시간에 대해 전달한다.**
  예약 환자가 있음을 반드시 알리고 기다릴 수 있다는 것을 전달한다.
- **연락 가능한 전화번호를 확인한다.**
- **보험카드를 꼭 지참하도록 전달한다.**

일반적인 경우

"네, ○○치과병원의 □□□입니다."

"예약을 하고 싶은데요."

"다른 분의 소개를 받으셨나요?"

"아니요."

"증상이 어떠십니까?"

"아프지는 않은데, 치석제거를 하고 싶어요."

"그럼, 다음 주 수요일, ○월 ○일 ○시는 어떠신가요?"
"만약을 대비해 연락처를 알려주시겠어요?"

긴급한 경우

"네, ○○치과병원의 □□□입니다."

"왼쪽 윗니가 어제부터 아픈데 진찰받을 수 있나요?"

"대단히 죄송합니다만 오늘은 예약이 꽉 차 있으니 조금 기다려 주실 수 있으시면 11시경은 어떠신가요?"

"좋아요, 부탁드려요."

"그럼, 이름과 전화번호를 알려주시겠어요?"

"△△△입니다. 전화는 123-4567입니다"

"확인하겠습니다. 성함은 △△△씨, 전화번호는 1234-5678이죠. 그럼 보험카드를 가지고 11시까지 와 주세요."

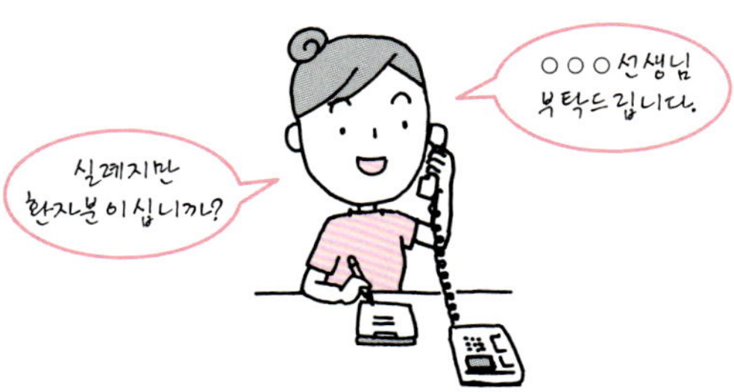
○○○선생님
부탁드립니다.
실례지만
환자분이십니까?

의사 개인에게 전화가 걸려왔을 때

■ 우선 상대방의 이름과 용건을 확인한다

- 의사에게 걸려온 전화는 연결하기 전에 상대방의 이름과 용건을 묻는다.
  (영업전화 등 진료 중에 받을 필요가 없는 경우가 있기 때문)

- 이름을 잘 못 알아들었을 경우는 다시 확인하고 의사에게 확실히 전달하도록 한다.

■ 진료 중인 의사에게 전달하는 법

〈긴급한 경우〉

- 상대방을 기다리게 한 후 전화를 건 사람의 이름, 용건을 메모지에 적어 의사에게 건넨다.

- 의사로부터 응대 지시를 받는다.

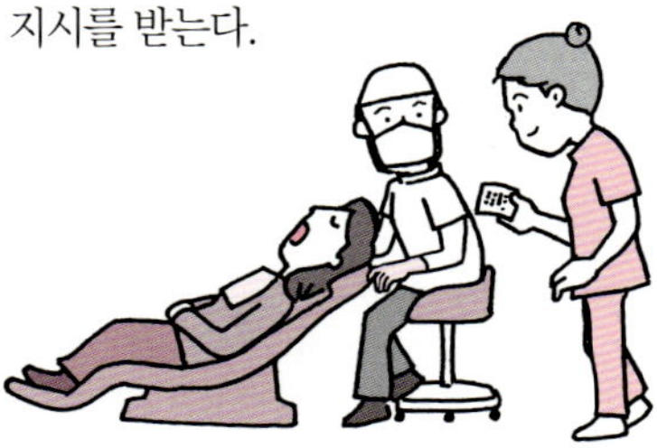

〈긴급하지 않은 경우〉

- 진료 중임을 전하고 용건을 묻는다. 전화를 끊은 뒤 용건의 메모를 의사에게 건넨다.

전화응대

"○○의 □□□입니다만 △△△선생님 부탁합니다."

"실례지만 환자이십니까?"

"선생님께 직접 말씀드리겠습니다."

"죄송하지만 지금은 진료 중이니 용건을 말씀해 주세요."

(원칙적으로 용건을 설명하지 못하는 전화는 연결하지 않는다!)

우리 치과병원에서는?

2 내원 환자에 대한 접수업무

접수처는 병원의 얼굴이다.
환자가 병원에 와서 처음 접하는 곳이다.
병원의 인상을 좌우한다는 마음가짐으로 대응하자.

내원 환자 응대

■ 초진 환자 응대

예약 환자의 경우

〈내원 시〉

- 보험카드를 제출하게 한다.
- 증상을 묻는다.
- 문진표를 작성하게 한다.
- 진료카드를 준비한다.
- 순서가 되면 안내한다.

예약하지 않은 환자의 경우

〈내원 시〉

- 초진 환자는 기본적으로 접수한다.
- 소개를 받고 내원했는지 확인한다.
- 증상을 묻는다.
- 예약 환자가 있어 대기해야 함을 알린다.
- 문진표를 작성하게 한다.
- 보험카드를 가져왔는지 확인한다.
- 진료카드를 작성한다.
- 순서가 되면 안내한다.

〈진료 중〉 ■ 새 진료카드를 작성해둔다.

〈진료 후〉

- 진료비를 계산한다.
- 다음 내원이 필요한 경우는 예약을 한다.
- 약 처방이 있는 경우 간단히 설명하고 약국에서 처방받도록 안내한다.
- 새로 작성한 진료카드와 보험카드를 돌려준다.

대응

"안녕하세요. 오늘은 무슨 일로 오셨나요?"

"왼쪽 아래 잇몸이 어제부터 붓고 아파요."

"그럼, 이 문진표를 작성하시고 잠시 기다려 주세요. 보험카드는 가져 오셨나요?"

(보험카드를 받고 진료카드를 작성하는 동안 문진표를 기록하게 한다.)

■ 재진 환자의 응대

재진 환자의 응대는 기본적으로는 초진 환자와 같다.

- **진료카드 및 그 달에 처음으로 내원했다면 보험카드를 제출**하게 한다.
- 이전 치료일로부터 시간이 경과한 경우는 언제 내원했는지 묻고 계속치료인지 다른 문제가 있는 것인지 확인한다.

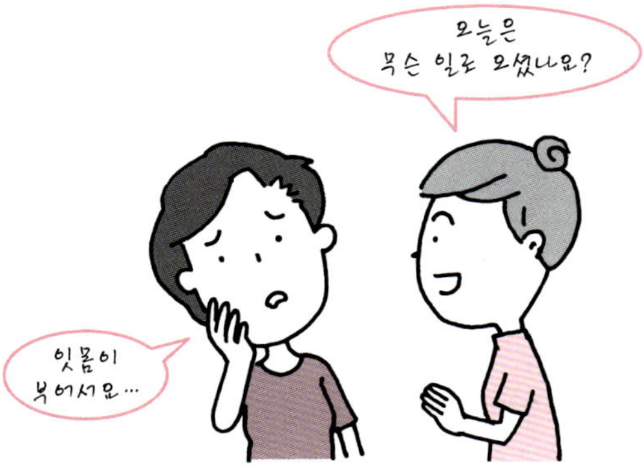

■ 응급 환자 응대

통증이 있는 응급 환자는 기본적으로 접수한다.

- ■ 환자의 증상을 확인한다.
- ■ 의사에게 긴급 환자 내원과 증상을 보고하고 접수 여부를 확인한다.
- ■ 예약 환자가 있으므로 잠시 기다리도록 한다.
- ■ 진찰카드 · 보험카드를 가지고 왔는지 환자에게 확인한다.
- ■ 차례가 되면 안내한다.

응대

"오른쪽 아래 이가 욱신욱신 아픈데 지금 봐 주실 수 있나요?"

"예약 환자가 있어서 잠시 기다리셔야 하는데 괜찮으신가요? 대기실에서 잠깐 기다려주세요."

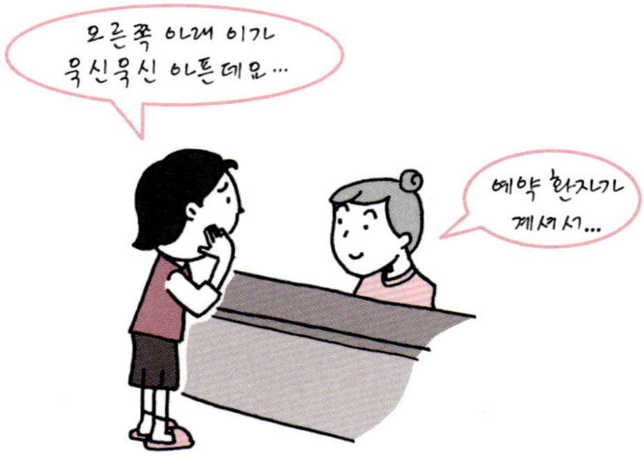

우리 치과병원에서는?

3 문진 시 환자에게 확인할 사항

환자와의 원활한 의사소통을 위해서는 처음이 중요하다.
치과위생사로서 환자의 요구를 잘 파악할 수 있도록 하자.

기초지식

- 의사 진단 이전이라도 예측할 수 있는 것은 준비해두자.

■ 치아의 통증과 증상/치료 내용과 준비물

진행 정도	경증 ← 충치의 진행상황 → 중증		
증상	물을 마시면 시리다. 조금 아프다.	아프다	따뜻한 것을 먹으면 시리다. 가만히 있어도 욱신욱신하다.
검사	시진, ×선, 전기치수검사기(EPT)		
병명	$C_1 \sim C_2$	$C_2 \sim C_4$	
치료 내용	충전재, 가봉(provisional sealing)	보호처치	마취, 발수 가능성 큼
준비물	충전, 스푼엑스카베이터(spoonexcavator)	근관치료기구, 근관장측정기(EMR), 솜마개, 가봉재	
	표면마취, 침윤마취[주사기, 침윤마취바늘, 리도카인(Lidocaine)] 등		

※CR : 복합레진(composite resin), 보호처치 : 치수를 보호하는 약을 넣어 상태를 보는 것

■ 부은 경우

환자가 호소하는 증상	부은 증상	
	잇몸이 부었다.	치근단 부위가 부었다.
검사	×선 사진촬영, 탐침(probing)	
병명	급성 치주염(acute periodontitis)	급성 치근단 치주염(acute apical periodontitis)
치료 내용	절개	근관치료, 절개
준비물	투약(항균제, 진통제)	
	침윤마취, 메스, 거즈, 스케일러(scaler)	근관치료기구, 버 세트(bur set), 침윤마취, 근관장측정기

확인 시의 기본패턴

안녕하세요 ○○씨, 오늘은 어떠신가요?

• 환자가 기록한 문진표를 확인하며 상세한 내용을 묻는다.

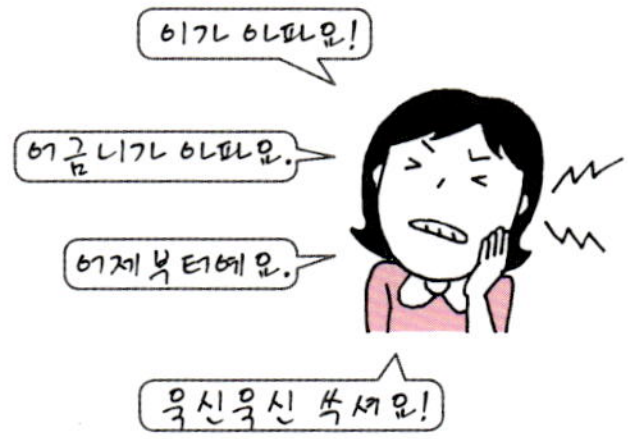
이가 아파요!
어금니가 아파요.
어제부터예요.
욱신욱신 쑤셔요!

어디가 아프신가요?

언제부터 아프셨나요?

어떻게 아프세요? 욱신욱신하거나 찌릿찌릿하게 아픈가요?

가만히 있어도 아픕니까?

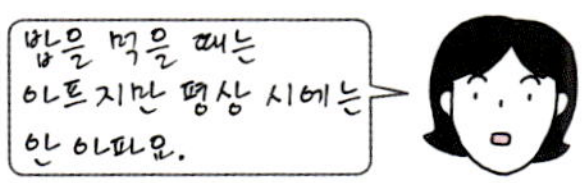

찬 것이나 따뜻한 것을 먹으면 시립니까?

• 찬 것보다 따뜻한 것을 먹을 때 더 시리다면 대부분 우식(dental caries)이 진행된 경우이다.

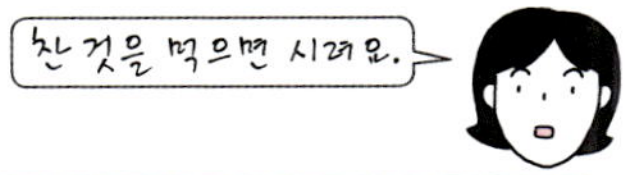

신체 전반에 대해 묻겠습니다. 지금까지 큰 병을 앓은 적이 있습니까?

• 지금까지의 병력(과거병력)을 확인한다.

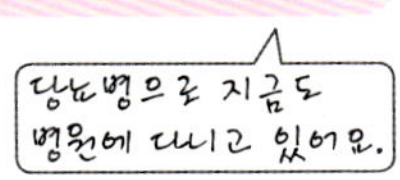

그 병에 걸린 것이 언제쯤입니까?

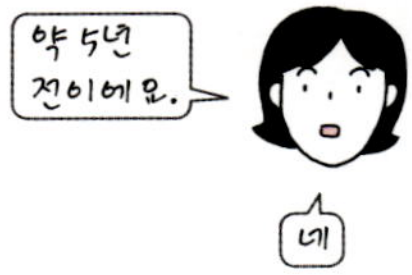
약 5년 전이에요.
네

예전에 치과에서 마취를 하거나 이를 뽑은 적이 있습니까?
그때 거북하거나 하지는 않았습니까?

음식물이나 기타 약물에 알레르기는 없으신가요?

현재 복용하고 있는 약이 있습니까?

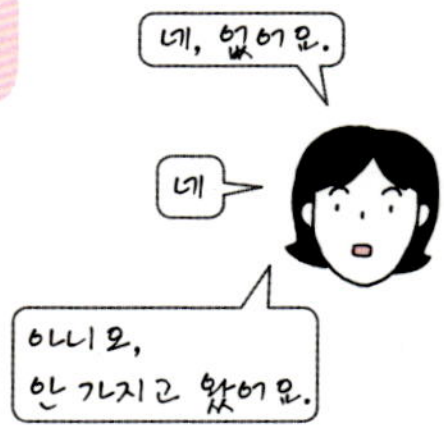
네, 없어요.
네
아니요,
안 가지고 왔어요.

약을 확인하고 싶은데요,
오늘 '투약수첩'은 가져오셨나요?

('투약수첩'이 있는 경우) 한번 보겠습니다.
(없는 경우) 그럼 다음에 가져오시기 바랍니다.

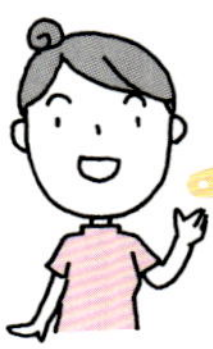

최근 복용한 약에 대한 주의사항!

- 골다공증(osteoporosis) 치료제(보나론정® 등)를 복용하고 있는지 확인한다.
  - 이 약을 복용 중이면 발치했을 때(alveolar bone) 치조골 치유가 매우 어려운 경우가 있다.

고혈압 환자의 경우

혈액이 건조해지는 약을 복용하고 있습니까?

- 혈압과 항응고제(coagulant) 복용 확인이 필요하다.

약을 복용하면 혈압은 어느 정도됩니까?

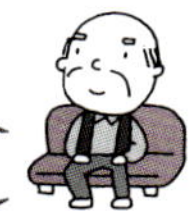
네
최고 130, 최저 80 정도입니다.
네, 있습니다.

예전에 치과병원에서 마취를 하거나 이를 뽑은 적이 있습니까?

그때 피가 잘 멈추지 않거나 상태가 악화되지는 않았습니까?

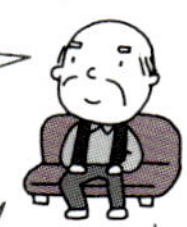
특별히 문제는 없었습니다.
꽃가루 알레르기가 있어요.
꽃가루가 날리는 시기에는 약을 먹지만 평소에는 먹지 않습니다.
집에서 인터넷으로 알아보고 왔습니다.

음식물이나 약물, 기타 알레르기는 없습니까?

복용 중인 약이 있습니까?

여기는 누구의 소개로 오셨습니까?

4 환자 입실에서 유닛체어까지 안내

환자가 불안함과 불쾌감을 느끼지 않도록 항상 신경을 쓰며 움직이는 것이 중요하다! 언어사용은 기본적으로 존칭어이다.

입실 시

- 안내하기 전에 유닛체어를 소독한다. 양치용 컵을 새 것으로 교체한다.

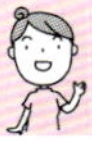

"○○○씨, 들어오세요!"

- 웃는 얼굴로 분명하게 부른다.
- 이름은 반드시 풀네임으로 부른다(같은 성씨를 가진 환자가 있으므로).

우리병원 에서는?

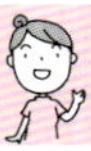

"이쪽으로 오세요."

- 환자의 통로를 확보해둔다. 캐비넷과 의자 등이 환자의 동선을 방해하지 않도록 주의하면서 유닛체어까지 안내한다.

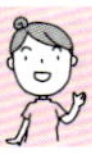

"에이프런을 둘러 드리겠습니다."

"ex. 지난번에 불편하신 것은 없으셨나요?"

- 이전 치료 후 뭔가 달라진 것은 없는지 확인하여 의사에게 전달한다.

우리병원 에서는?

"의자 등받이를 눕힙니다."

- 유닛체어 등받이를 눕힐 때는 반드시 말을 한 후 실행한다.
- 조명 위치를 조정하고 스위치를 꺼둔다(상세 내용은 p.34).

"준비되었습니다."

- 환자의 X선 사진을 필름인 경우에는 라이트박스(lightbox)에, 디지털인 경우는 화면에 비추도록 조정해둔다. 진료기록부는 이전 치료 내용을 알 수 있는 페이지를 펼쳐둔다. 준비가 끝나면 의사를 부른다.

우리병원 에서는?

머리받침대와 조명 위치의 조정

- 적절한 밝기에 따라 시술자(의사)가 치료하는 데 있어서 효율이 달라진다. 상황에 따른 대응을 할 수 있도록 하자.

■ 조명의 위치

- 거리 : 치료 부위로부터 40cm 정도를 기본으로 한다.
  멀어지면 빛이 약해지고 반대로 너무 가까우면 시술자의 머리를 비추는 등 치료에 방해가 되므로 주의한다.

■ 조명의 조작법

- 조명은 항상 치료 부위가 잘 보이도록 시술자의 치료에 맞춰 이동한다.
- 구치(molar)부에 비출 때에는 빛이 들어갈 공간이 좁기 때문에 최대한 시술자의 시선 방향에서 빛이 들어가도록 한다(시술자의 눈 옆을 스치듯이 하면 좋다).
- 환자의 입이 작아 치료 부위가 좁은 경우는 빛이 잘 닿는 틈을 찾아 광축을 정확히 치료 부위에 맞추도록 한다.

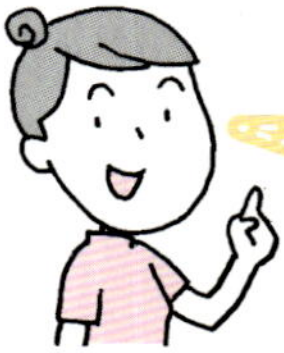

조명을 비췄을 때 손이나 석션팁으로 그림자가 생기지 않도록 주의한다!

시술 부위를 거울을 통해 간접적으로 보면서 작업이 이루어지는 경우는 거울에 조명을 비추기도 한다.

■ 머리받침대의 위치

• 기본 위치 : 등받이를 눕혔을 때 환자 귀의 중앙이 머리받침대의 상하 정중앙에 오도록 조절한다.

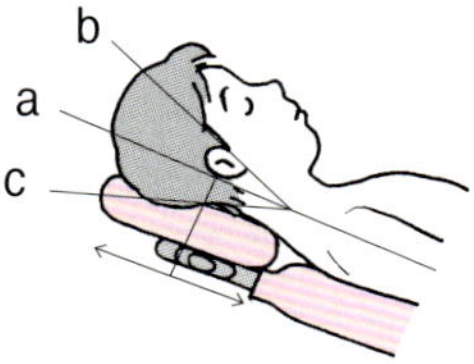

a : 일반적인 위치

b : 고령자는 턱이 올라오므로 의식적으로 머리받침대를 하악 치료 위치와 같도록 약간 세워서 사용한다.

c : 상악구치부 등을 치료할 때의 위치

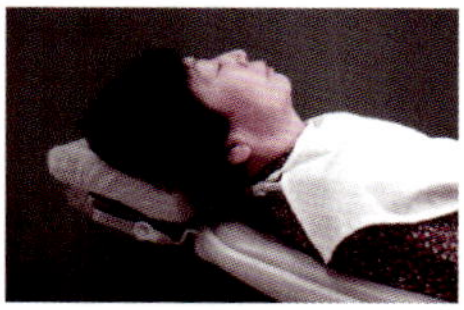

유닛체어에 허리 위치를 맞추면 머리가 받침대에 닿지 않는 키가 작은 환자의 경우

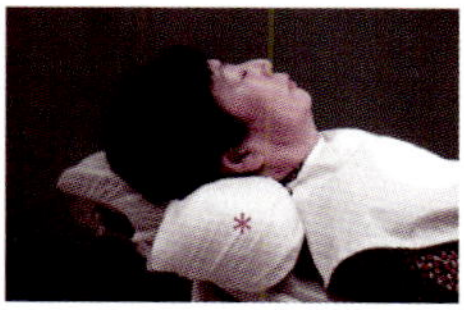

유닛체어에 고정 베개(*)를 사용하면 머리 위치가 안정된다. '머리받침 지지대'라는 제품도 있다.

치료 종료 후

• 에어 스케일러(air scaler)와 bur 등 끝이 뾰족한 것이 핸드피스(handpiece)에 부착되어 있으면 환자가 나갈 때 걸리거나 찔려 위험하므로 반드시 분리한다.

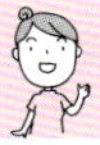

"의자를 세우겠습니다. 에이프런을 풀게요."

• 말을 하고 유닛체어를 일으켜 세우고 에이프런을 벗긴다.

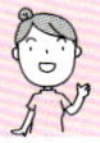

"접수에서 다음 예약을 하시고 몸조심하세요!"

• 말을 할 때는 정성껏 하는 것이 중요하다.

• 환자가 나갈 때에는 들어올 때와 마찬가지로 동선을 방해하지 않도록 통로를 열어둔다.

• **'몸조심 하세요~', '몸조리 잘 하세요~' 등 말끝을 끌지 않도록 한다.**
환자가 '가볍게 취급받는다'는 인상을 갖게 될 수 있다.

휠체어 탄 환자의 경우

- '유닛체어로 이동'하거나 '휠체어로 이동'할 때 떨어지지 않도록 옆에서 지켜보거나 필요에 따라 몸을 받쳐주는 등 대상에 맞게 돌본다.

■ 입실할 때

"○○○씨, 진료실로 들어오세요. 휠체어 타신 채로 들어오시면 됩니다."

- 유닛체어 옆까지 조심스럽게 휠체어로 이동하게 한다.

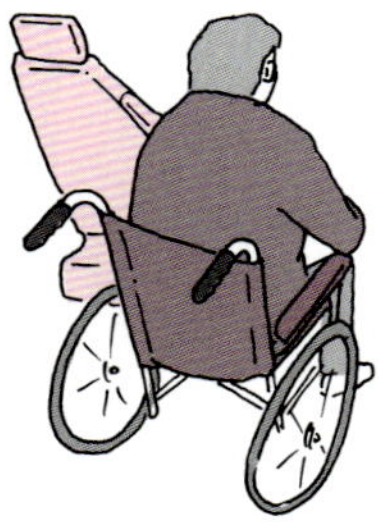

"유닛체어로 이동하겠습니다."

- 상태를 살피며 필요에 따라 환자의 허리 벨트 부분을 잡고 몸의 방향을 돌려 유닛체어로 옮긴다.
- 엉덩이를 유닛체어 위에 올리면, 발을 유닛체어의 발받침대에 올린다.

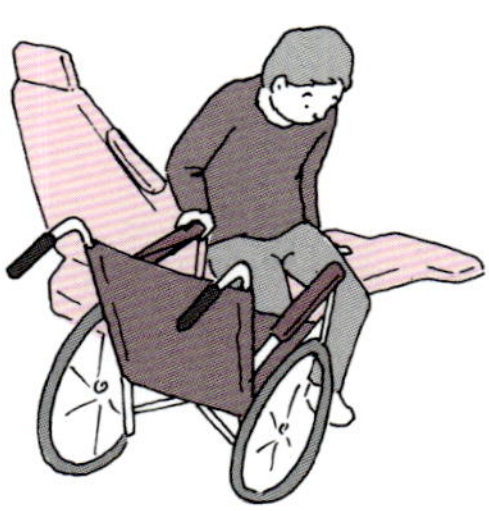

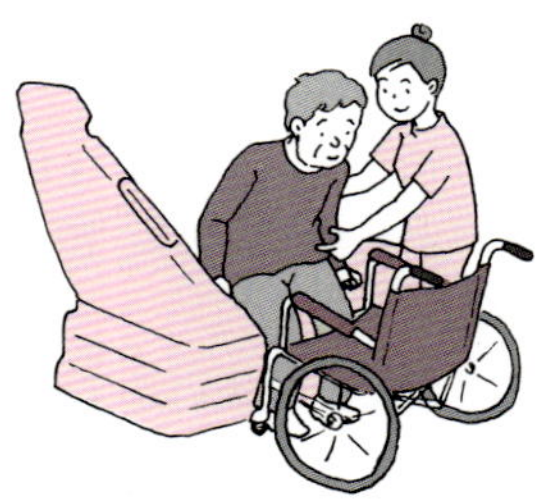

■ 치료 종료 후

"유닛체어를 세우겠습니다."

• 혼자 설 수 있는 경우는 스스로 이동하게 한다. 그 외에는 도와준다.

• 옮겨 앉기 전에 반드시 휠체어 브레이크를 채우고 발받침대를 올려둔다.

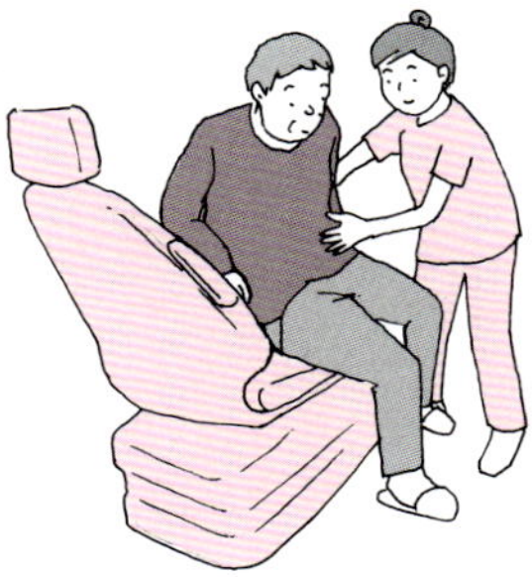

"발을 발받침대에 올리겠습니다."

• 휠체어에 깊이 앉았는지를 확인하고 발받침대를 내려 발을 얹는다. 이때 발이 땅에 끌리지 않도록 주의한다.

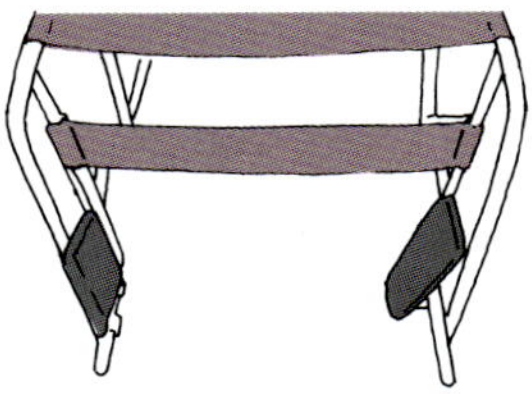

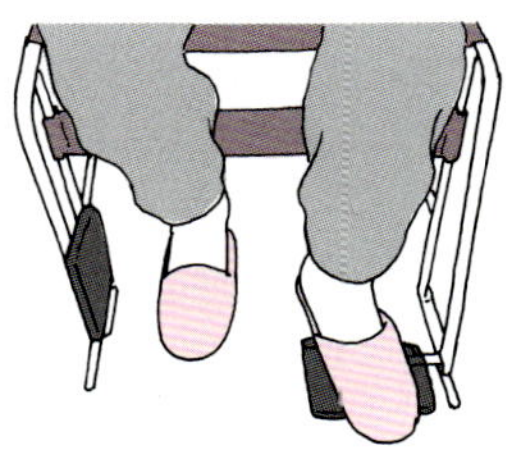

"수고하셨습니다. 접수처까지 안내하겠습니다."

CHAPTER 4 치아 · 구강의 기초지식

1 협조업무에 필요한 해부학

치아와 구강의 명칭

영구치(permanent tooth)

- 1~8의 숫자로 표시한다(1번, 2번……으로 호칭함).

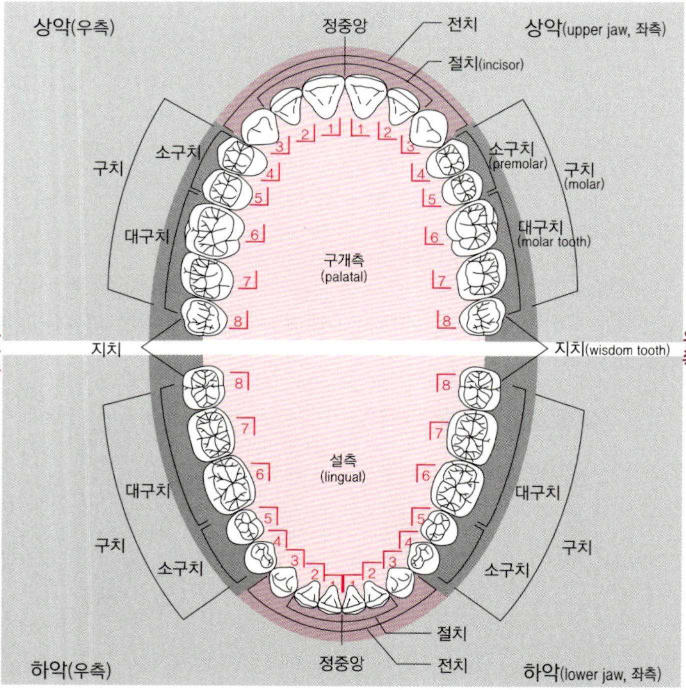

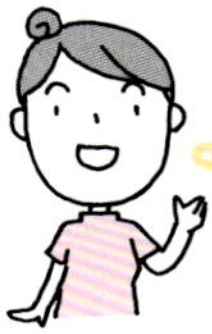

치과에서 표기하는 좌우는 환자 본인의 좌우를 나타낸다. 마주 보았을 때는 반대가 된다.

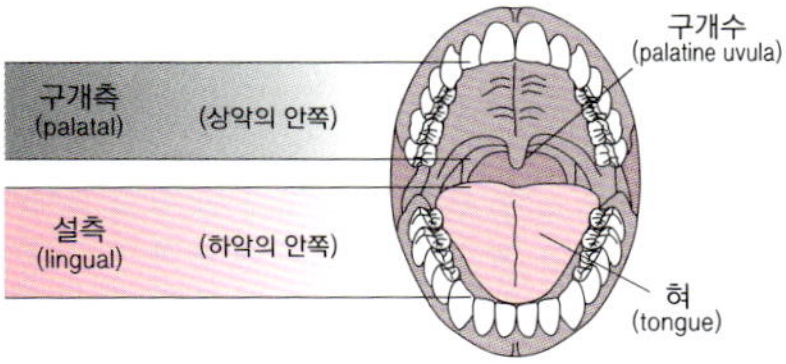

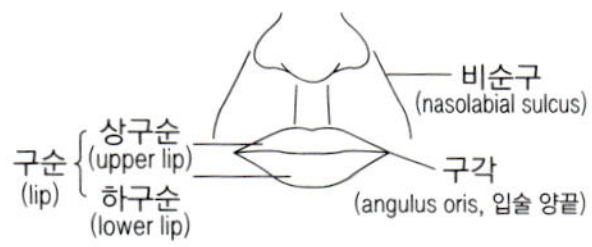

영구치열(permanent dentition)

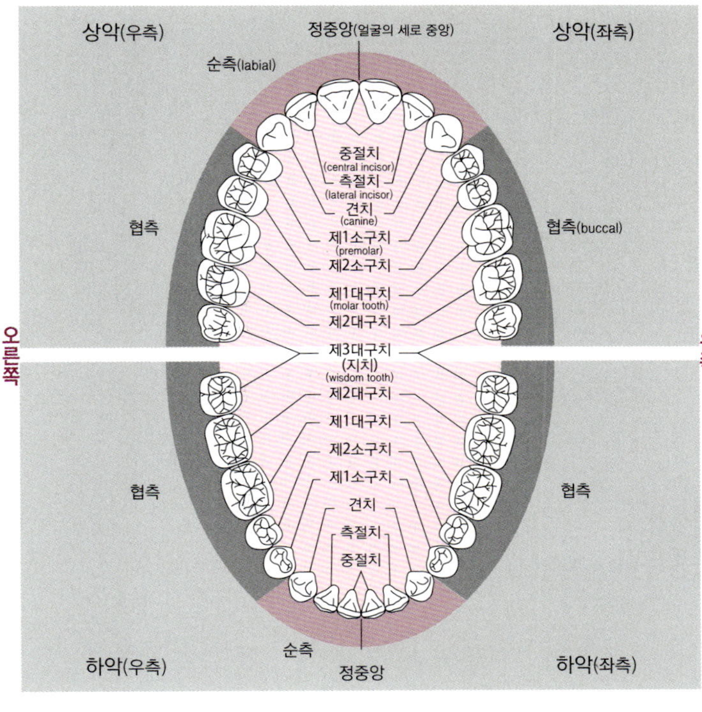

혼합치열(mixed dentition)

6세경~ 12세경까지의 치열로
유치(primary tooth)와 영구치(permanent tooth)가 섞여 있다.

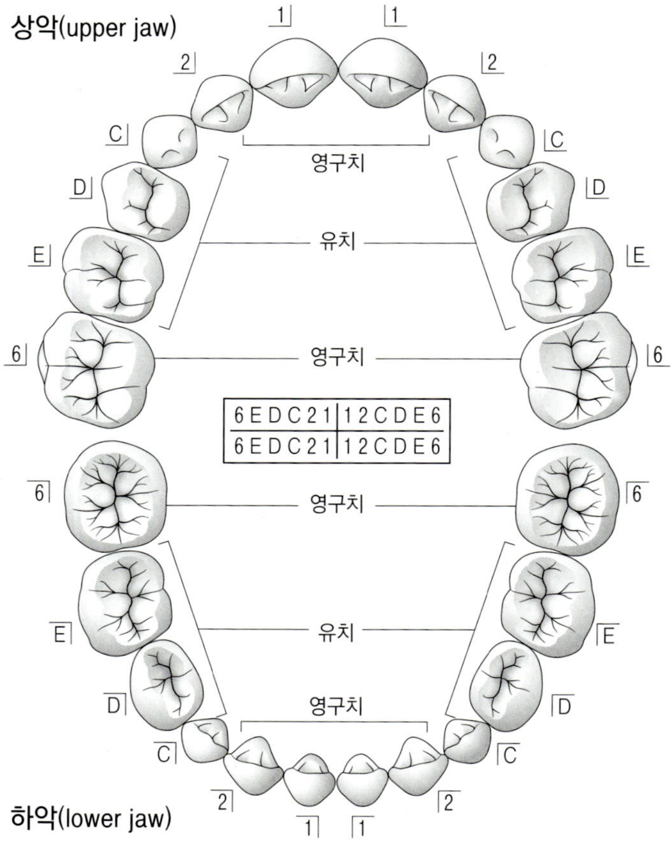

유치열(primary dentition)

2세~ 6세 정도 사이
어린이 치아(유치만 존재하는 치열)의 치열, A~E 알파벳으로 나타낸다.

상악(upper jaw)

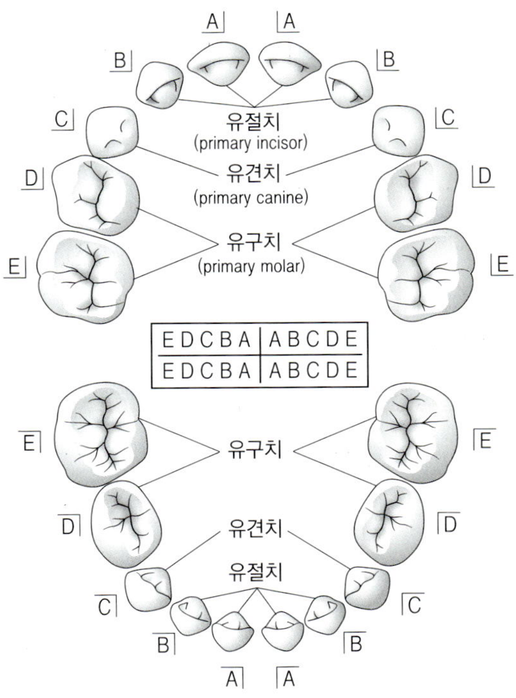

하악(lower jaw)

치식(dental formula) · 기호

■ 치식 ※( )안은 참고 연령

- 영구치(permanent tooth)는 숫자, 유치는 A~E로 표시한다.
- 영구치열(permanent dentition) : 성인치아만의 치열(12세경~)
  (숫자)

8 7 6 5 4 3 2 1	1 2 3 4 5 6 7 8
8 7 6 5 4 3 2 1	1 2 3 4 5 6 7 8

- 혼합치열(예) : 성인치아와 유치가 섞여 있다(6~12세경).

6 E D C 2 1	1 2 C D E 6
6 E D C 2 1	1 2 C D E 6

- 유치열 : 어린이 치아만의 치열(2~6세경)
  (알파벳)

E D C B A	A B C D E
E D C B A	A B C D E

■ 각 교합면(occlusal) 그림

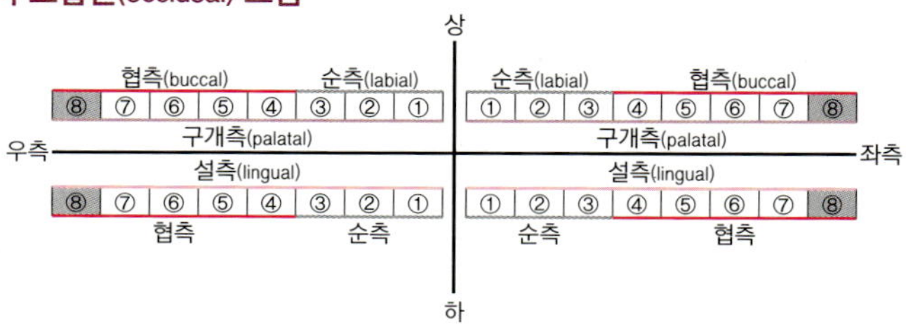

■ 약어

근심	M(Mesial)	설측(하악)	L(Lingual)
원심	D(Distal)	구개측(상악)	P(Palatal)
협측	B(Buccal)	교합면	O(Occlusal)

각 치아의 중앙(정중 · 몸의 중앙)에 가까운 부분을 근심, 먼 부분을 원심이라고 한다.

입체해부도

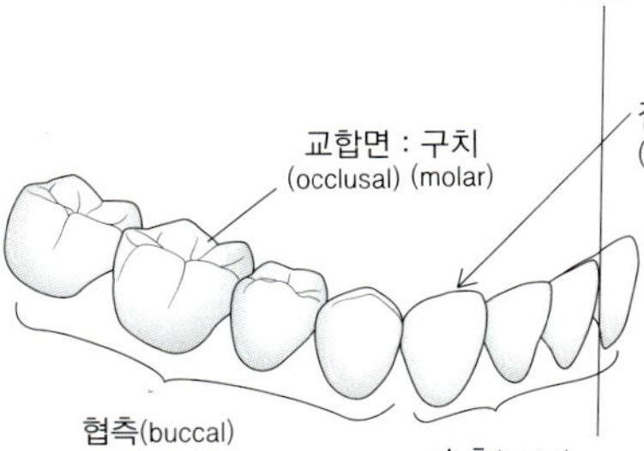
정중앙(몸과 얼굴의 중앙선)
절연
(절치의 가장 잘 맞물리는 부분)
교합면 : 구치
(occlusal) (molar)
협측(buccal)
(구치의 외측)
순측(labial)
(전치의 외측)
절치 : 3 | 3 / 3 | 3
(incisor)
구치 : 8 — 4 | 4 — 8 / 8 — 4 | 4 — 8
(molar)
소구치 5 4 | 4 5 / 5 4 | 4 5
(premolar)
대구치 8 7 6 | 6 7 8 / 8 7 6 | 6 7 8
(molar tooth)

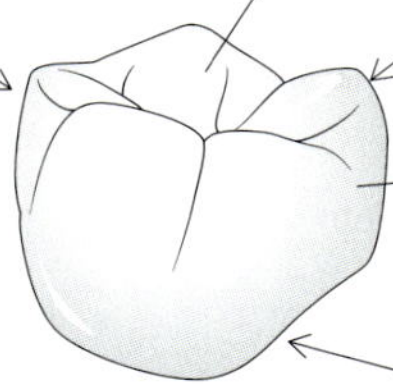
교합면 : 맞물리는 면
설측면 : 하악 치아의 내측
상악 치아의 내측은 구개측이라고 함
원심면
근심면 : 각 치아의 정중에 가까운 면
(인접면 : 옆에 닿는 면)
하악우측 제1대구치의 예
협측면

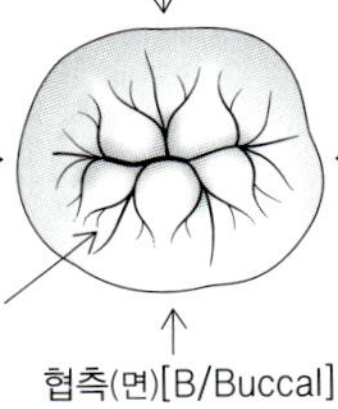
구개측(면)[P/Palatal] : 상악의 내측
설측(면)[L/Lingual] : 하악의 내측
원심(면)[D/Distal]
근심(면)[M/Mesial]
교합면[O/Occlusal]
(맞물리는 면)
협측(면)[B/Buccal] : 외측(상 · 하악 공통)

X선사진의 특징과 보는 법

■ 파노라마 X선(panorama) 사진

- 8|8 에는 수평매복지치(horizontal posilior of the wisdom tooth, 사랑니)(→ 표)가 보인다. 파노라마 X선은 치근단 촬영으로는 어려운 부위의 증상과 치아 전체를 검사해야 할 경우에 효과적이다.

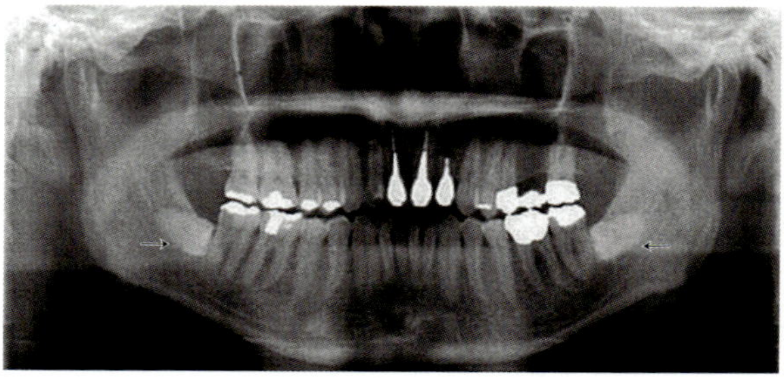

파노라마 X선 사진으로 관찰 가능한 부위와 증상

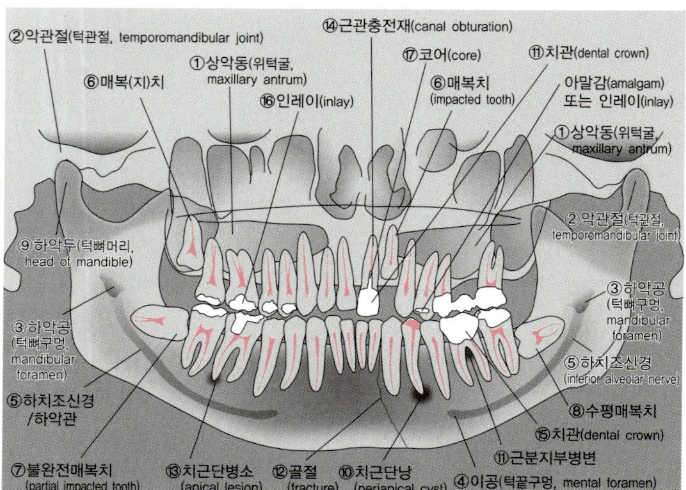

① **상악동(위턱굴, maxillary antrum)** : 상악골 안에 있는 공동으로 여기에 고름이 고여 있는 상태를 축농증이라고 한다.

② **악관절(턱관절)** : 좌우가 동시에 움직이는 턱관절

③ **하악공(턱뼈구멍)** : 하치조신경이 하악골로 들어가는 입구

④ **이공(턱끝구멍)** : 하치조신경이 하악골에서 나오는 출구

⑤ **하치조신경** : 하악골 내부의 하악관 내를 가로지르는 굵은 신경

하악관 : 하악골 내부를 하악공에서 이공(턱끝구멍)까지 가로지르는 관을 말하며 하치조신경과 하치조동맥이 내부를 가로지른다.

⑥ **매복치** : 뼈 안에 들어 있는 치아

⑦ **불완전매복치** : 매복치 중 뼈와 치은에서 절반쯤 나온 상태의 치아

완전매복치 : 뼛속에 완전히 매복된 치아

⑧ **수평매복치** : 매복치 중에서 수평으로 매복되어 있는 치아(왼쪽 파노라마 X선 사진의 8|8 상태)

⑨ **하악두(턱뼈머리)** : 턱관절을 구성하는 하악골의 일부

⑩ **치근단낭** : 치근을 포함하고 있는 낭포(cyst)로 X선 사진에서는 치근단병소가 커진 것처럼 보인다.

⑪ **근분지부병변** : 치근분지부에서 보이는 골흡수

⑫ **골절** : 드물게 나타나는데, 골절선으로 X선상에서 관찰할 수 있다.

⑬ **치근단병소** : 치근 치료 후 근첨부의 X선 투과상

⑭ **근관충전재** : 치근 치료 후에 근관 내에 하얗게 보이는 X선 불투과성 재료

⑮ **금관** : 치관 전체 또는 일부에 씌운 X선 불투과성 관

⑯ **인레이** : 치관 일부에 붙인 금속 또는 세라믹(ceramic) 수복물

⑰ **코어** : 금속 또는 핀으로 만든 포스트(post)

협조업무에 필요한 해부학

■ 치과 X선 사진과 해부도 대비

● 치과 X선 정상 상태 모식도

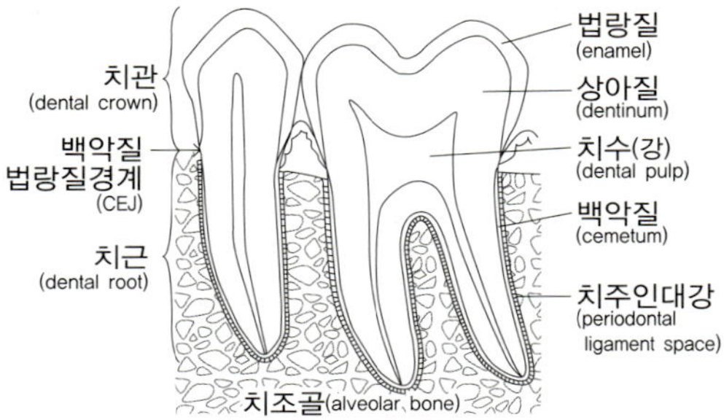

● 치과 X선 사진의 예

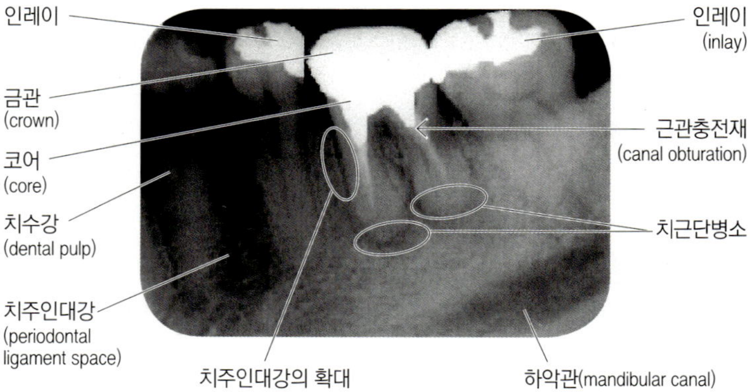

■ 10매법

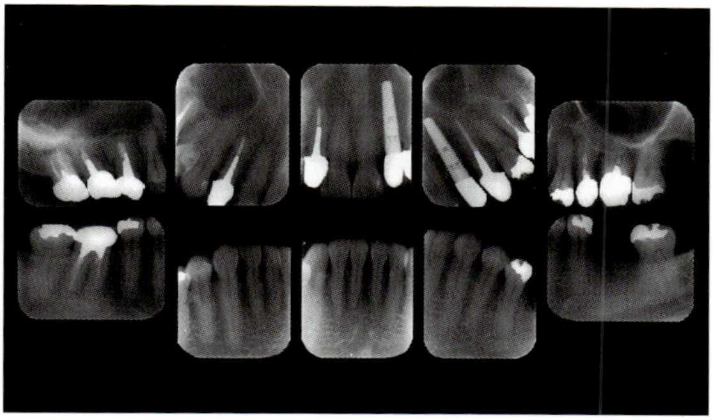

⌊2 부위에는 치근형의 임플란트(implant)가 들어 있으며,
⌈6 은 결손되었다는 것을 관찰할 수 있다.

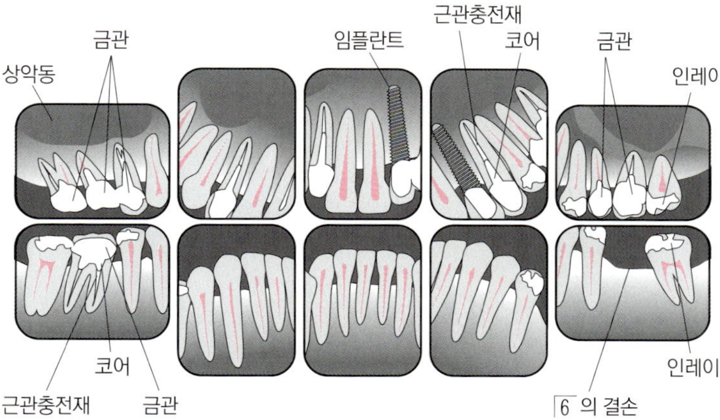

■ 14매법

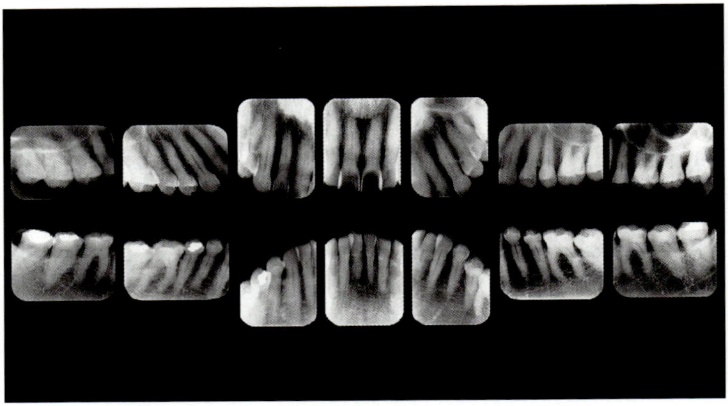

14매법은 제3대구치(사랑니)가 있는 경우 촬영한다.

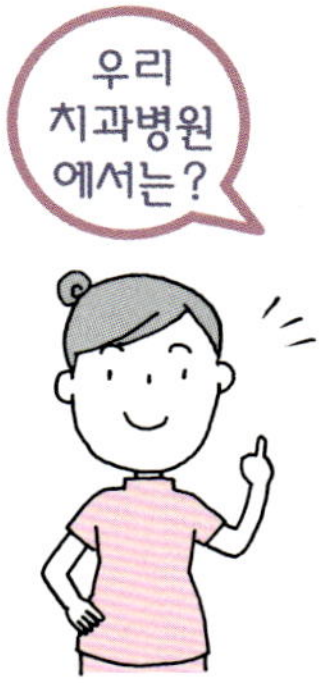
우리
치과병원
에서는?

2 치과에서 사용하는 용어와 약칭

명칭	약칭	의미
우식 (dental caries)	C	우식
백색병소		백반과 탈회가 보이지만 우식은 아닌 치아
우식증 제1도	C_1	법랑질에서 멈춘 우식
우식증 제2도	C_2	상아질까지 진행된 우식
우식증 제3도	C_3	치수까지 진행된 우식
우식증 제4도	C_4	잔근 상태, 치관이 우식으로 인해 부식되어 치근만 남은 상태
치수염 (pulpitis)		우식 진행이 C_2~C_3 단계로 치수에 염증이 확산되어 통증을 동반한 상태
치근단 치주염 (apical periodontitis)		치수염으로 인해 치수괴사가 일어나 치근끝에서 부터 주위로 염증이 퍼진 상태. X선사진으로 근첨부 골흡수를 확인할 수 있다.
치은염 (gingivitis)		치은 염증으로 치조골 흡수를 동반하지 않는 것
치주염 (periodontitis)		치은염이 진행되어 치조골 흡수를 동반한 상태
만성 치주염 (chronic periodontitis) (경도)		골흡수는 치근 길이의 1/3 이하, 치주낭 3~5mm 정도, 근분지부 병변 없음
만성 치주염 (중등도)		골흡수는 치근 길이의 1/3~1/2 정도, 치주낭 4~7mm 정도, 경도의 근분지부병변 포함, 동요 있음

명칭	약칭	의미
만성 치주염 (중증도)		골흡수는 치근 길이의 1/2 이상, 치주낭 6mm 이상, 근분지부 병변 2~3도 포함, 동요 심함
구내염 (stomatitis)		구순, 치은, 혀 등에 발생하는 염증으로 보통 통증을 수반
치은농양 (gingival abscess)		치은 팽창을 동반하는 급성 염증
치조농양 (alveolar abscess) (골막하농양)		주로 치근단병변이 원인으로 치조골 내에서 발생하는 급성염증으로 부종과 통증이 있다.
치근단낭 (periapical cyst)		치수염이 진행되어 치근 끝을 중심으로 낭이 있는 것. X선 사진으로 치근 끝에 원형의 골흡수를 볼 수 있다.
지치 주위염 (pericoronitis of wisdom tooth)		사랑니(지치)가 나오기 시작할 때 주변 치은이 부어 아픈 상태
상아질 지각과민증 (dentin hypersensitivity)		치은이 퇴축하여 치근이 드러나거나 칫솔질로 인한 마모 등으로 인해 치아가 시린 상태
수평매복지치 (horizontal impaction of wisdom tooth)		사랑니가 옆으로 누워 나오지 못한 상태
결손치 (missing tooth)		치아가 원래 없거나 뽑아서 없는 상태
파절(파손)(fracture)		치아가 부러졌거나 보철물이 망가진 상태

명칭	약칭	의미
탈락		치아 충전물과 보철물이 떨어져버린 것
발치 (extraction)	Ext	치아를 뽑는 것
도포마취 (topical anesthesia)	TA	치은 · 협이행부의 점막면에 도포하는 마취
침윤마취 (infiltration anesthesia)	IA	마취를 원하는 부위에 마취제를 주사기로 자입한다. 치과에서 가장 많이 이용하는 마취
전달마취 (block anesthesia)	BA	하악공 등의 굵은 신경의 뿌리 부위에 하는 마취
연화 상아질 검사		우식 부분을 삭제할 때 부드러워진 상아질을 잘 볼 수 있도록 빨강, 파랑 색소로 물들이는 것
치수전기검사 (electric pulp testing)	EPT	치수의 생사를 판단하기 위해 미약 전류로 검사하는 것
근관장 측정	CLM	치근의 길이를 측정하는 것
치주낭 측정		치주낭을 프로브로 측정하는 것
교합채득		상하 교합을 좌우, 전후 움직임으로 기록하는 바이트. 왁스와 실리콘을 이용하여 채득한다.

명칭	약칭	의미
X선 촬영	X선, X-ray	구강 내 치과, 교익법, 파노라마, 디지털로 실시하는 X선 촬영
치근단 촬영 (periapical view)		3×4cm 정도의 구강 내 필름 또는 센서를 이용한 X선 촬영, 소아용 크기도 있음
파노라마 (panorama)		상하 치열과 악골을 1장의 필름으로 전개해서 관찰할 수 있는 X선 촬영
임시피복관 (temporary crown)		삭제한 치아에 일시적으로 입혀두는 레진관
●근무 병원에서 자주 사용하는 약칭을 추가한다.		

CHAPTER 5 진료 전후의 준비와 관리지식

1 진료실 관리

쾌적한 환경유지와 원활한 진료 개시, 종료를 위해 자신의 역할을 생각하며 실시한다.

아침 업무(예)

■ 가장 먼저 출근한 직원이 해둘 일

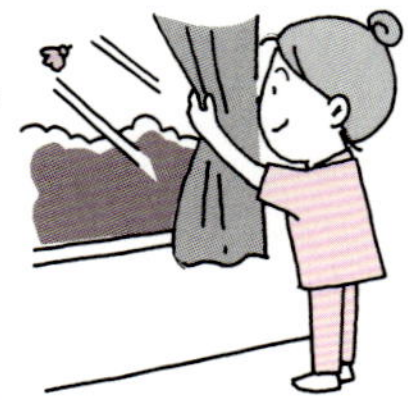

① 문을 열고 전기를 켠다. 방범시스템이 있으면 해제한다.

② 블라인드나 커튼을 걷고 환기한다.

③ ON으로 해둘 것 :
원내 컴퓨터시스템 가동
자동현상기(현상액 주입, 필름을 돌린다. 출근 후 가장 먼저 해놓으면 다른 준비를 하는 사이에 끝난다)
유닛체어(unit chair)의 전원
물 스위치(폐 → 개 : 동절기에 수도꼭지의 물을 빼두었을 때는 해제)
컴프레서(compressor)의 스위치

④ 환자용 출입문을 연다.

⑤ 전화기 자동응답을 해제한다.

우리 치과병원에서는?

주간 업무(예)

①솜, 커트롤, 알콜솜을 보충한다.

②세면대 수건을 교체하고 사용한 수건은 세탁한다.

③사용한 기구를 닦는다.

④약한 소독제를 뿌려 물로 씻고 초음파 세정기로 멸균한다.

⑤소독액을 폐기한다.

⑥석고를 주입한다.

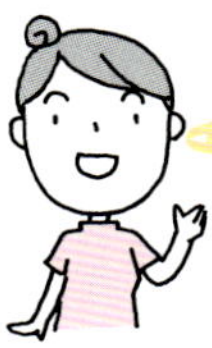

점심식사를 하거나 옷을 갈아입는 등 진료실에서 나갈 때에는 **전화기와 예약 수첩을 가지고 이동하자!** (그 사이에 예약 전화가 걸려오면 대응할 수 있다.)
청소는 진료실 규칙에 따라 실시한다.

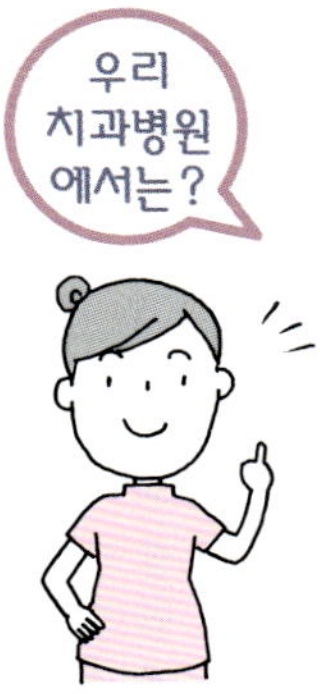

근무 병원에서의 아침 · 점심에 할 일을 적어보자.

진료 후 업무(예)

① 솜, 커튼롤, 알콜솜을 보충한다.

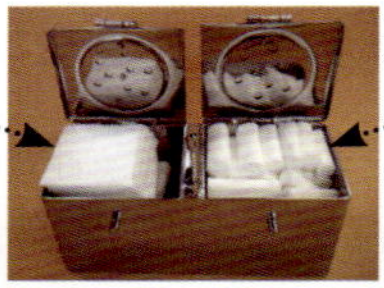

솜을 넣는 용기(솜통)

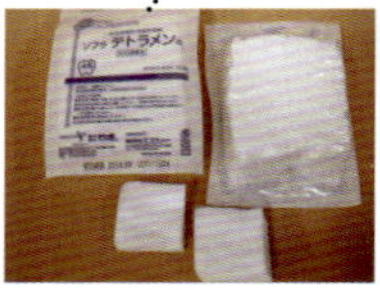

테트라면

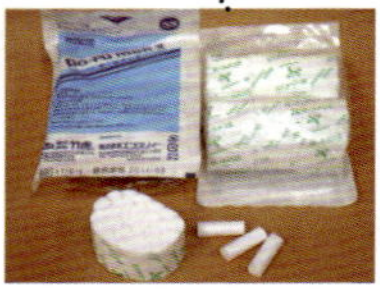

커튼롤

② 사용이 끝난 기구를 세척하여 초음파 세정기에 넣는다.

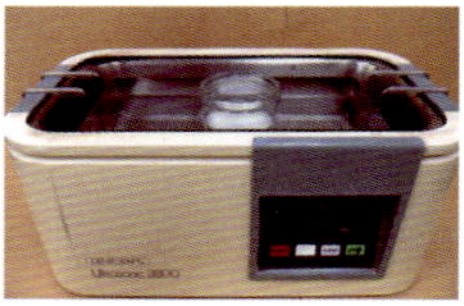

초음파 세정기

③ 멸균한다.

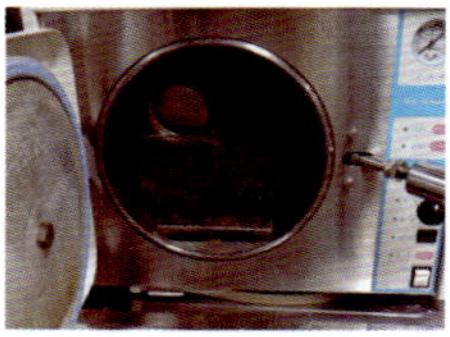

오토클레이브(autoclave)

④ 터빈 등의 회전기구에 오일을 주입한다(멸균한다).

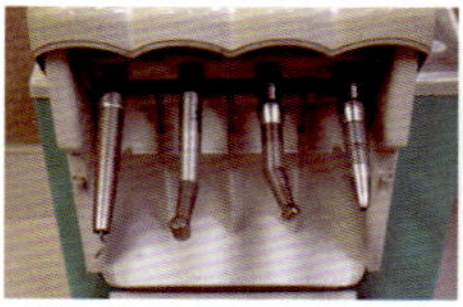

자동주유장치

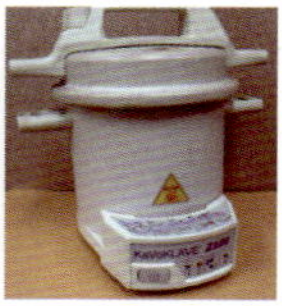

KaVo클레이브®
(회전기구〈터빈 콘트라〉전용 오토클레이브)

⑤ 석고를 주입한다.

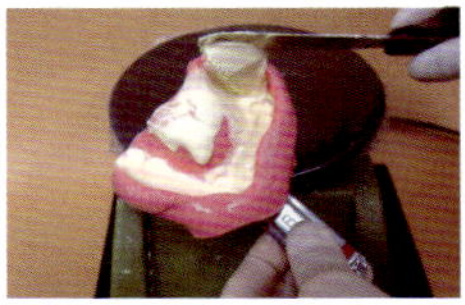

⑥ 소독액을 폐기한다.

⑦ 원내 청소를 한다.

⑧ 사용한 수건을 세탁한다.

⑨ 전화기 자동응답을 세팅한다.

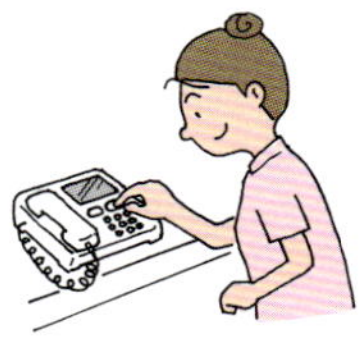

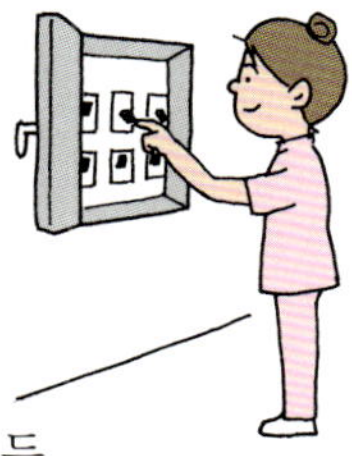

⑩ OFF로 해둘 것 :
컴프레서 스위치, 컴퓨터, BGM, 유닛체어, 실내 전기 등

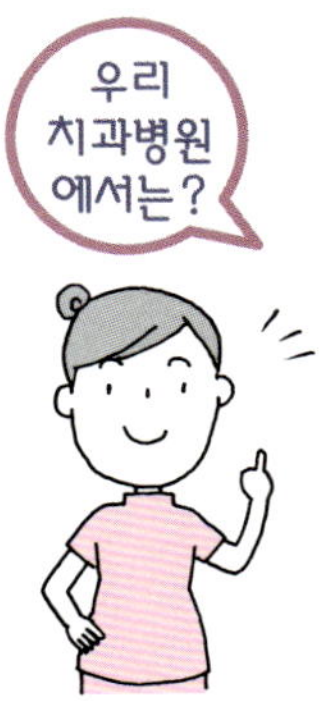

근무 병원에서의 진료 후 할 일을 적어보자.

2 유닛체어 각부의 명칭

확실한 진료보조를 위해 병원 기계의 명칭과 구조는 숙지해둔다.

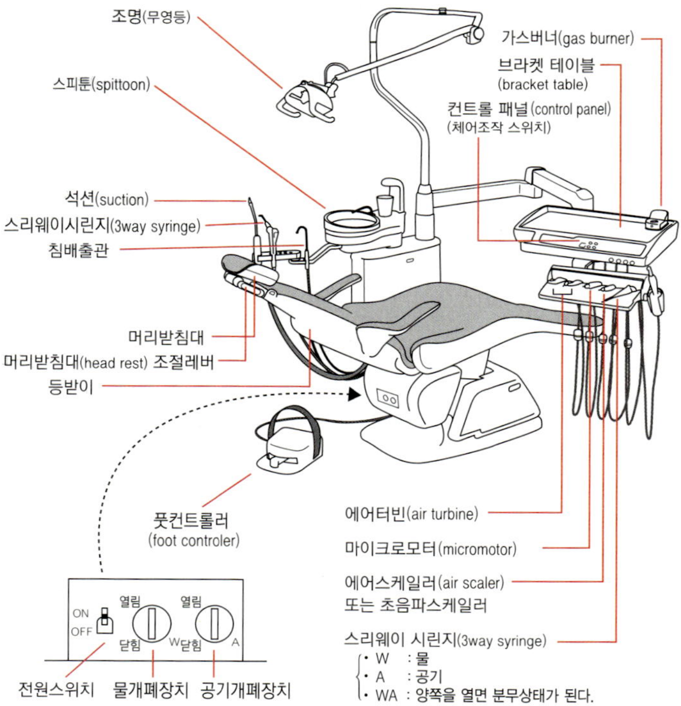

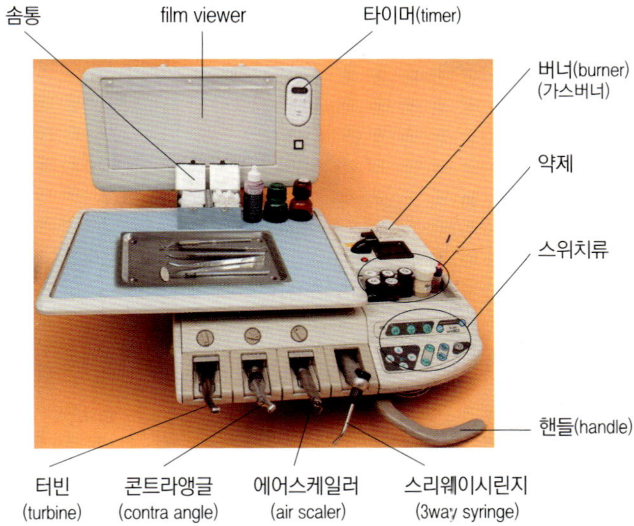

소속병원 유닛체어의 사진에 붙여 사용하면 편리하다.

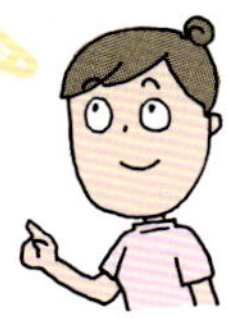

3 트레이(tray)에 갖추어야 할 기본 세트

평소 진료 시에 사용하는 가장 기본적인 세트이다. 각 치료 내용에 따라 필요한 도구를 이 기본 세트에 추가한다.

트레이에 갖추어야 할 기본 세트의 예

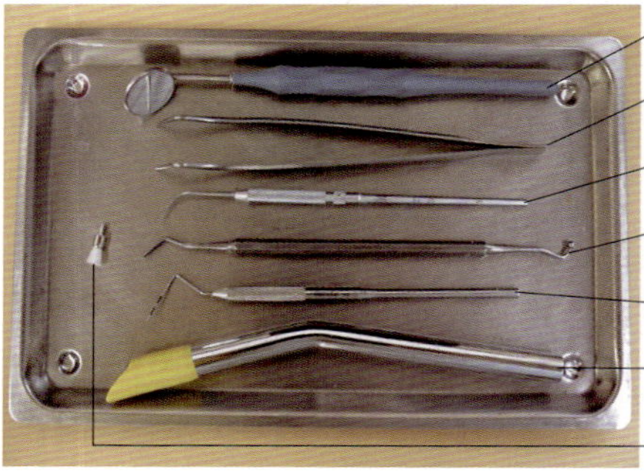

① 치경(dental mirror) : 보이지 않는 곳을 본다. 혀와 뺨의 견인(retraction) 등에 사용한다.

② 핀셋(pincet) : 작은 물건을 잡는다.

③ 탐침(explorer)

④ 스타퍼(연성충전기 : 가봉재를 채워 넣는다. etc)

⑤ 치주낭 측정기

⑥ 석션 팁(suction tip)

⑦ 연마모(polishing brush)

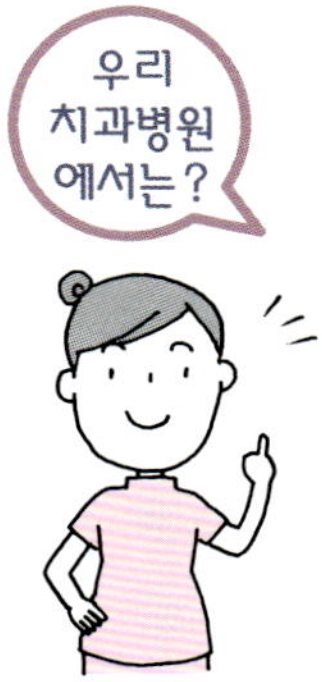

근무병원의 세트 (메모와 사진을 붙여보자!)

4 소독과 멸균

철저한 감염예방은 안전한 치료를 위한 기본 중의 기본이다.

소독과 멸균의 정의

■ 제균

• 대상이 되는 것으로부터 균을 제거하고 감소시키는 것이며 감소시키는 정도의 비율을 포함하지 않은 개념

※기본적으로는 의학용어가 아니다.

■ 소독(살균)

• 사람에게 유해한 미생물만 제거하는 것

■ 멸균

• 모든 미생물을 죽이는 것(완전히 사멸시키는 것)

※의학용어로 사용한다.

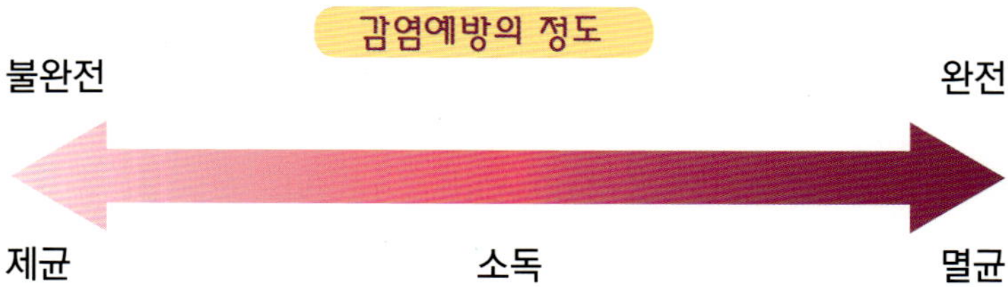

소독과 멸균의 원칙

1. 환자와 환부로부터 세균을 옮기지 않는다.
2. 시술 후 환자로부터 감염되지 않는다.
3. 병을 다른 환자에게 옮기지 않는다.

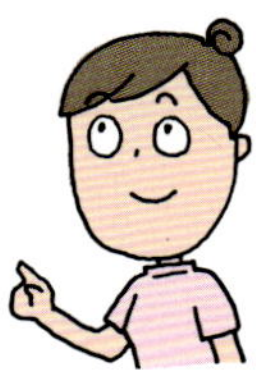

소독법의 분류

소독에도 수준이 있다는 것을 이해하자.

고수준 소독 ……… 아포(spore)가 많이 존재할 경우를 제외하고 모든 미생물을 사멸시킬 수 있는 단계

중간수준 소독 …… 많은 결핵균을 포함한 영양형 세균, 모든 진균 및 많은 바이러스를 사멸시킬 수 있는 단계(아포는 사멸하지 못하는 경우가 있음)

저수준 소독 ……… 많은 결핵균을 제외한 영양형 세균, 어떤 종류의 바이러스(아포와 많은 바이러스 등에는 유효하지 않음)를 사멸시킬 수 있는 단계

■ 물리적 소독법, 화학적 소독법과 멸균

		세포아포	결핵균	증식형 세균	진균	바이러스
물리적 소독법	끓는물 소독	×	○	○	○	○
	고압증기멸균	○	○	○	○	○
화학적 소독법	고수준 소독	○	○	○	○	○
	중간수준 소독	×	○	○	○	○
	저수준 소독	×	×	○	△	△

고수준 소독은 멸균과 같은 단계이다 ! 그 단계의 소독제는 액 자체나 증기가 인체에 유해하므로 밀폐 가능한 용기에 보존하는 등 사용 설명서를 잘 읽고 취급에 주의하자.

소독은 환자의 입장에서 실시하도록 유의하자!

우리 치과병원에서는?

■ 화학적 소독법 분류

• 소독제 적응과 살균 수준

구분	적응	살균 단계	일반명		상품의 예	
의료기구용	의료기구 소독	고수준	글루타랄(glutaral)		사이덱스플러스® (cidexplus) 28 Ⓐ	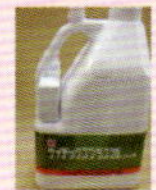 Ⓐ
			후타랄		디스오버®	
			과초산		아세사이드® Ⓑ	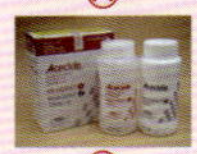 Ⓑ
	배설물 소독 실내 (가구 · 기구 · 물품) 소독	중간수준	차아염소산나트륨		밀톤® 퓨락스® Ⓒ 텍산트®	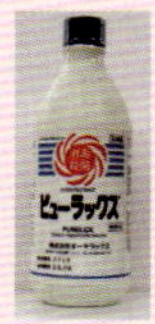 Ⓒ
			크레졸 비누액		리졸®	
			포르말린		포르말린®	
생체용	손가락 · 피부 소독 수술 부위(수술 주위) 소독 창상 부위 · 감염피부소독		포비돈요오드		이소딘®	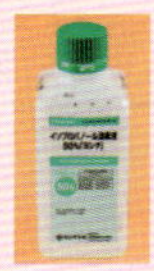 Ⓓ
			알코올계	이소프로파놀 (isopropanol)	이소프로파놀 소독액® 50% Ⓓ	
			알코올계	소독용에탄올	소독용 에탄올®	
		저수준	글루콘산크롤헥시딘		히비텐® Ⓐ 야쿠한®	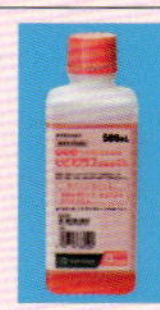 Ⓔ
			제4급 암모늄화합물(벤제토늄염화물, 벤잘코늄염화물 등)		하이아민® 호에스민 Ⓕ	
			양성계면활성제		비스타300® 테고51®	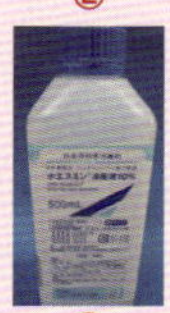 Ⓕ
			아크리놀수화물		헥타린® 리바올®	
			옥시돌		옥시풀®	

멸균법 분류

- 사용한 기구는 확실하게 멸균해야 한다. 각 기구의 사용조건을 잘 이해하고 사용하자.

	조건	적응
고압증기멸균 (오토클레이브, autoclave)	121℃ 20분간 2기압	기구, 솜(의료용 탈지면), 거즈, 금속성 기재, 리넨류, 유리제품, 고무 · 플라스틱 제품의 일부
	132℃ 15분간 2.4기압	
가스멸균	40℃~60℃ 2시간~8시간 습도 25~60%	기구에 열이 가해지지 않으므로 비내열성 플라스틱, 고무제품도 멸균가능
건열멸균	160℃~170℃ 1시간	유리기구 등
	180℃~200℃ 30분간	
화학멸균 (케미클레이브®, chemiclave)	135℃ 20분간 2기압	금속의 열화(劣化)를 일으키지 않으므로 예리한 기구나 금속제품에 적합하다.

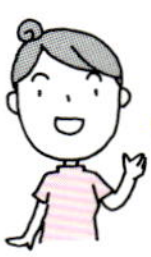

치과병원 멸균기의 대부분은 오토클레이브(고압증기멸균)이다(사용법을 숙지해두자).

★오토클레이브 사용 시 주의사항!

① 사용한 기구를 흐르는 물로 충분히 씻는다.
기구에 묻은 타액, 혈액 등은 완전히 씻어낸다.

② 그 다음 오토클레이브로 멸균을 실시한다.

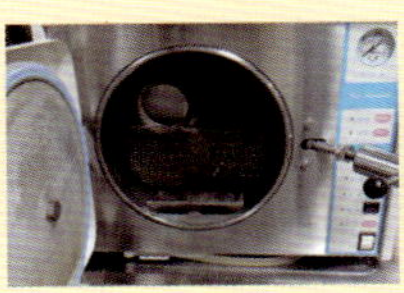

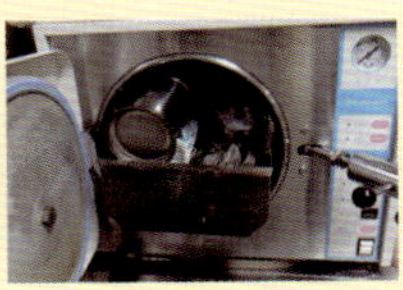

멸균 후에는 기재에 손을 대지 않도록 하자 !

소독과 멸균

■ 진료 후 뒷정리 - 세정, 멸균의 진행순서

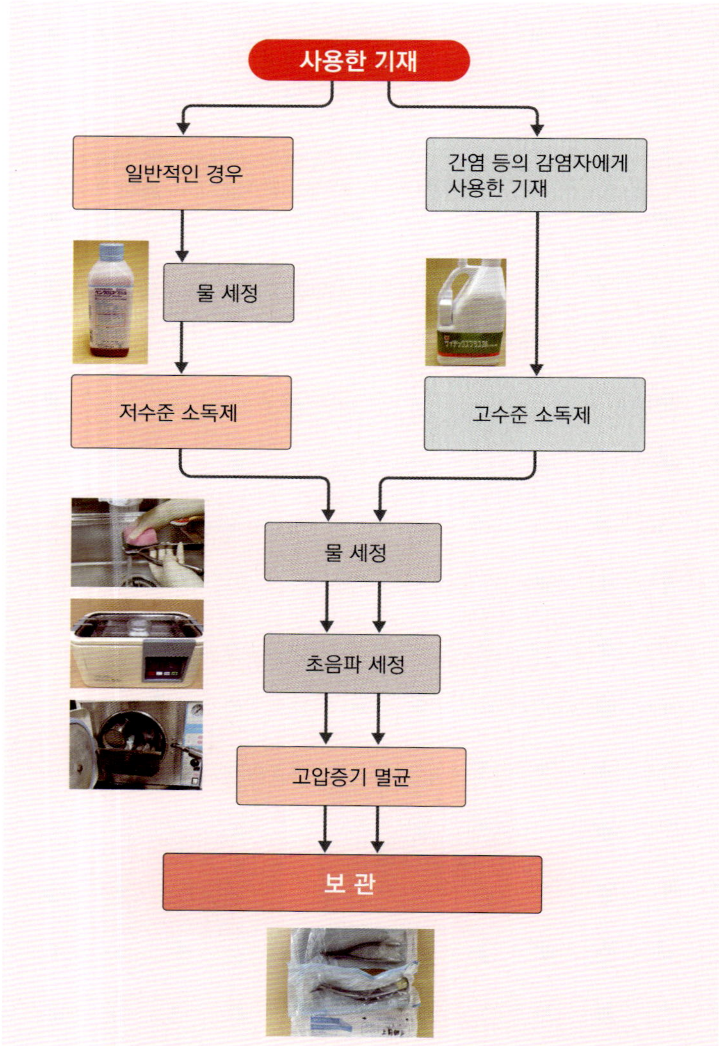

우리 치과병원에서는?

5 멸균봉투 · 멸균장갑 · 가운의 취급요령

철저한 감염예방은 안전한 치료를 위한 기본 중의 기본이다.

멸균봉투의 취급요령

• 외견의 청결함이 아니라 봉투 외측은 오염되어 있고, 봉투 안쪽은 청결하다는 생각으로 취급한다.

■ 멸균봉투에서 기구 꺼내는 법

1 협조자는 내용물에 닿지 않도록 주의하며 멸균봉투를 개봉한다.

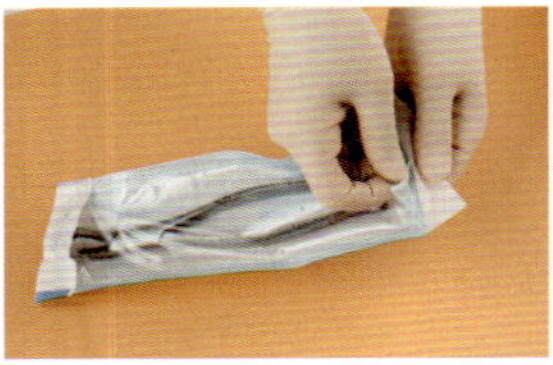
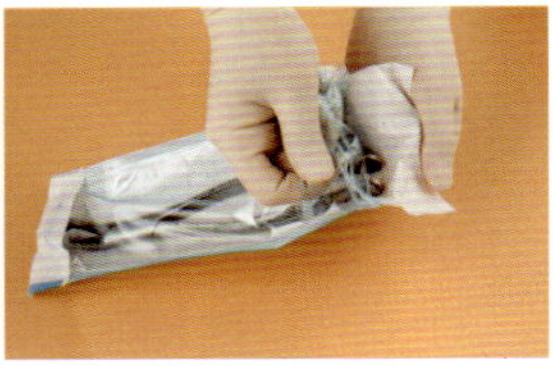

2 협조자는 의사가 기구를 꺼내기 쉽도록 멸균봉투의 입구를 벌린다.

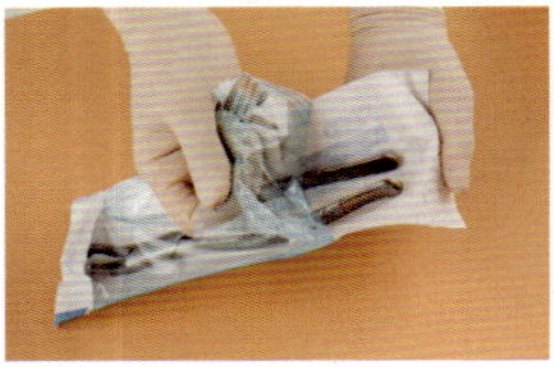
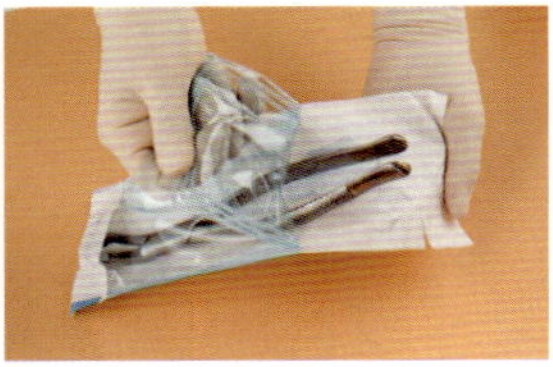

3 의사가 기구를 꺼낸다.

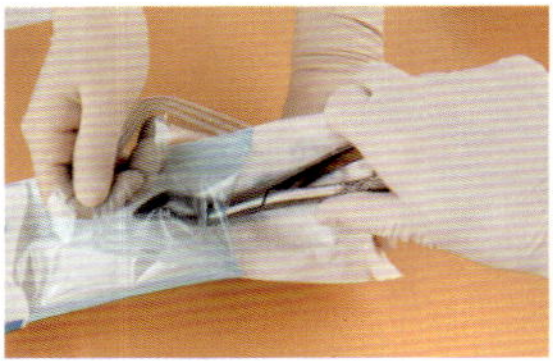
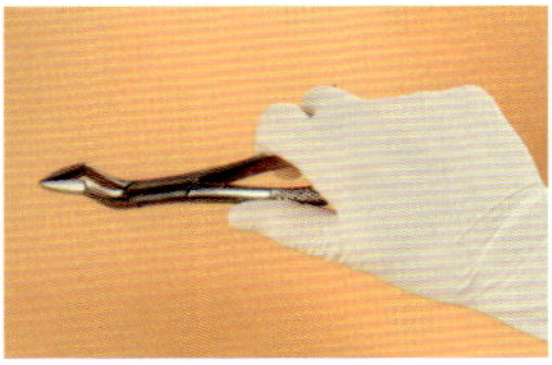

■ 멸균 후인지 멸균 전인지 확인

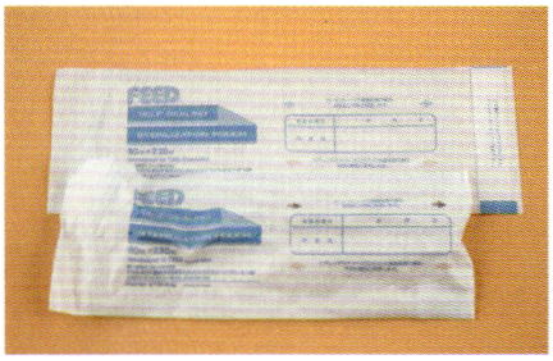

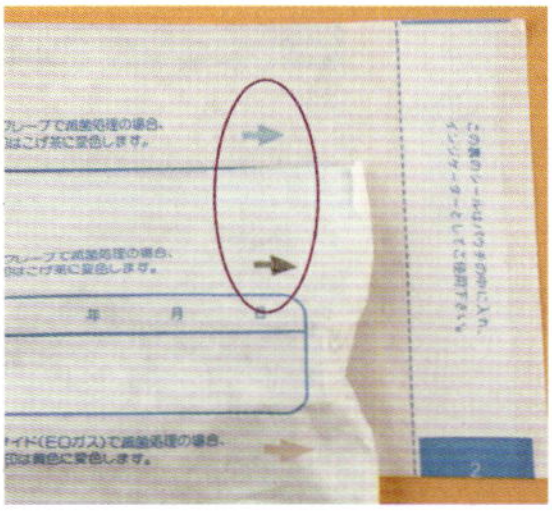

• 멸균봉투는 오토클레이브(autoclave) 등으로 열이 가해지면 화살표 부분의 색이 변하게 되어 있다. 멸균봉투의 유효기간은 대략 3개월이므로 멸균한 날짜를 적어두자.

멸균장갑 취급요령

■ 착용 순서

1 협조자가 겉봉투를 개봉한다.

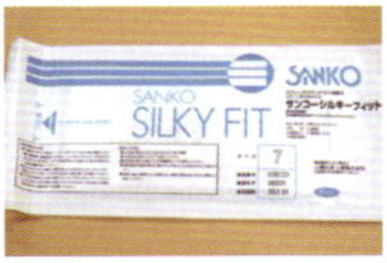

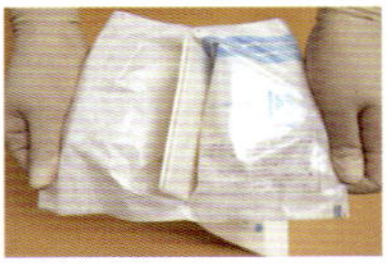

2 시술자가 속봉투를 꺼낸다.

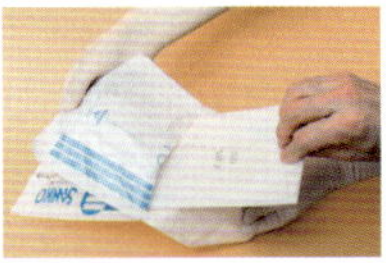

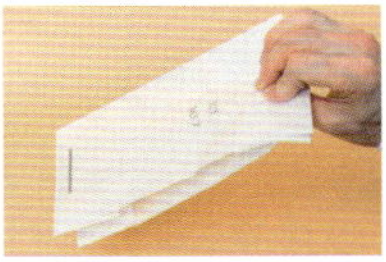

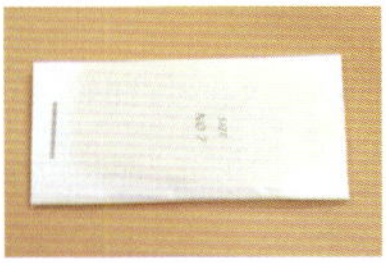

3 시술자가 속봉투를 개봉한다.

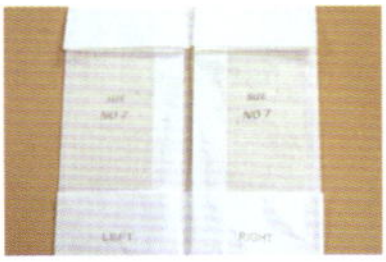

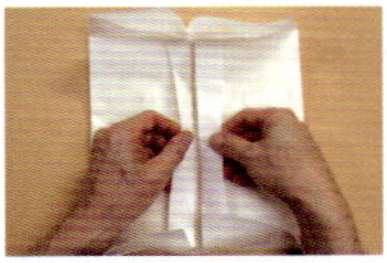

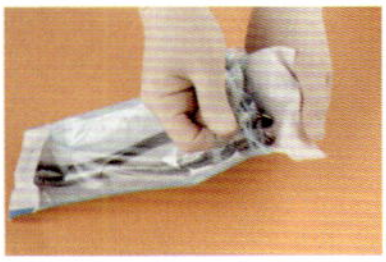

4 장갑의 손목에 해당하는 접힌 부분을 오른손으로 잡고 왼손에 착용한다.

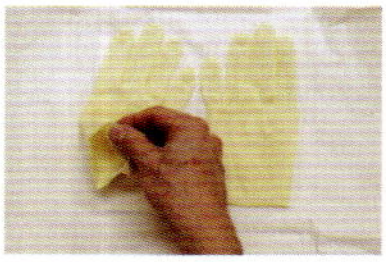
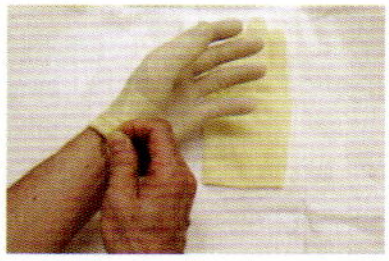

5 착용한 손으로 다른 쪽 장갑의 접힌 부분을 잡고

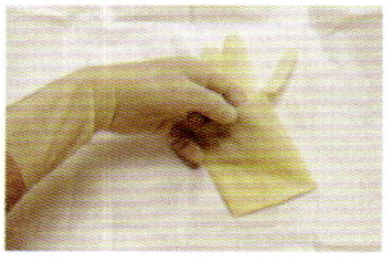
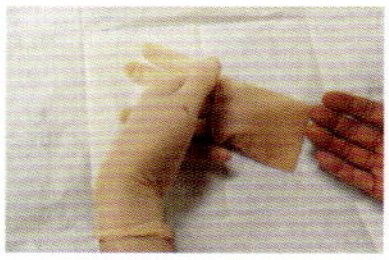

6 다른 쪽 손에 착용한다.

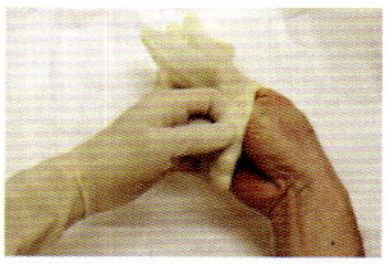
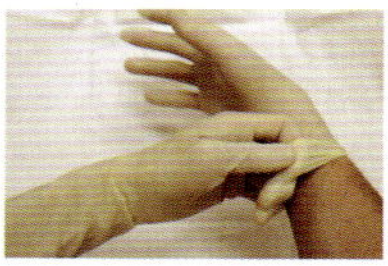

7 양손이 들어가면 주름이 생기지 않도록 잡아당기고 양손을 깍지 끼워 손가락 안쪽까지 매끈하게 착용한다.

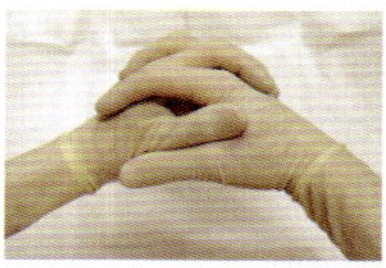
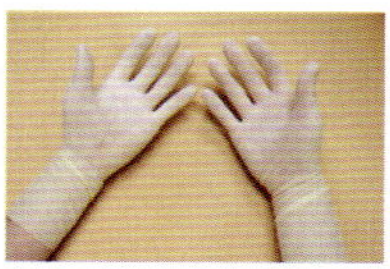

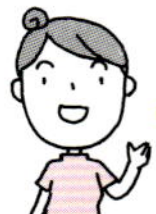

의료 현장에서 청결 · 오염을 외견으로 판단해서는 안 된다 !

주름이 있는 멸균봉투로 안에 든 기구가 약간 누렇게 변해도 기한이 지나지 않은 경우는 개봉하지 않았다면 그 내용물은 세균이 생기지 않은 청결한 상태(멸균 상태)이다.

멸균봉투 바깥쪽은 세균학적으로는 오염되어 있으나 그 내용물은 멸균된 상태이다. 그러므로 내용물을 꺼낼 때 사진과 같이 봉투를 개봉하는 사람과 내용물을 꺼내는 사람을 구분하지 않으면 멸균된 기구가 오염된다.

내부의 기구를 만지는 사람은 손을 깨끗이 씻은 사람이거나 멸균장갑을 낀 사람이어야 한다.

■ 사용 후 장갑 벗는 법

• 어떻게 하면 오염된 외측면에 닿지 않고 벗을까 생각하자.

❶ 한쪽손으로 반대쪽 장갑을 벗기고

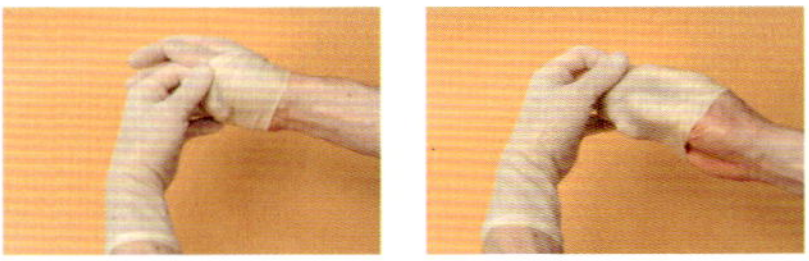

❷ 벗은 장갑으로 다른 한쪽의 장갑을 잡고 벗기면서 오염된 면을 감싼다.

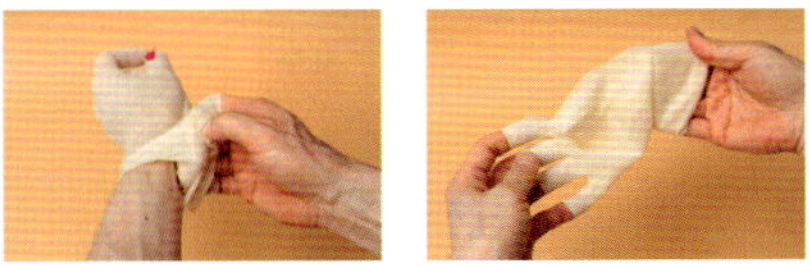

❸ 양쪽 장갑을 뒤집어 오염되지 않은 면이 밖으로 나오도록 하여 돌돌 말아 버린다.

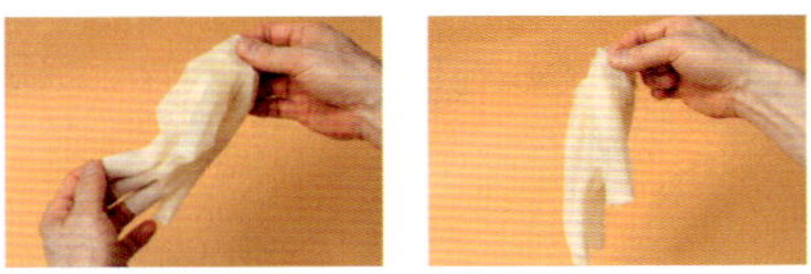

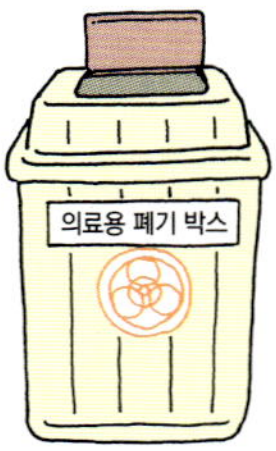

외과용 가운 취급요령

■ 착용 순서

❶ 협조자가 가운이 든 겉봉투를 젖혀 의사가 속봉투를 꺼내기 쉽게 해 준다.

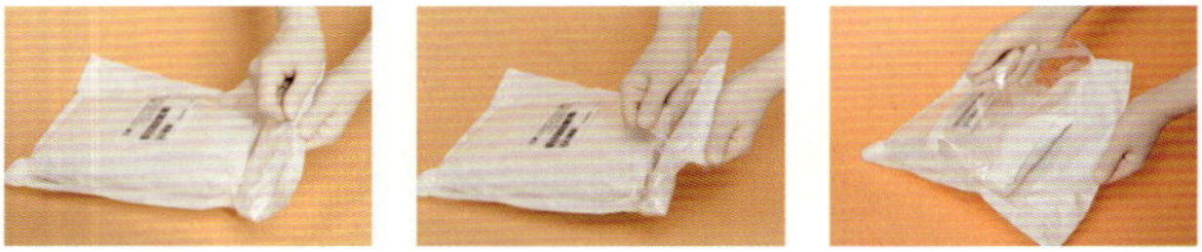

❷ 의사가 속봉투를 꺼내 개봉하고 가운을 꺼낸다.

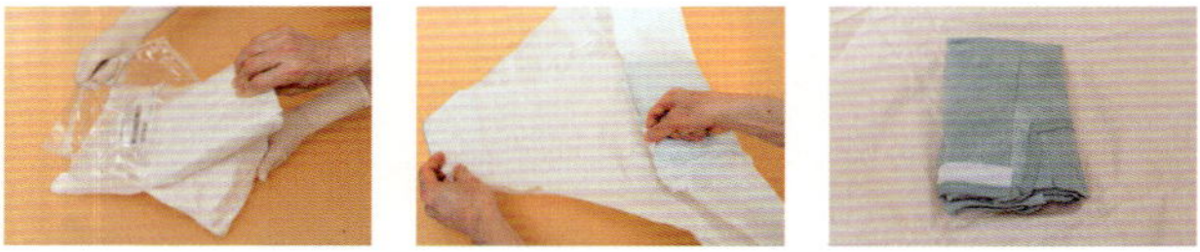

❸ 가운의 깃 끝을 잡아 올려 공중에서 펼친다.

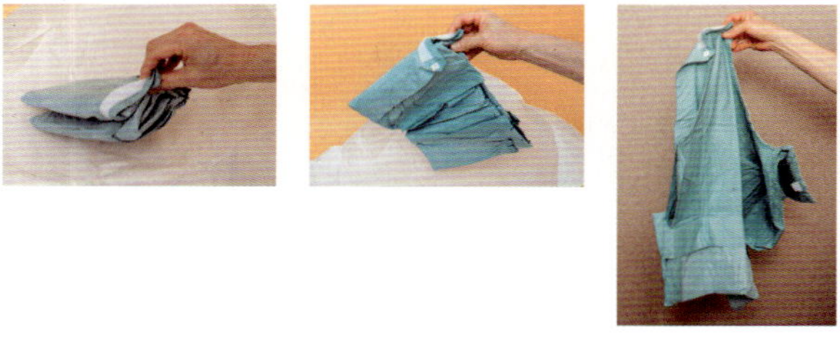

❹ 전체가 풀리면 위의 끈을 잡고 한쪽 끝을 서로 손이 닿지 않도록 하여 협조자에게 건네주어 한쪽 소매에 팔을 넣는다.

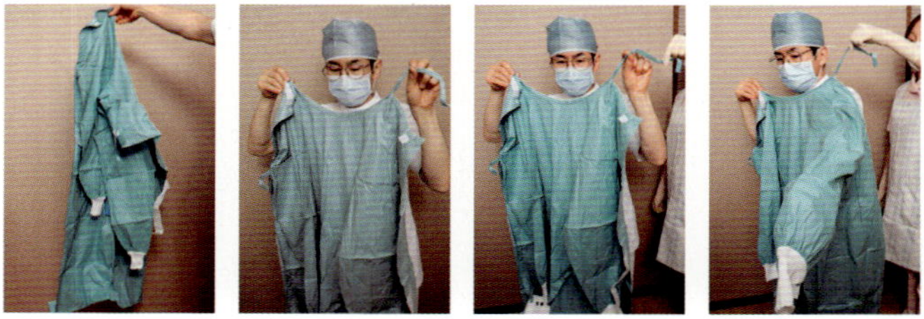

5 다른 한쪽 끈을 건네준다. 협조자는 의사의 등쪽에서 위의 끈을 묶는다.

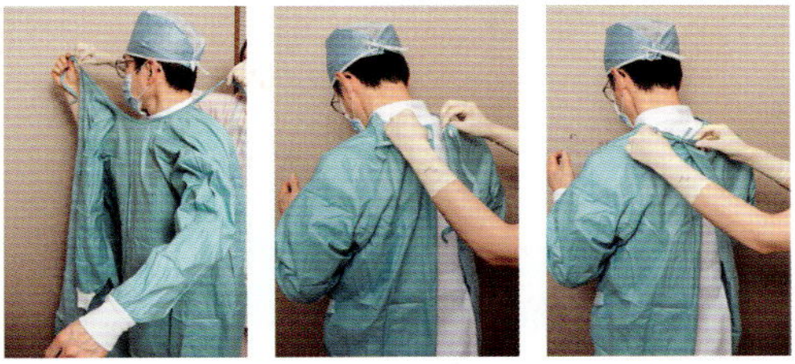

6 아래로 늘어지지 않도록 고정되어 있는 아래쪽 끈을 풀어 뒤로 돌려서 상하 끈을 묶게 한다.

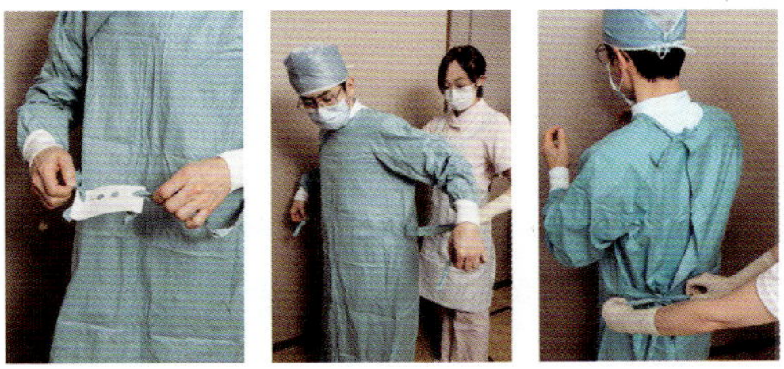

7 착용 완료

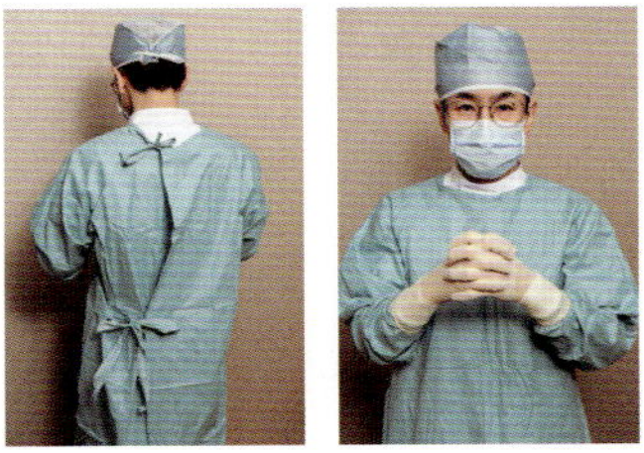

※외과용 가운을 입으면 손은 반드시 몸의 앞쪽에 오도록 한다. 손을 뒤쪽으로 돌려서는 안 된다.

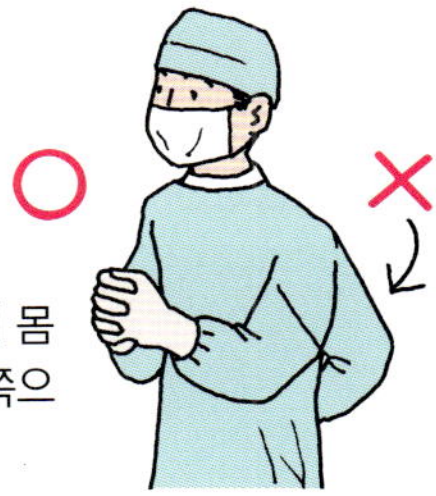

■ 사용 후 장갑 벗는 법과 가운 벗는 법

1 협조자는 뒤쪽의 상하 끈을 푼다.

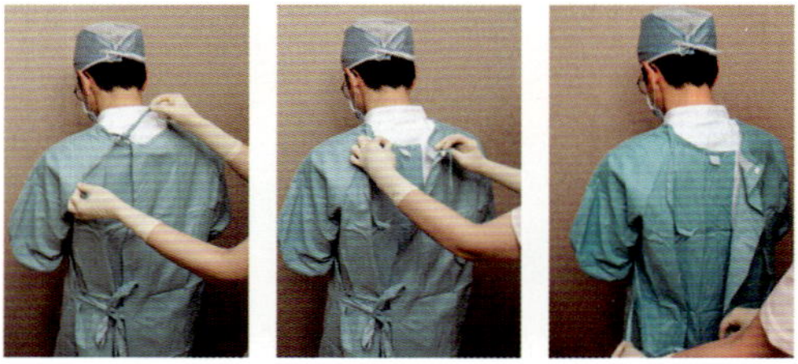

2 청결한 면을 유지하면서 한쪽의 장갑을 젖히고

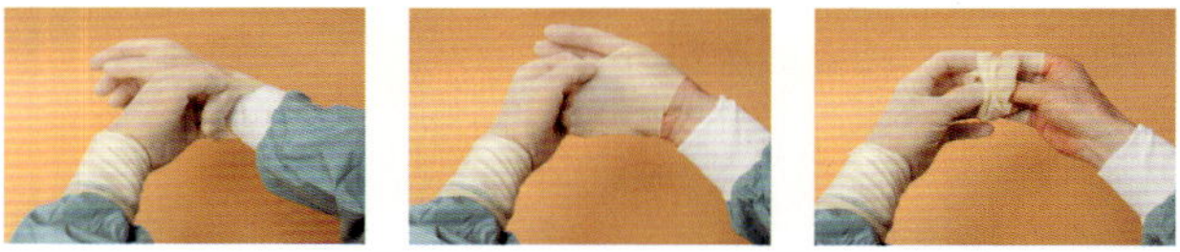

3 다른 쪽 장갑으로 먼저 벗긴 쪽의 장갑을 싸는 듯이 해서

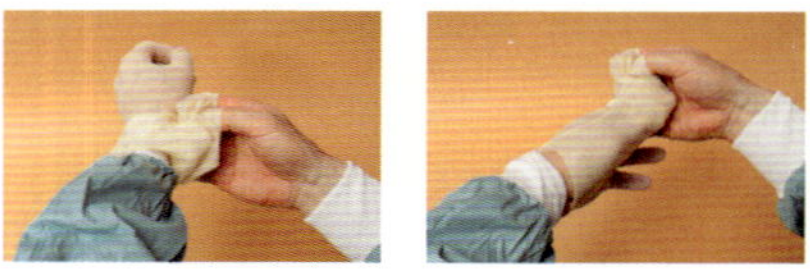

4 양쪽의 장갑을 합쳐서 폐기한다.

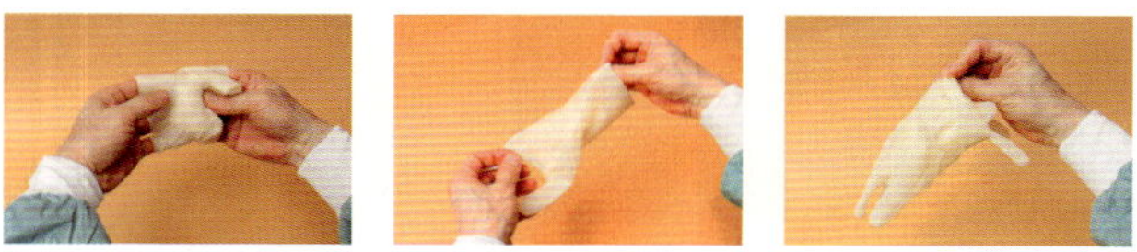

5 장갑으로 덮었던 소매 입구의 한쪽을 잡아 빼고

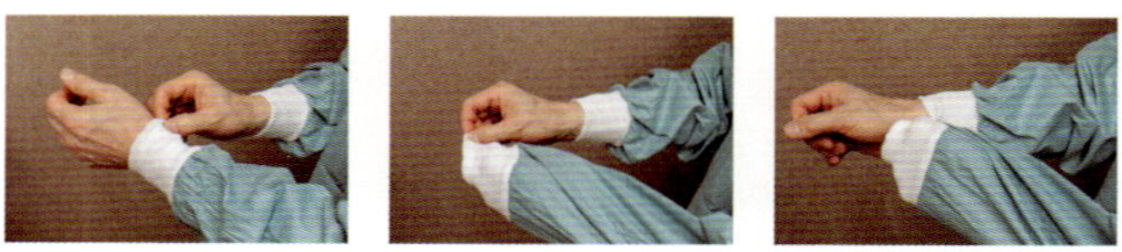

6 소매 입구의 안쪽을 잡은 상태로 다른 쪽의 소매 입구를 손으로 잡아 빼서 협조자가 오염된 쪽을 만지지 않도록 해서

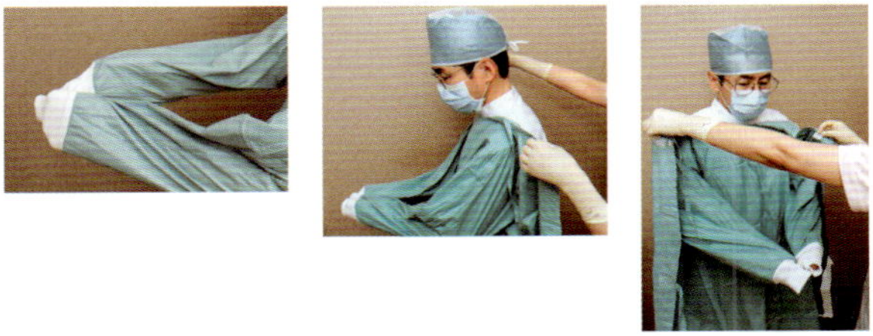

7 뒤집어서 폐기한다.

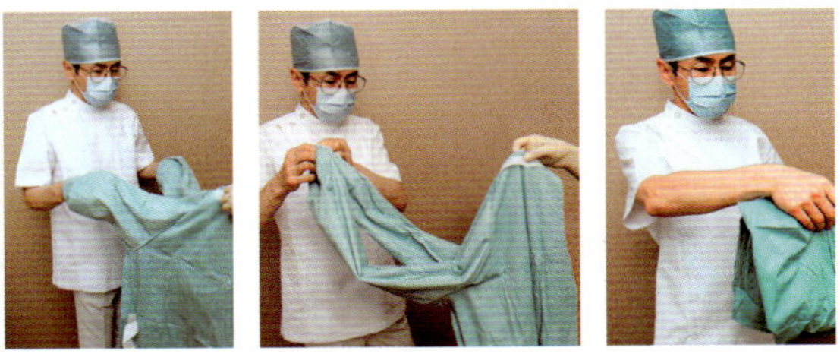

폐기 박스로

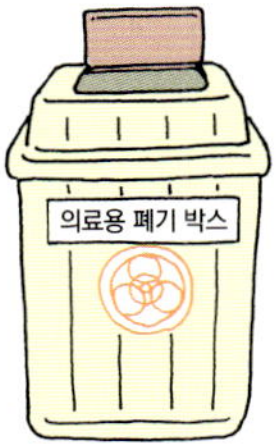

CHAPTER 6

협조업무에 필요한 기본기술과 지식

1 석션 조작

석션(suction)은 크게 나누어 세 가지 목적이 있는데 물, 침, 절삭조각 흡인 외에 악취 흡인, 혀 · 입술 누르기 등에 사용한다.

사용목적

① 물, 침, 절삭조각을 빨아들인다.

② 혀와 입술, 협점막을 눌러 시술자의 시야를 확보한다.

③ 전기메스(electric knife) 사용 시, 악취를 내는 약품을 취급할 때 악취 흡인에 사용한다.

조작방법(선 자세에서 시행할 경우)

원칙적으로 오른손으로 잡는다.

- 잡는 방법 곡선적인 것 : 팜그립(palm grip)
  직선적인 것 : 펜그립(pen grip)
- 팁(tip) 횡단면은 효과적으로 흡인할 수 있는 방향을 생각하여 시술영역을 방해하지 않도록 조작한다.
- 흡인하는 장소에 따라 팁 횡단면 방향을 항상 조절하도록 유의한다.

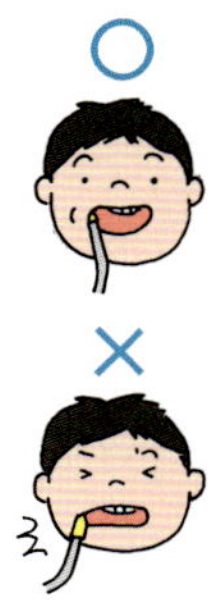

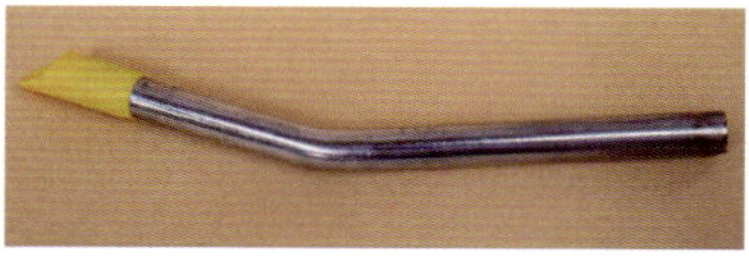

석션의 형태

상악 우측

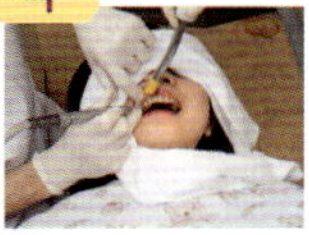

상악 좌측

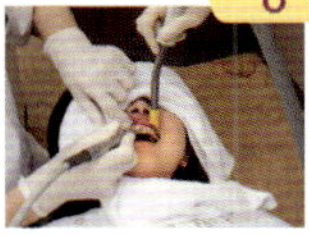

하악 우측

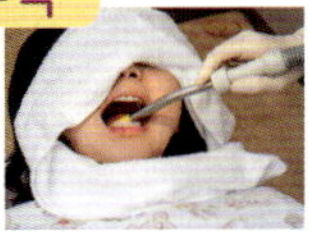

하악 좌측

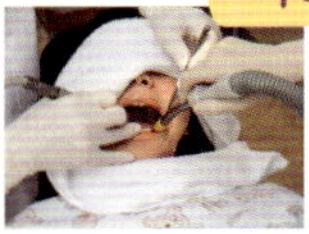

각 석션 팁(노란색 부분)의 횡단면 방향은 항상 치열측으로 향하고 있음을 주목!

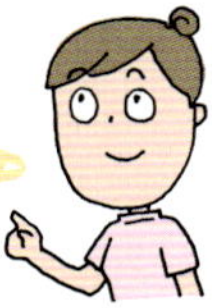

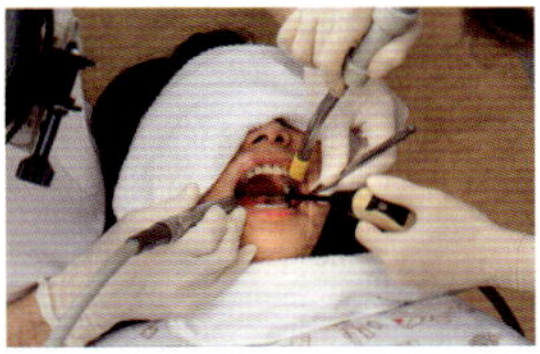

스리웨이 시린지(3way syringe)를 사용하는 경우는 시린지를 왼손으로 잡고 조작

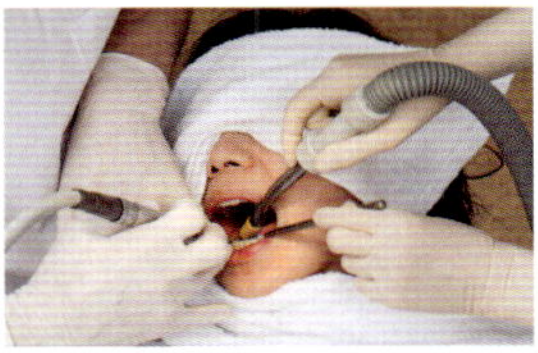

오른쪽 아래 치료에서 혀가 방해될 때는 협조자가 치경으로 혀를 누르면서 석션

■ 좋은 예

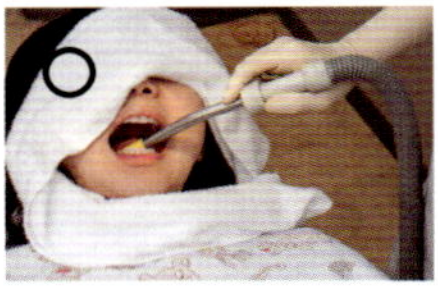

기본적인 펜그립(pen grip)으로 잡는 방법

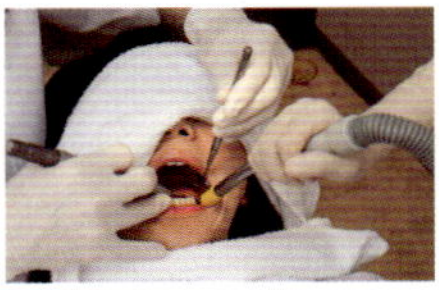

협부를 누르고(피해서) 흡인할 경우의 팜그립(palm grip)으로 잡는 방법

■ 나쁜 예

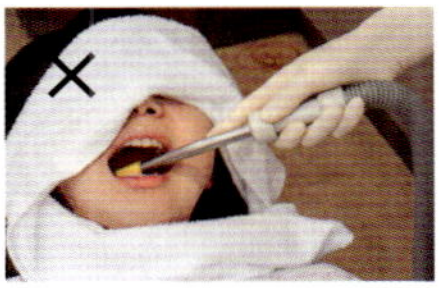

석션을 손바닥으로 잡는 방법. 이 방법은 당기는 것보다 끼워넣는 방향으로 힘이 가해지기 쉬워 위험한 방법이다.

2 스리웨이 시린지(3way syringe)의 조작

물, 에어, 혼합(스프레이)의 세 가지 얼굴을 가진 편리한 기구이다.

사용목적

- 스프레이 : 물과 공기를 동시에 내보내 분무 형태로 만드는 것. 주로 세정, 냉각을 목적으로 한다.
- 에어 : 건조시키거나 타액를 튀게 해 시술 영역을 잘 보이게 할 목적이다.

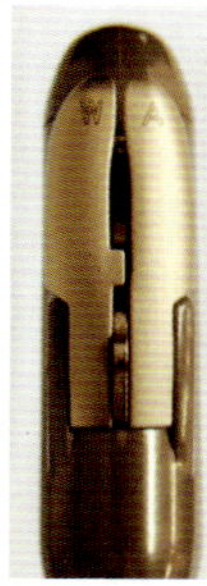

스리웨이 시린지의 예

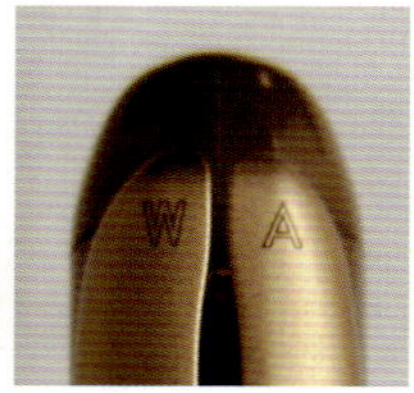

레버부 확대

조작방법

레버는 엄지손가락 바닥부분으로 조작한다.

Ⓦ를 누르면 : 관류(WATER)

Ⓐ를 누르면 : 공기(AIR)

Ⓦ와 Ⓐ를 동시에 누르면 분무 모양의 혼합 스프레이

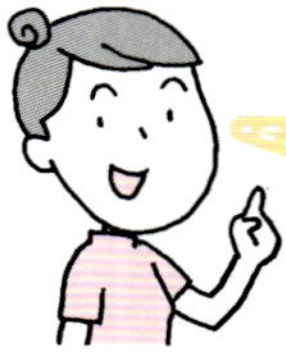

스프레이를 분무할 때

한꺼번에 Ⓦ와 Ⓐ를 누르지 말고 Ⓦ를 조금 먼저 누르고 다음에 Ⓐ 레버를 눌러 강약을 조절하자!

스프레이를 분무할 때는 물이 튈 것을 예상하여 석션 위치를 정한다.

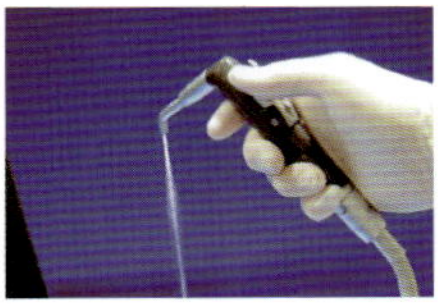

물

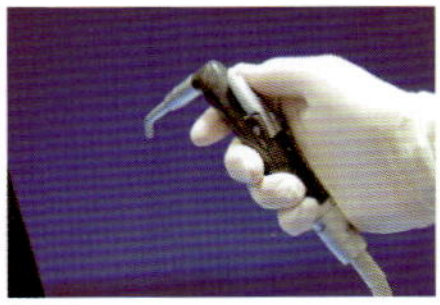

공기

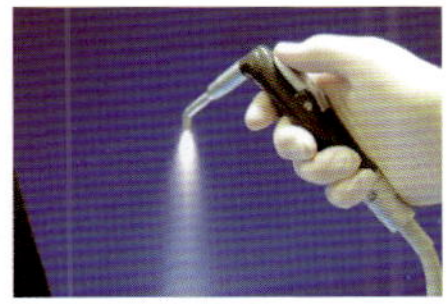

스프레이

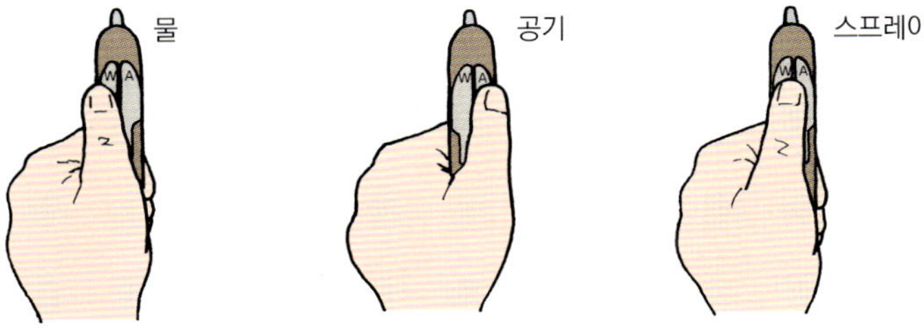

단추 누르는 법

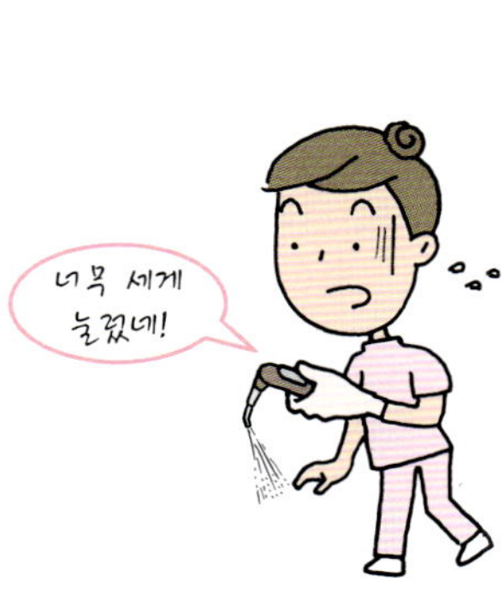

3 기구의 전달

상황에 따라 대응할 수 있도록 하자.

기구 전달 시의 주의점

- 환자의 얼굴 위에서 하지 않는다.
- 시술자가 구강 내에서 눈을 떼지 않도록 건네준다.
- 핀셋과 익스플로러(explorer, 탐침) 등은 사용 부위(상악 · 하악)를 고려하여 시술자가 받는 방향, 시술자의 다음 동작 등을 생각하면서 전달한다.

■ 좋은 예: 환자의 얼굴 위를 피한 위치에서 전달한다.

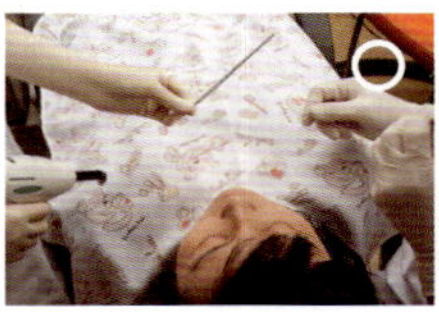
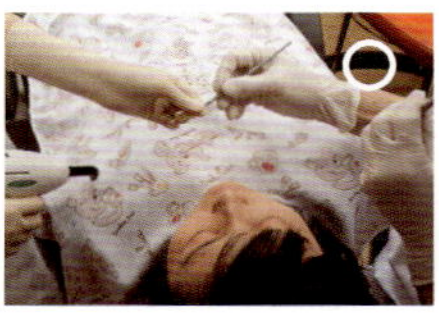
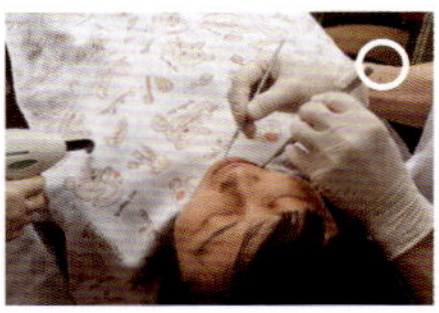

■ 나쁜 예: 환자의 얼굴 위에서 전달한다.

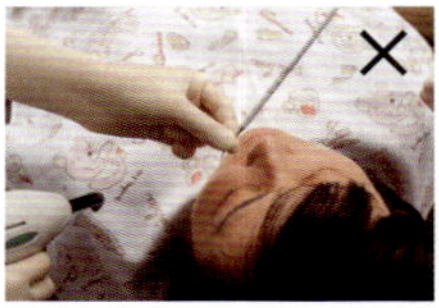
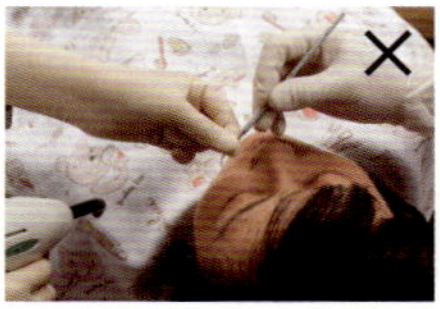
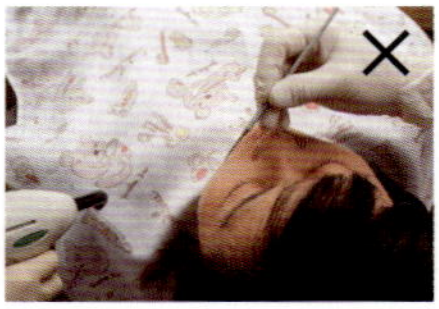

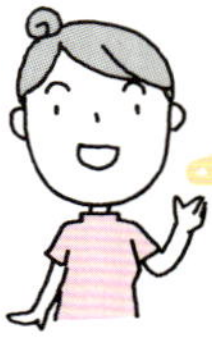

치과에서 사용하는 기구는 끝이 뾰족한 것이 많아 얼굴에 떨어지면 위험하다. 따라서 환자의 얼굴 위를 피해서 주고받는 것이 원칙이다.

■ 의사에게 전달할 때 : 근관 치료 중의 첩약, 가봉 등을 실시할 때의 자세

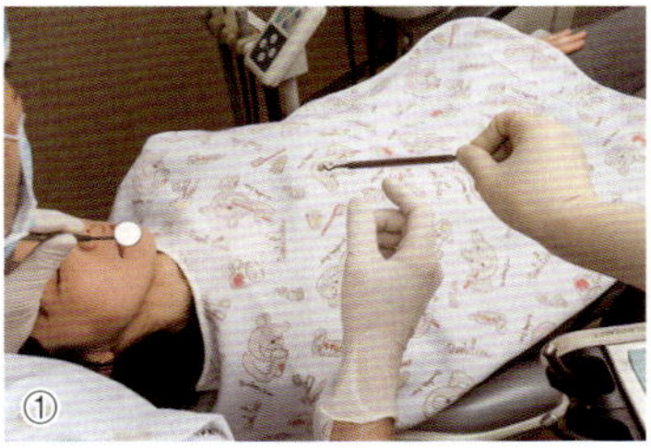

① 의사가 돌아보지 않고 손을 내미는 경우

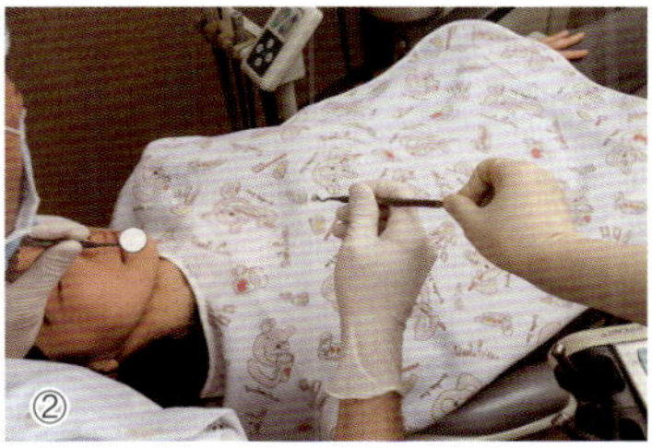

② 협조자는 의사가 기구를 바꾸어 잡지 않아도 되도록 힘을 주어 의사의 손 안에 기구를 쥐어준다.

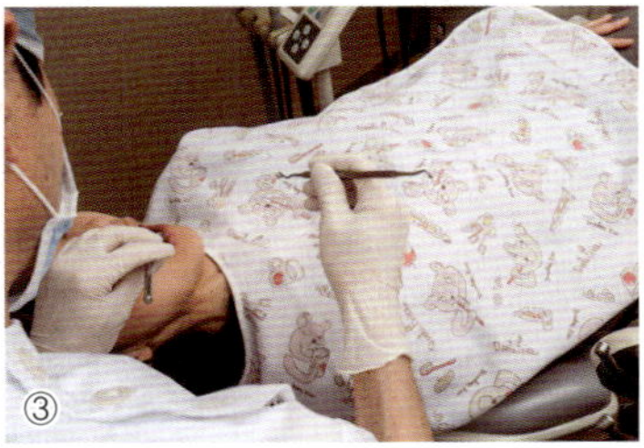

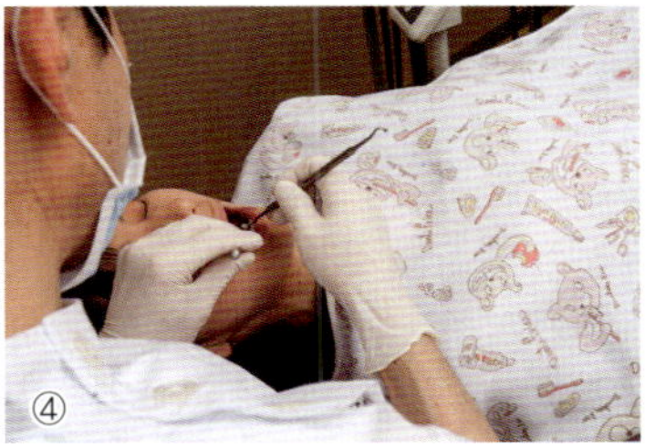

③, ④ 건네주었을 때 의사가 처음 잡은 위치에서 그대로 치료가 진행되는 것이 이상적임.

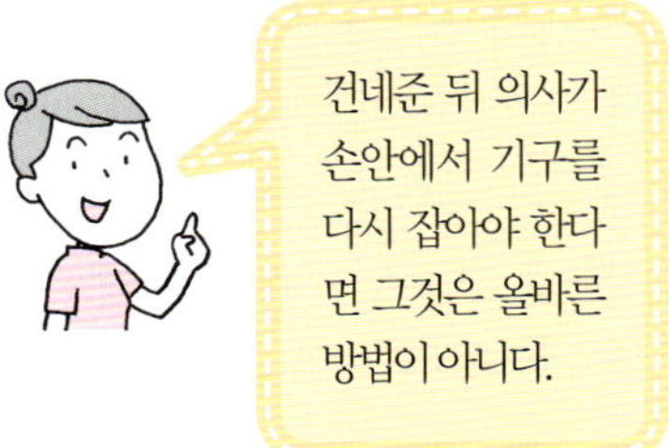

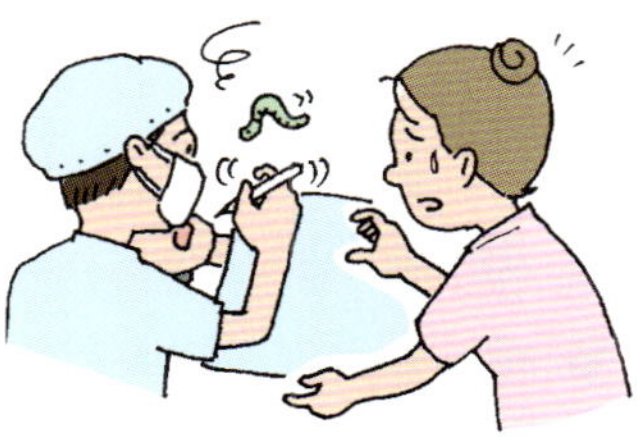

● 포어핸드(forehand) 시스템, 또는 병원에서의 독자적인 방법이 있으면 빈칸에 기입한다.

4 X선 사진 촬영

X선 사진은 진료의 중요한 자료이다. 환자의 부담이 적고 명료한 사진을 촬영할 수 있도록 하자.

치과 X선 사진 촬영 시의 협조

■ 순서

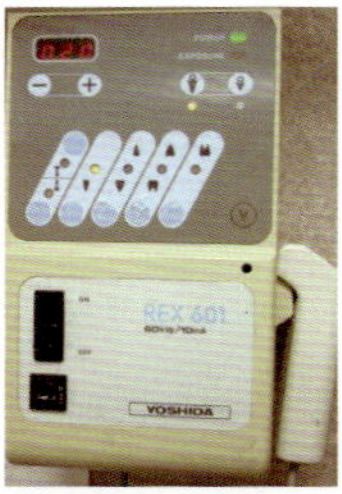

1. X선 촬영실로 환자를 안내하고 의사에게 촬영 부위를 확인시킨다.
2. 촬영 시간(촬영 부위에 맞추어)을 세팅한다.
3. 환자에게 방사선 납 보호막을 앞에서 입힌다.

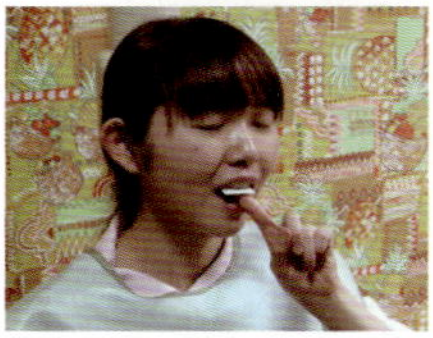

4. 환자의 머리가 안정되도록 위치를 정한다.

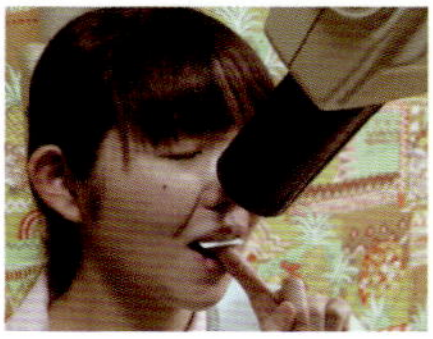

5. X선 촬영용 필름 또는 이미징 플레이트(Imaging Plate, IP)를 환자의 구강 내에 넣고 촬영 부위에 위치시킨다. 필름 홀더(film holder)를 사용하는 경우는 그 홀더의 위치대로 시행한다.

방사선 방호용 납 보호막의 착용방법 → 덴탈은 앞, 파노라마는 뒤에서

방사선 방호용 납 보호막은 X선으로부터 환자를 방어하기 위해 착용하므로 각각의 조사 방향을 기억해둔다. 덴탈(dental) 촬영 시에는 앞쪽에 착용하고, 파노라마(panorama) 촬영 시에는 뒤쪽에 착용한다. 최근의 파노라마 촬영은 X선 선량이 적기 때문에 납 보호막을 착용하지 않아도 된다는 견해도 있다.

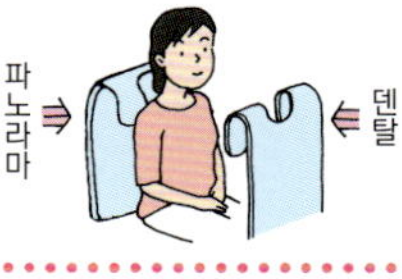

6 조사통(콘, cone)의 위치를 잡는다. 이때 불안정하지 않도록 콘 끝을 누르면서 양손을 사용하여 맞춘다.

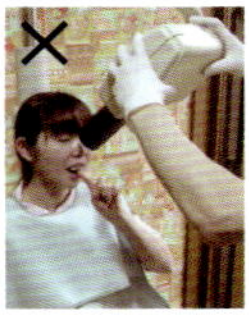

X선 촬영장치 본체만을 그림과 같이 들고 맞추려 해도 콘 끝의 위치를 생각처럼 정할 수 없다.

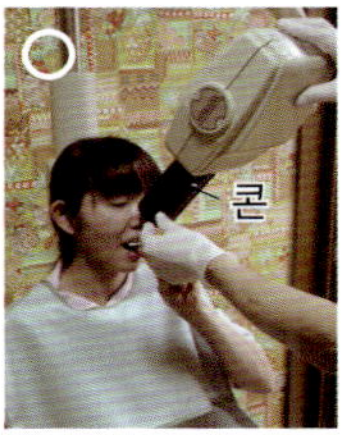

콘 끝을 잡고 맞추면, 콘 끝이 환자 얼굴에 닿지 않고 빠르게 위치를 정할 수 있다.

7 협조자는 촬영실에서 나와 스위치를 누른다.

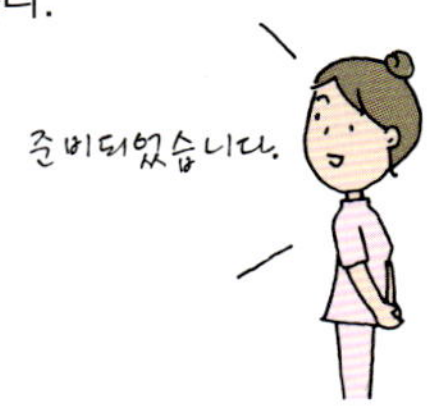

8 촬영 종료 후 환자의 구강 내에서 필름이나 이미징 플레이트(IP)를 꺼내고 방사선 방호용 납 보호막을 제거한다.

환자를 진료실 의자로 돌아가도록 안내하거나 또는 대기실에서 기다리도록 전한다.

9 필름을 물로 씻거나 타액을 닦아 낸 후 자동현상기로 현상한다.
디지털인 경우 이미징 플레이트(IP)를 스캐너(scanner) 등을 이용해 컴퓨터에 저장한다.

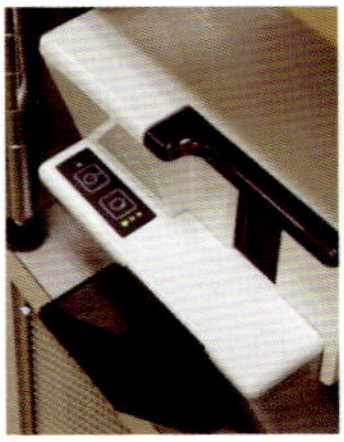

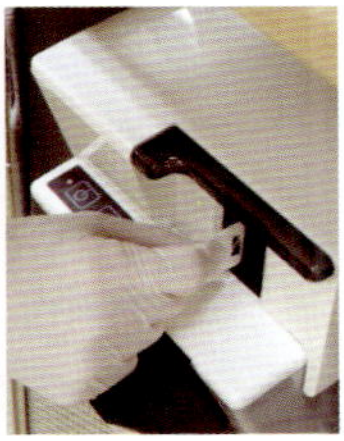

■ 필름 위치 정하기

• 치과 X선 촬영에서 사용하는 필름에는 안과 밖의 구별표시(。)가 있다. 위치를 정할 때에는 확인하여 안팎이 바뀌지 않도록 주의한다.

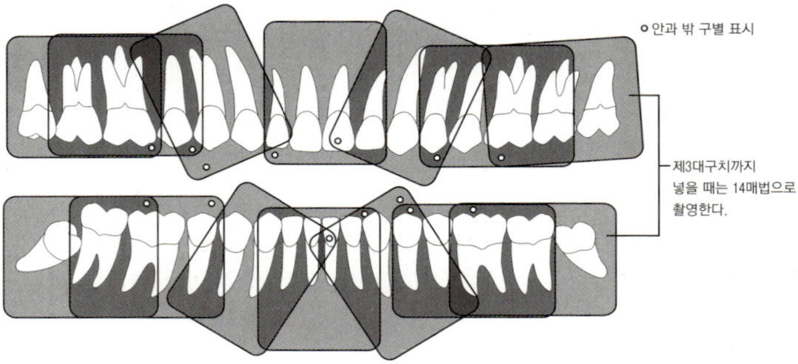

• 홀더를 사용하는 경우는 홀더 부착방법에 따른다. 이 경우는 $\dfrac{3\,|\,3}{3\,|\,3}$ 필름 위치는 조금 더 교합면에 직각이 된다.

■ 기타

• 10매법 : 기본적인 치과 촬영법

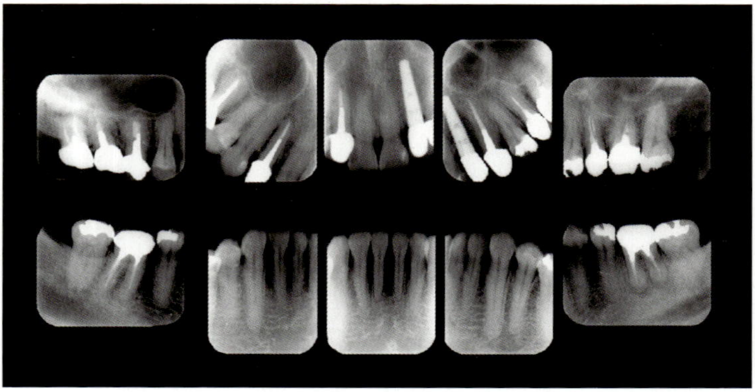

• 14매법 : 제3대구치까지 넣을 때에는 14매법으로 촬영한다.

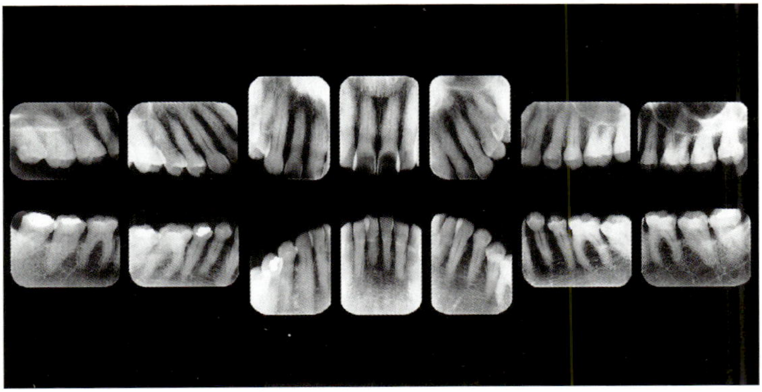

• 파노라마 X선 : 악관절(temporomandibular joint)과 하악골(law jaw), 상악동(maxillary antrum)도 관찰할 수 있다(자세한 내용은 p.44, 45 참조).

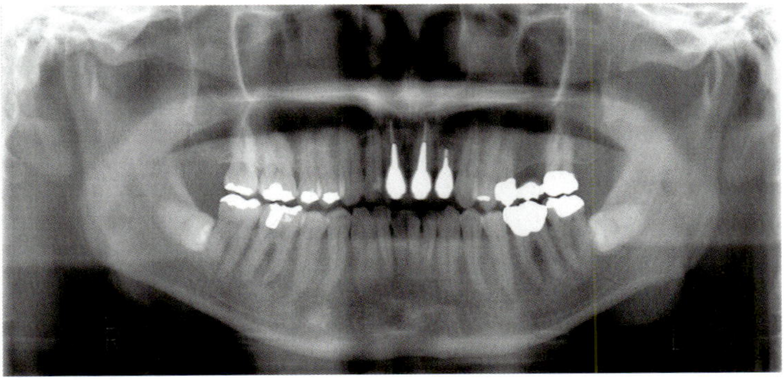

파노라마 X선 사진촬영의 협조

■ 순서

❶ 환자를 X선 촬영실로 안내한다.

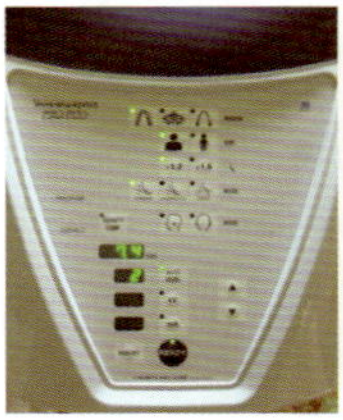

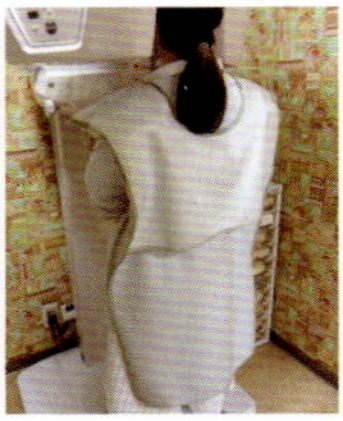

❷ 필름 카트리지(cartridge)를 세팅하고 방사선 방호용 납 보호막을 환자 뒤에서 장착한 후 정해진 위치에 서게 한다(또는 앉게 한다).
의치, 안경, 귀걸이, 금속 머리핀 등은 X선 사진에 찍히므로 제거한다.

❸ 절치유도(incisal guide)핀을 가볍게 앞니로 물게 한다(무치악 환자는 가볍게 뭉친 티슈 등으로 한다).

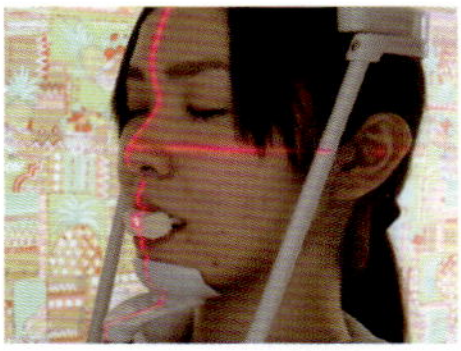

❹ 환자의 턱을 턱받침대(chin rest)에 똑바로 올리고 바르게 자리잡게 한다. 양손으로 손잡이를 잡게 한다.

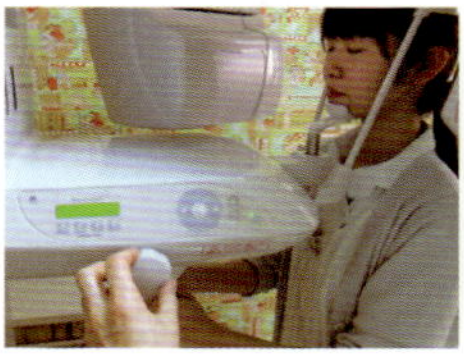

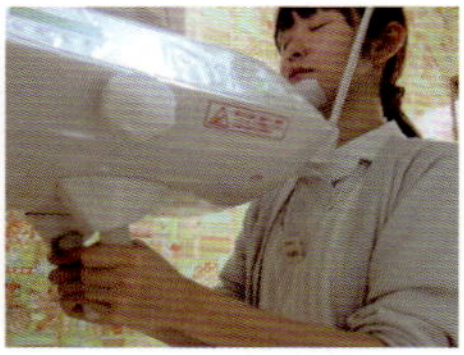

❺ 각 장치에 부착된 위치 조절을 설정한다. 턱이 앞으로 너무 나오지 않도록 옆에서 보아서 얼굴이 일직선이 되었는지 주의하며 위치를 정한다.
기준면은 각 장치의 매뉴얼에 따른다.

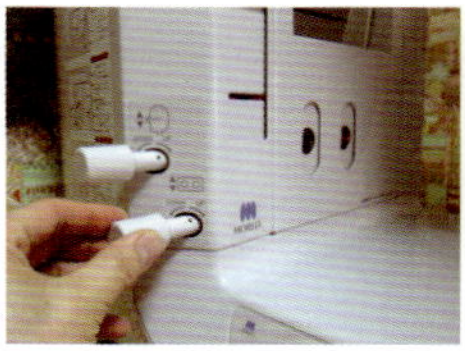

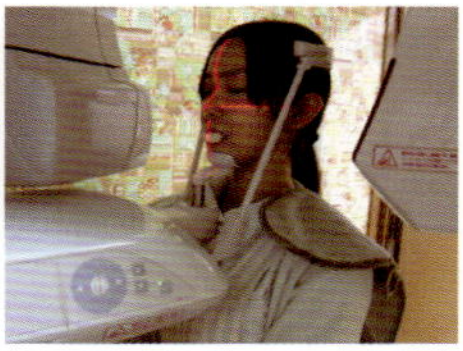

6 "기계가 회전하니까 얼굴을 움직이지 말고 계세요"라고 환자에게 말하고 협조자는 촬영실에서 나와 문을 닫는다.

※환자 어깨에 촬영기계가 닿을 것 같을 때는 "어깨는 움직여도 되지만 머리는 움직이지 마세요!"라고 보충설명을 해둔다.

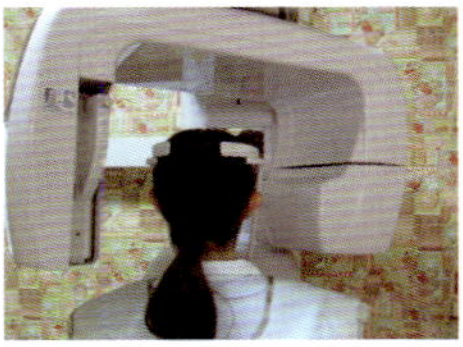

7 스위치를 누른다.

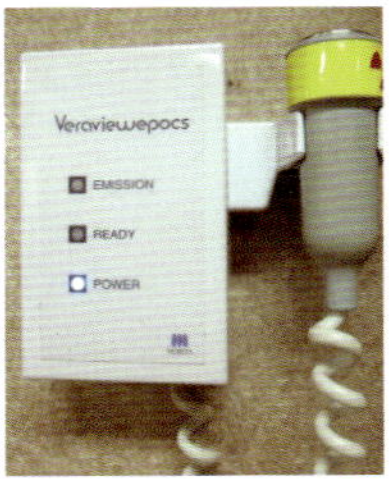

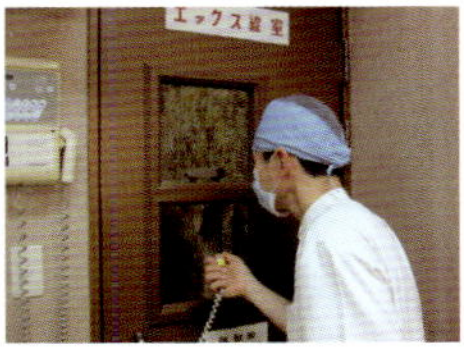

8 촬영 종료 후에는 머리고정 장치를 해제하고 환자가 그 상태로 뒤로 물러나도록 한다. 그 다음에 방호 에이프런을 벗고 절치유도(incisal guide) 핀을 빼게 한다. 환자에게 진료실 의자나 대기실로 가서 기다리도록 안내한다.

9 기계 재설정 버튼을 누르고 필름 카트리지를 꺼낸 다음 현상(또는 디지털 자료 저장처리)을 한다.

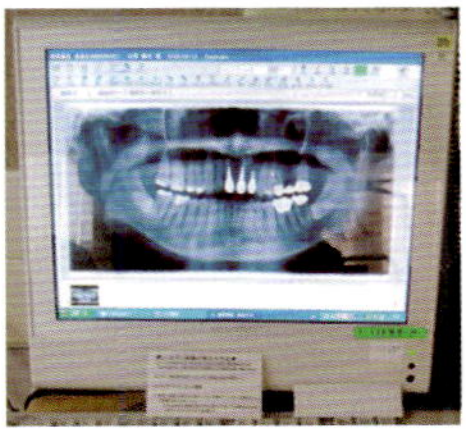

자동현상기의 조작과 관리

• 대표적인 X선 사진 자동현상기의 예

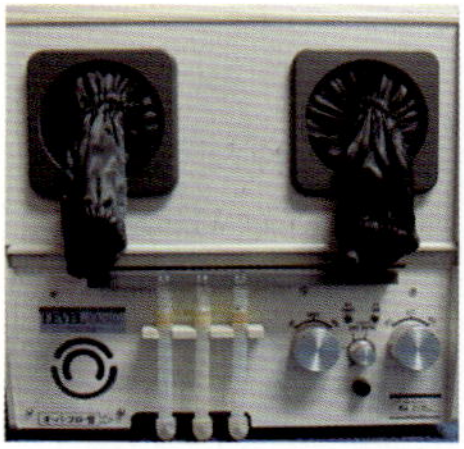

• 1회의 사용이 끝나면 앞면의 슬라이드를 열어 습기를 제거해둔다.

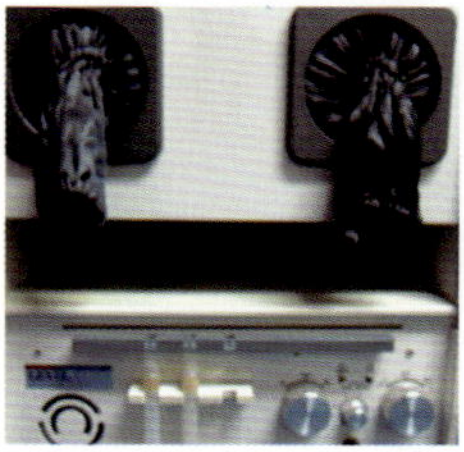

• 다음 날 아침, 물을 빼고 새로운 물로 교체한다.

주의 : 필름에 젤라틴(gelatin) 모양의 물질이 포함되어 있으므로 다음 날 아침에 물을 교체하는 것이 가장 좋다.

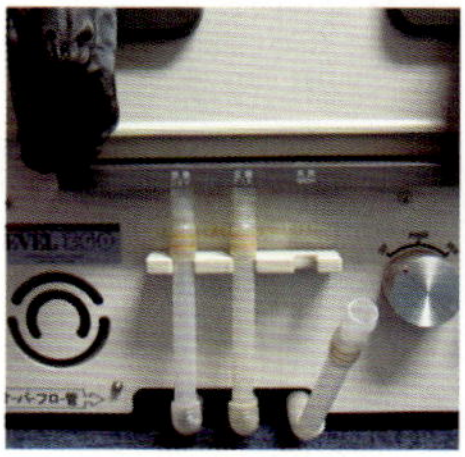

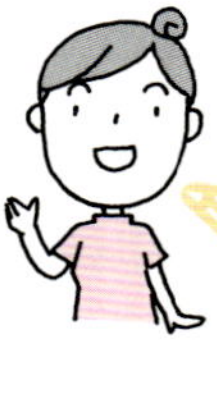

촬영 실패 대처법

파노라마, 덴탈 모두 제조사 매뉴얼(Kodak 등)을 참고로 한다.

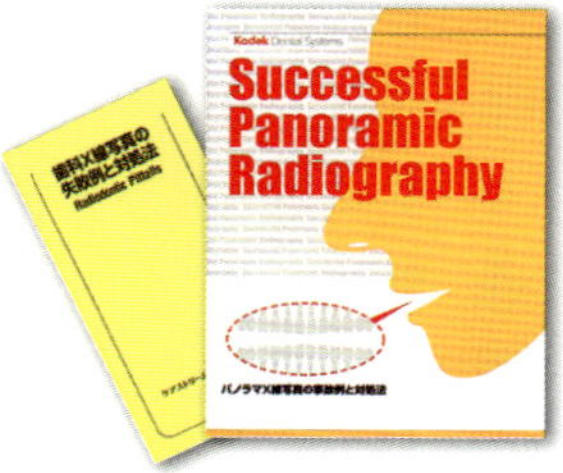

※전시회 등에서 배포하는 매뉴얼

우리 치과병원에서는?

X선 사진 촬영

5 마취 시의 협조

환자에게 있어 치과 치료 시 가장 괴로운 치료행위 중 하나가 마취일 것이다. 부담을 조금이라도 줄일 수 있도록 협조하자.

마취법의 종류

■ 투여방법에 따른 분류

• 오른쪽 그림과 같이 분류한다.

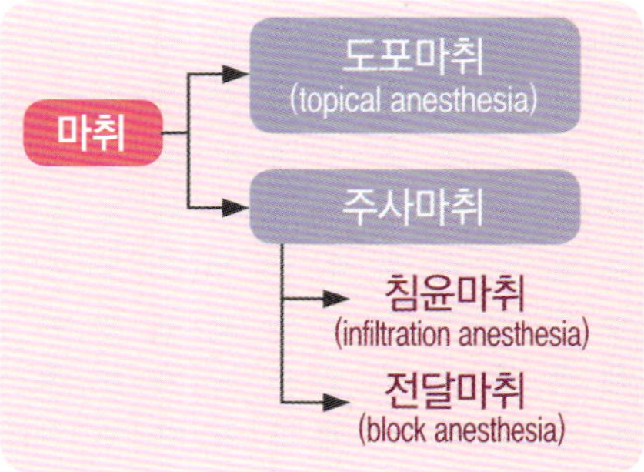

도포마취법(topical anesthesia)

• 마취주사를 맞을 때의 통증을 경감시키기 위해 젤리 형태의 도포마취제를 면봉 등에 묻혀 점막면에 1~2분간 직접 바르는 방법이다.

도포마취제의 예 :

진디카인겔® Ⓐ
코파론®
자일로카인 연고®
자일로카인젤리® 2% Ⓑ
치과용 자일로카인 스프레이® 등

Ⓐ
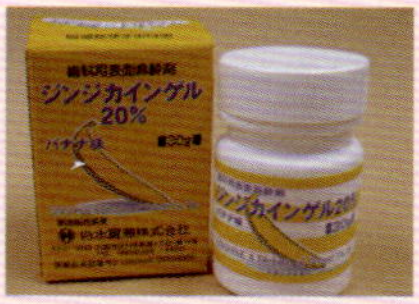

Ⓑ
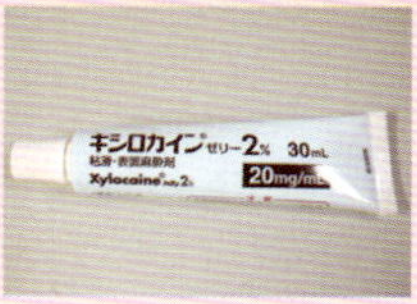

주사마취

침윤마취법(infiltration anesthesia)

• 침윤마취법은 치과에서 가장 많이 사용되는 마취법이다. 마취를 원하는 부위에만 주사로 약을 주입하는 방법으로 효과는 30분~1시간 정도 지속된다. 주사기의 피스톤을 누르는 부분은 삽입 후 누르기만 하면 되므로(잡아당길 필요가 없다) 레버 부분은 T자형, 고리형을 사용할 수 있다.

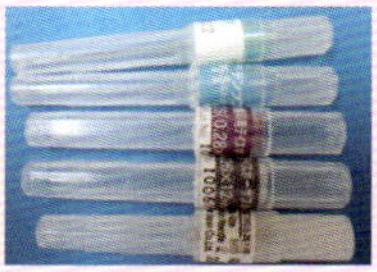
주사바늘 : 번호가 클수록 바늘이 가늘어진다.

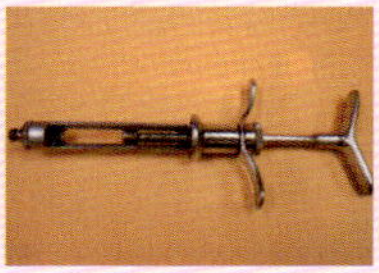
주사기(T자형)
(침윤마취용)

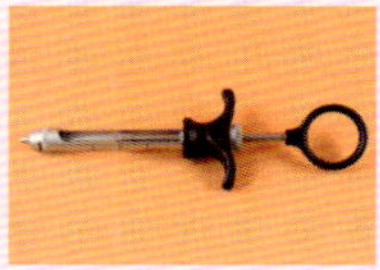
주사기(고리형)
(침윤마취 · 전달마취용)

전달마취법(block anesthesia)

• 주로 하악공(mandibular foramen) 등의 신경뿌리 부분에 마취제를 주입하여 광범위하게 마취하는 방법으로 작용시간도 길어 2~3시간이다.

• 약이 굵은 혈관 속으로 들어가지 않는지 확인하기 위해 주입 후에 주사기 피스톤을 당기므로 일반적으로 피스톤 끝에는 카트리지(cartridge) 고무에 들어가는 갈고리 또는 스크류(screw)가 있으며 엄지손가락이 걸리는 부분은 고리 모양인 것을 사용한다. 깊은 부위에 주사하므로 바늘 크기도 굵고 길다.

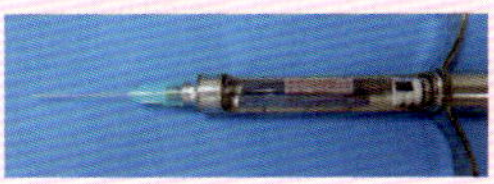

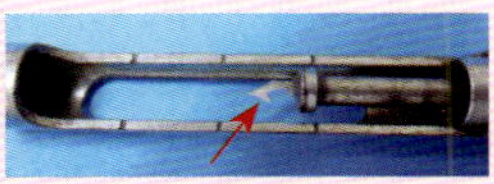
피스톤에는 카트리지 파킹에 들어가는 갈고리 또는 스크류가 부착되어 있다.

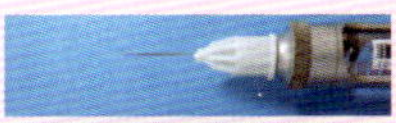
침윤마취용 바늘(가늘고 짧다)

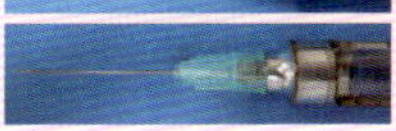
전달마취용 바늘(굵고 길다)

■ 뒤처리

1 캡이 없는 경우는 바늘에 찔리지 않도록 주의하면서 긴 쪽의 캡을 붙인다⑨.

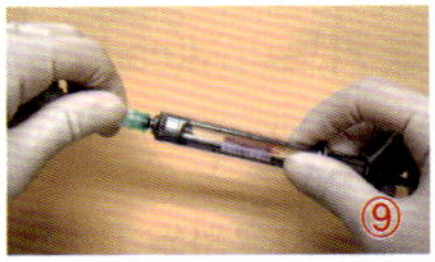

2 긴 캡을 단단히 끼우면 주사기에서 떼어낸다⑩.

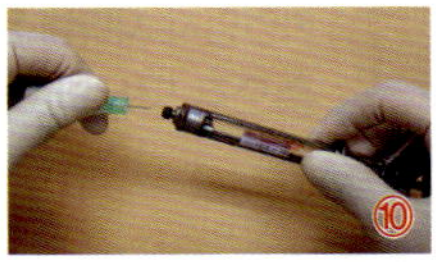

3 짧은 캡도 부착해 정해진 곳에 처리한다. 카트리지도 재사용하지 말고 반드시 처리한다⑪, ⑫, ⑬, ⑭.

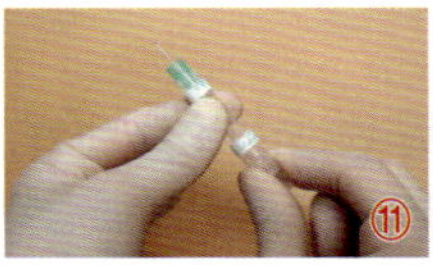

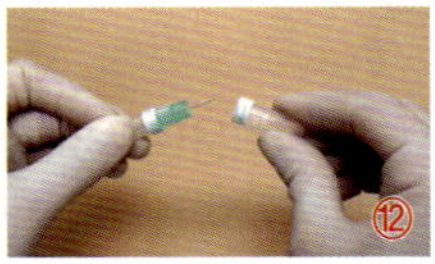

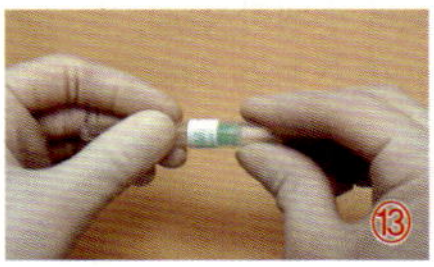

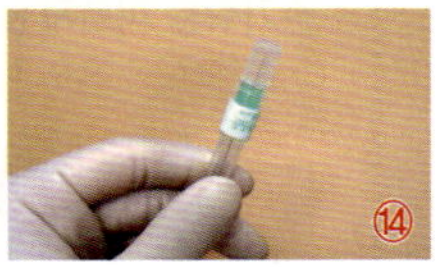

4 폐기

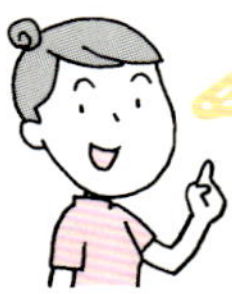

※ 폐기할 경우 캡을 다시 씌우지 않도록 지도하는 경우도 있는데, 캡을 씌우지 않고 트레이(tray)를 정리하면 주사기가 트레이 안에서 미끄러져 손가락 등을 찌를 가능성이 높아지므로 캡을 다시 닫지 않으면 오히려 위험성이 높아진다.

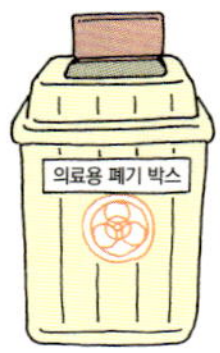

■ 전동주사기

• ①, ②와 같은 것이 있다. 세팅 방법은 각 기재의 매뉴얼에 따른다.

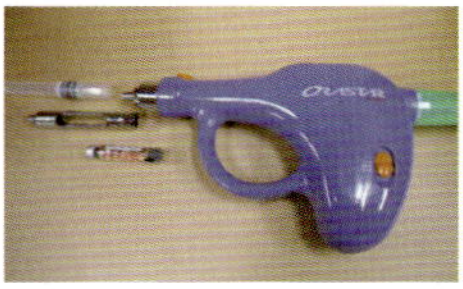

오라스터®
(Orastar)

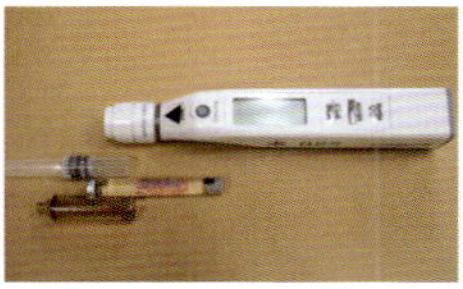

아네젝트Ⅱ®
(Anaeject)

■ 세팅순서

오러스터®(Orastar)의 경우

1 전용 케이스에 카트리지를 장착①

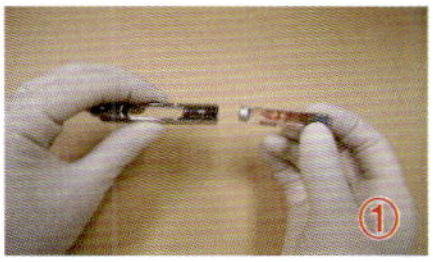

2 각 케이스를 본체에 부착한다②, ③.

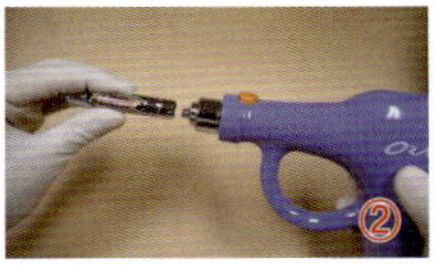

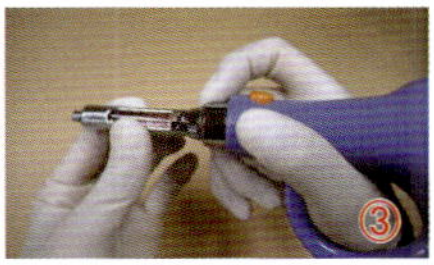

3 주사바늘에 캡을 씌우고 돌린다④, ⑤.

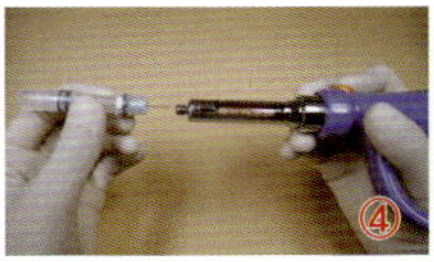

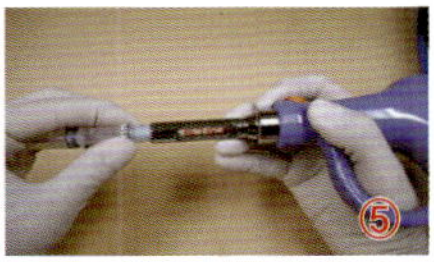

4 세팅 완료⑥

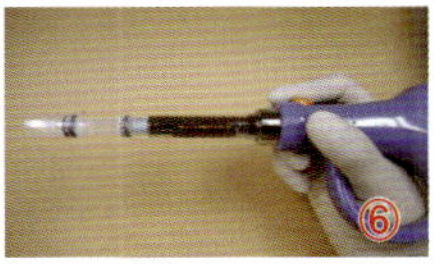

아네젝트 Ⅱ®(Anaeject)의 경우

1 케이스에 카트리지를 넣는다①.

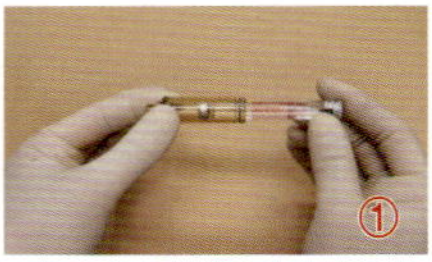

2 각 케이스를 본체에 부착한다②, ③.

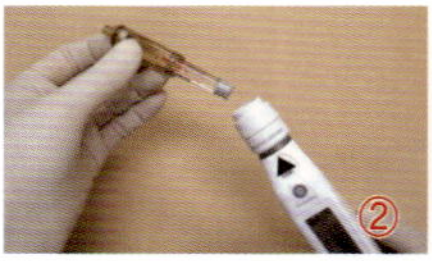

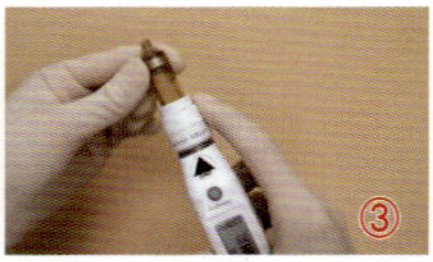

3 주사바늘을 장착한다④, ⑤.

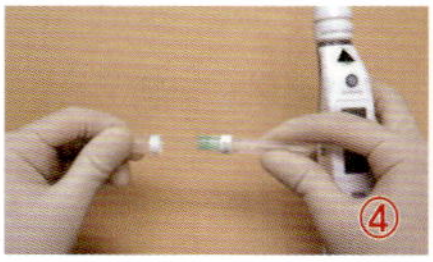

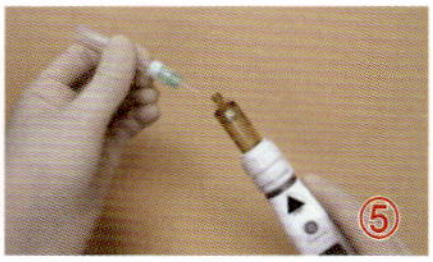

4 세팅 완료⑥

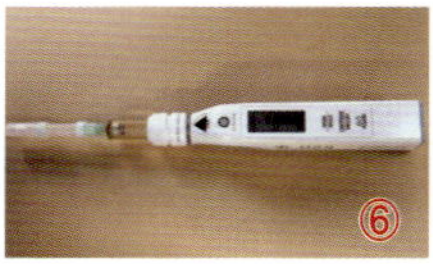

우리 치과병원에서는?

6 터빈(turbine) / 콘트라앵글 핸드피스(contra-angle hand piece)와 버(bur)의 종류

치과용 절삭기구는 크게 나누어 세 종류가 있다. 이 세 종류 중에도 차이가 있으므로 혼동하지 않도록 잘 기억해두자.

■ 회전 절삭기구의 분류와 버(bur)의 대응

회전 절삭기구

터빈

에어터빈

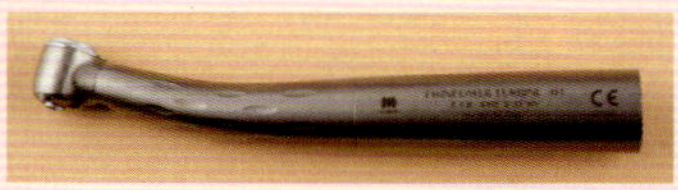

엔진

고속 콘트라앵글(레드라인)

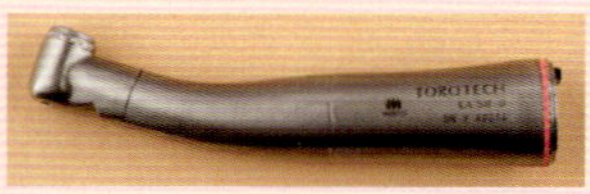

가속 콘트라: 5배속/ 터빈 버도 대응한다.

PMTC용 콘트라앵글

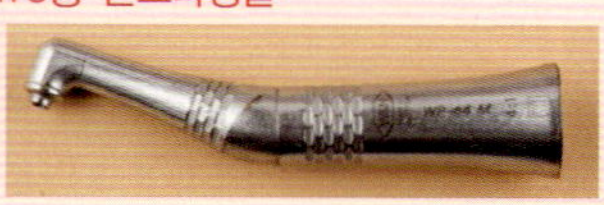

콘트라앵글(블루라인)

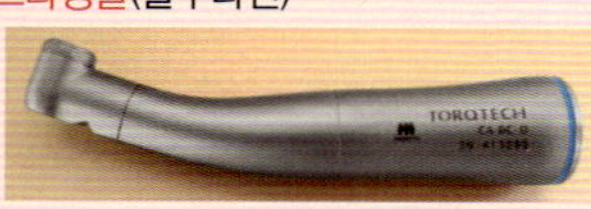

스트레이트

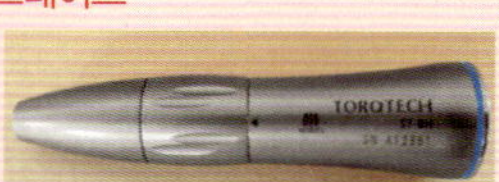

대응하는 버

터빈용 버

• 다이아몬드 버

레귤러

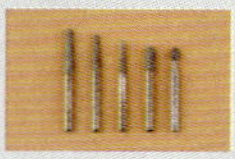

파인

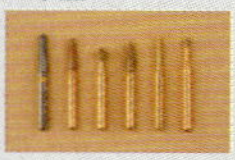

라운드

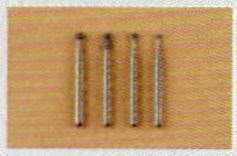

• MI 버

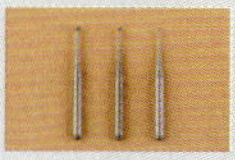

• 카바이드 버

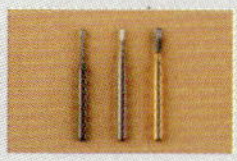

• 롱 버

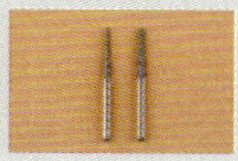

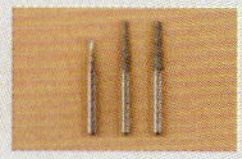

• 기타 특수한 버

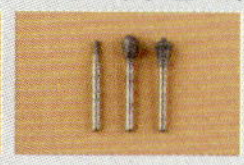

터빈용 버

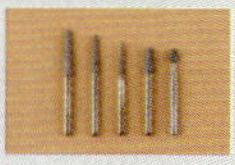

엔드용 버

• TK롱 버

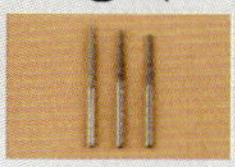

• JH 버

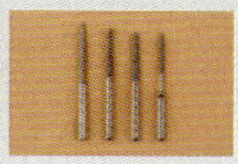

제거용 버

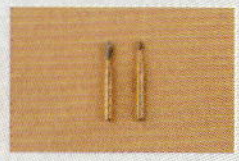

• 실리콘 포인트

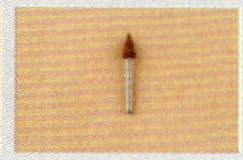

PMTC용 브러시 · 러버컵

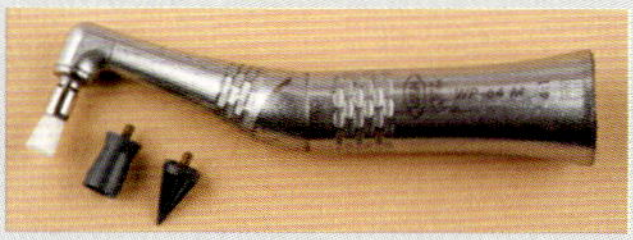

콘트라앵글용 버

• 실리콘 포인트

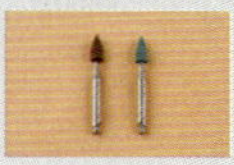

• 화이트 포인트

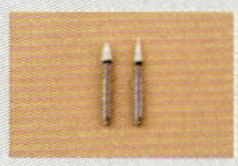

• 라운드 버

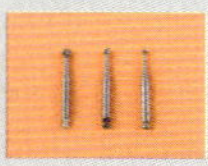

기공용 버/핸드피스(HP)용 버(롱 버), 포인트 등

• 카바이드 버

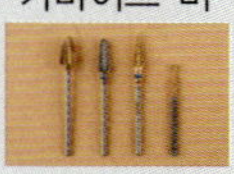

• 카보랜덤(carborundum) 포인트

레귤러

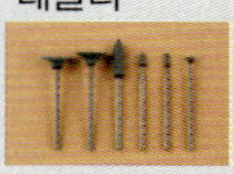

파인

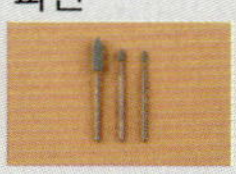

• 빅포인트

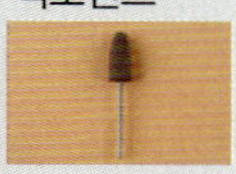

• 실리콘 포인트

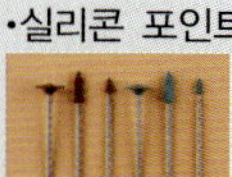

• 페이퍼콘

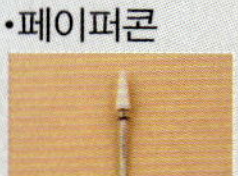

• 디스크

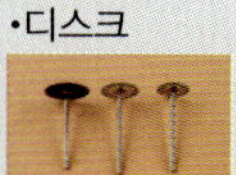

터빈

에어터빈 치아 삭제

시판되는 것은 헤드 크기에 따라 대, 소 또는 대, 중, 소 세 종류가 있다. 회전수는 1분에 30~35만 회 정도로 고회전인데 공기로 회전시키기 때문에 회전력(torque)은 없다.

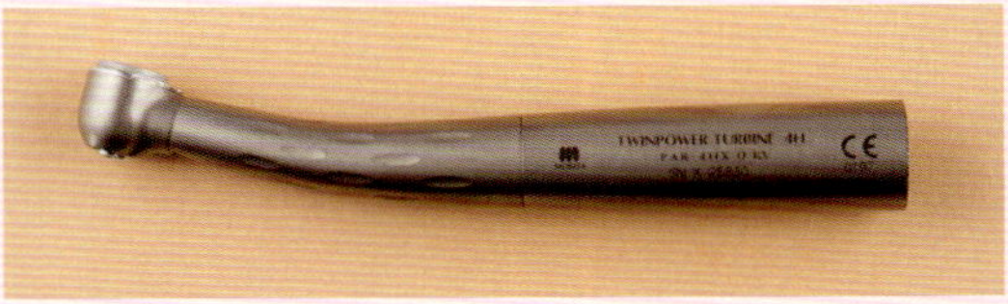

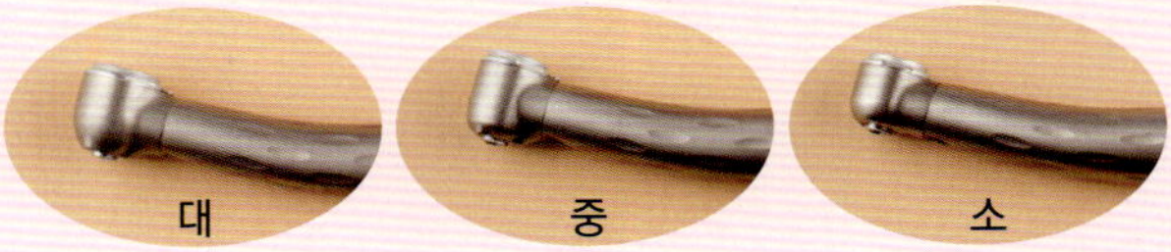

헤드 크기 : 왼쪽부터 대 · 중 · 소

사용 버

터빈용 버(고속 콘트라앵글에도 사용 가능)

· 다이아몬드 버

레귤러

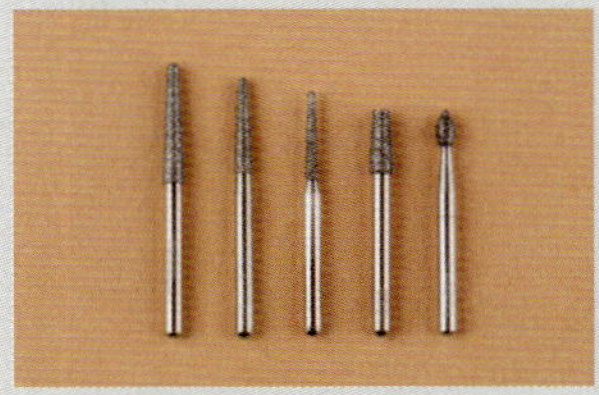

파인*

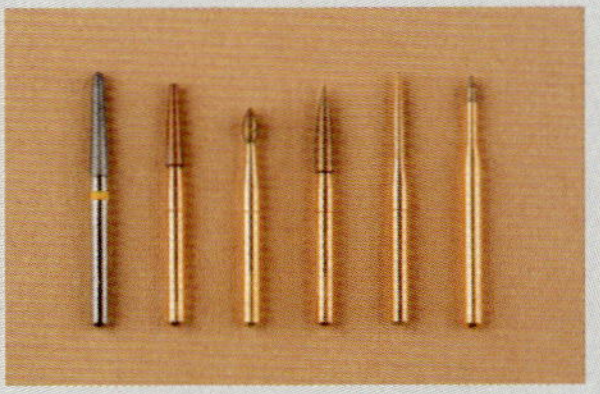

라운드 : 끝이 공 모양인 버

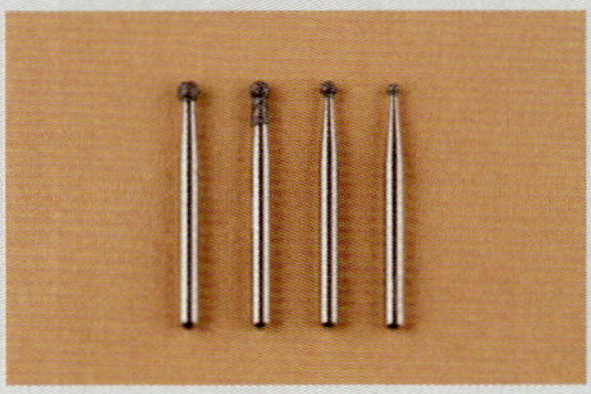

*파인 : 레귤러보다 입자가 가늘다. 전체가 금색인 것 또는 선이 들어간 것도 있어 레귤러와 구별할 수 있게 되어 있다.

· MI 버

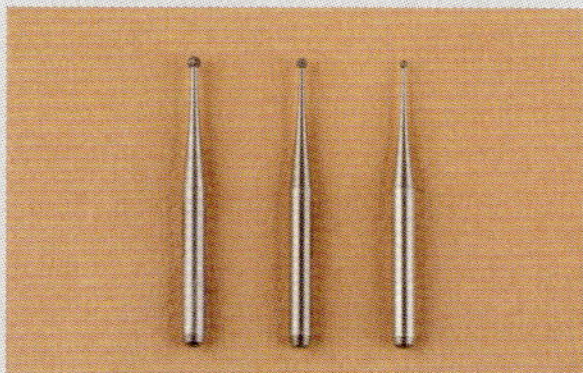

· 카바이드 버

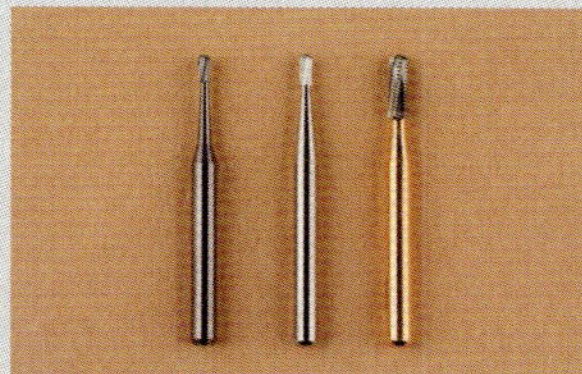

· 롱 버 : 치은 치료나 코어 제거 등에 사용하는 버

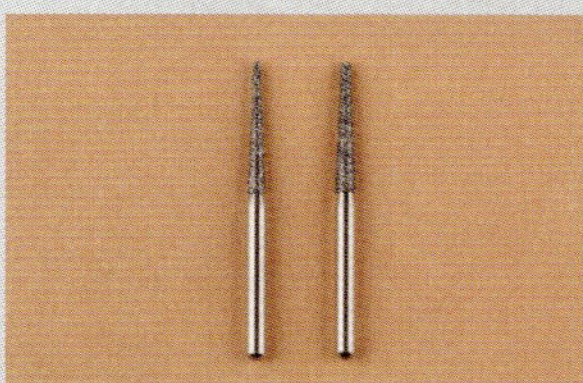

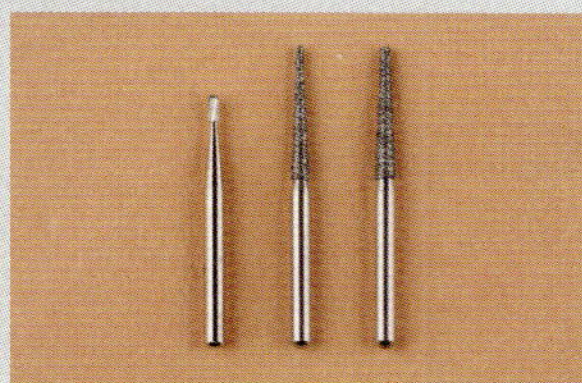

· 기타 특수 버

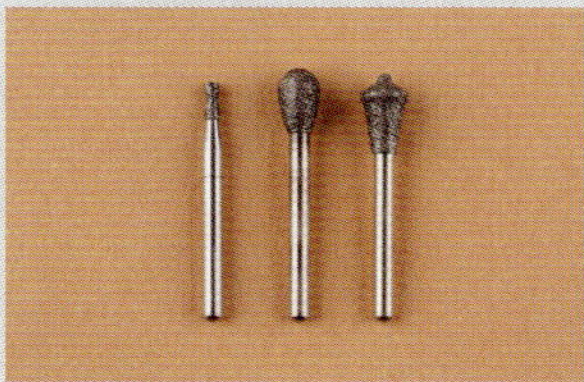

교합면 삭제 등

소속 병원에서 사용하는 기구의 메모와 사진을 붙이자.

엔진

고속 콘트라앵글 치아 삭제, 치근 치료에 사용한다.

에어터빈과 같은 버를 사용한다. 회전수는 1분에 약 2만 회전으로 터빈보다 낮지만 모터로 돌리기 때문에 회전력이 있다.

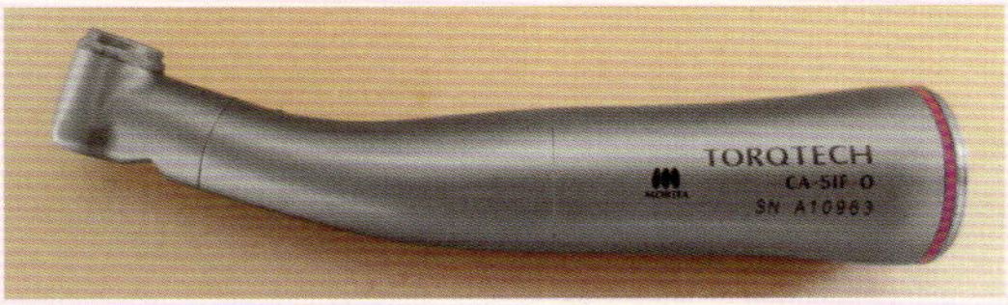

사용 버

· 터빈용 버

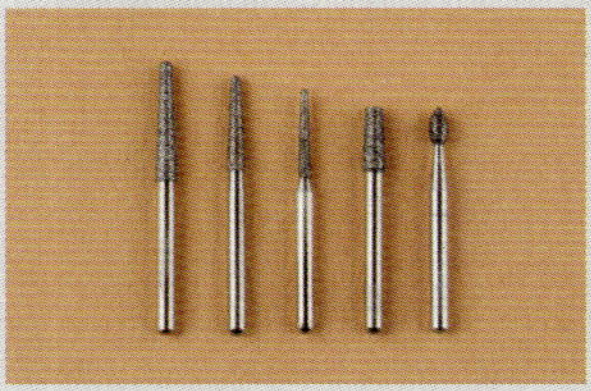

· TK 롱 버(엔드용 버)

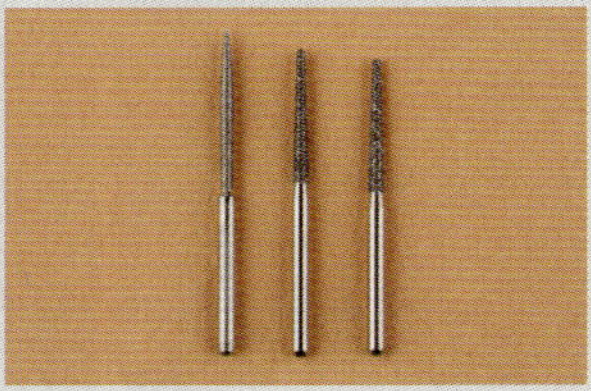

· JH버 등(엔드용 버)

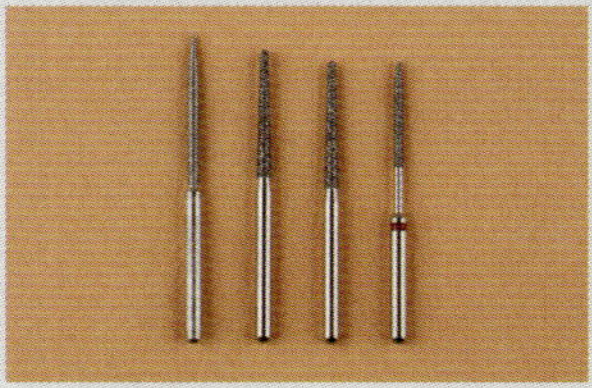

· 카바이드 버

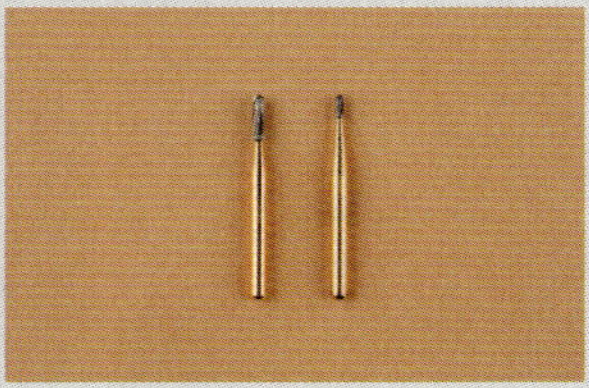

· FG용

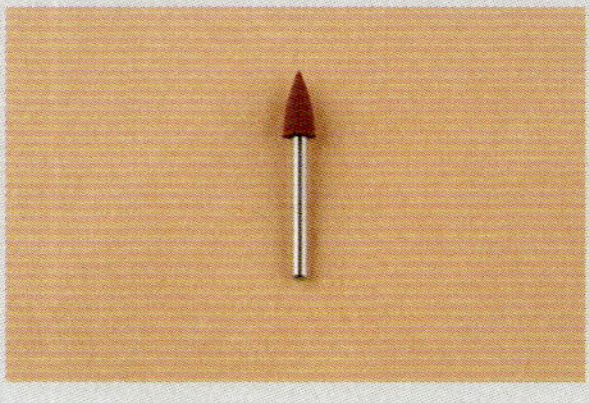

실리콘 포인트(갈색) 에어터빈, 4, 5배속 콘트라앵글에 사용할 수 있다.

콘트라앵글 우식 치료, 치근 치료, 충전물 연마 등

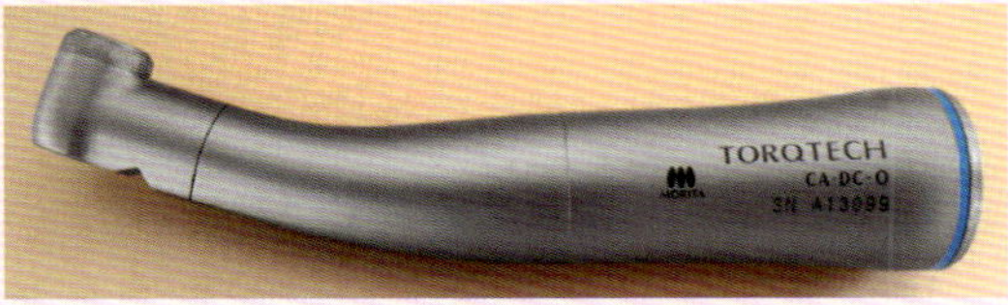

사용 버 콘트라앵글용 버 ※ 아래 끝 부분에 홈(lock)이 있다.

· 실리콘 포인트

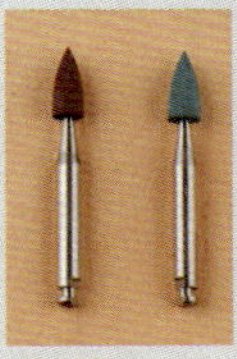

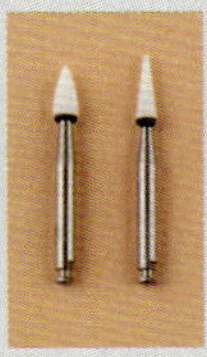

· 화이트 포인트(콘트라용)

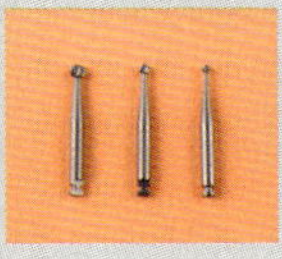

· 라운드 버

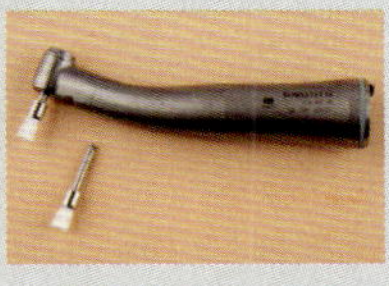

※콘트라앵글에 부착하는 연마모(polishing brush)도 있다.

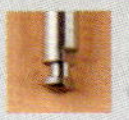

아래 끝 부분의 홈(lock)

PMTC용 콘트라앵글 콘트라앵글보다 저속회전하며 연마(polishing)가 가능한 전용 콘트라앵글

치근 · 치면 연마 · PMTC용 브러시와 러버컵을 직접 연결할 수 있다.

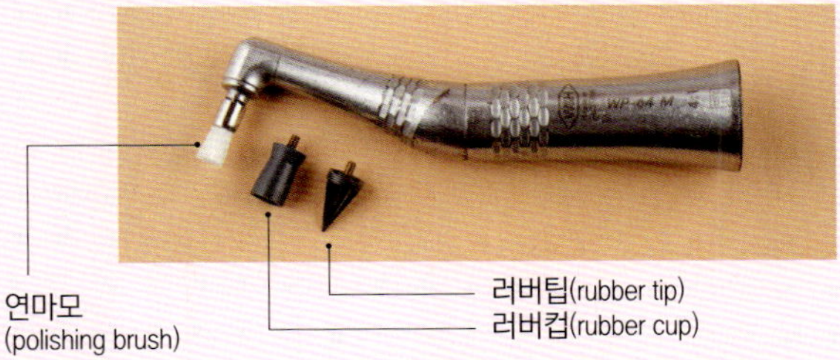

사용 버 PMTC용 브러시 · 러버컵 등
PMTC용 콘트라앵글 전용

엔진

스트레이트 기공용의 긴 핸드피스용 버(bur)만을 사용한다.

두께는 콘트라앵글용 버와 같고 축이 길고 아래 끝 부분에 잠금용(lock용) 홈은 없다.

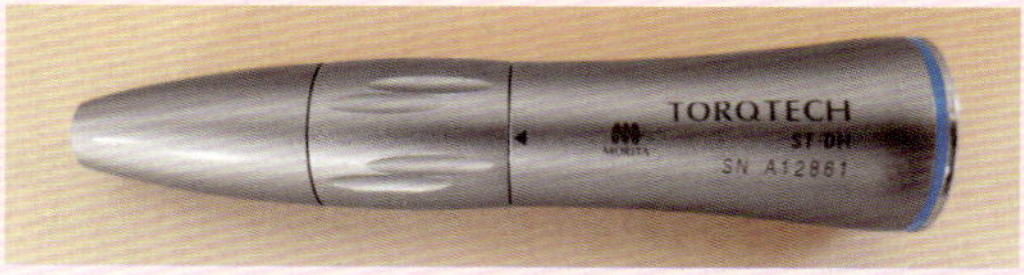

사용 버 기공용 버, 핸드피스용 버, 포인트 등

· 기공용 카바이드 버

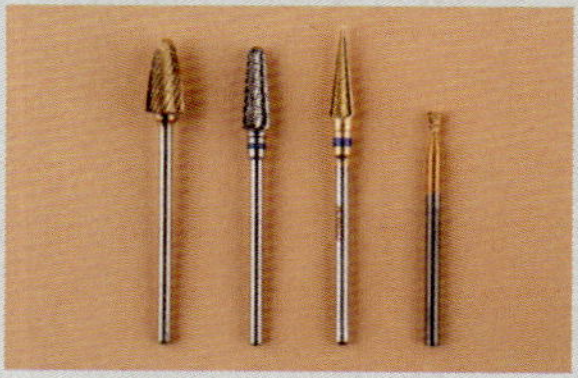

· 빅 포인트

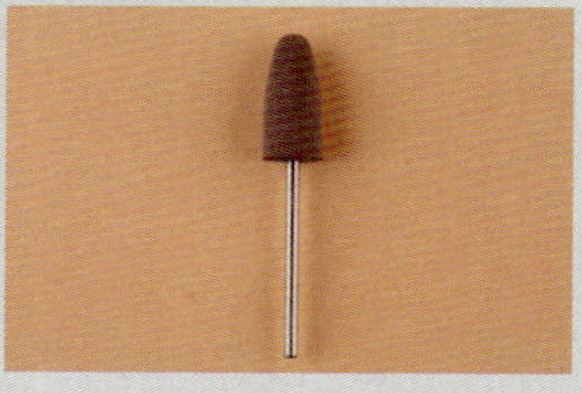

· 카보랜덤 포인트

레귤러 : 거친 마무리용

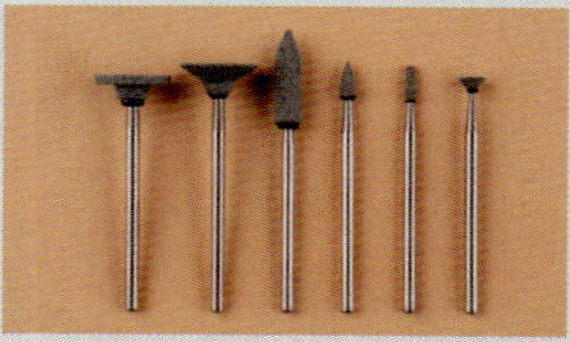

화인 : 섬세한 부분 연마용

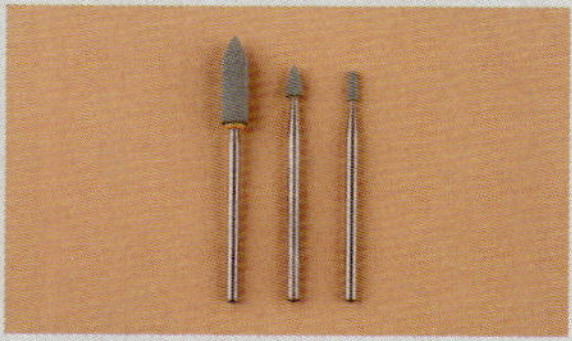

· 실리콘 포인트 : 갈색 = 거친 마무리용, 파란색 = 최종 마무리

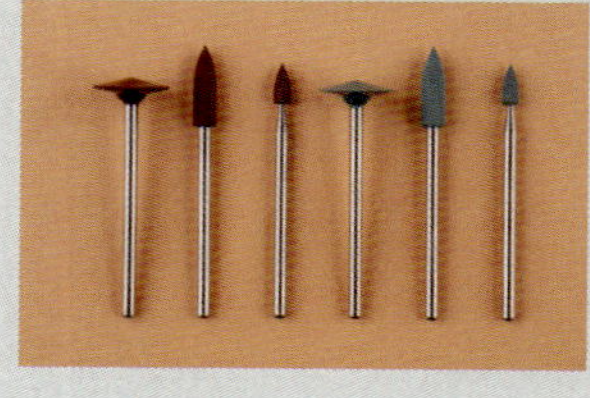

연마순서(카보랜덤 포인트 → 빅 포인트 → 갈색 실리콘 → 파란색 실리콘)

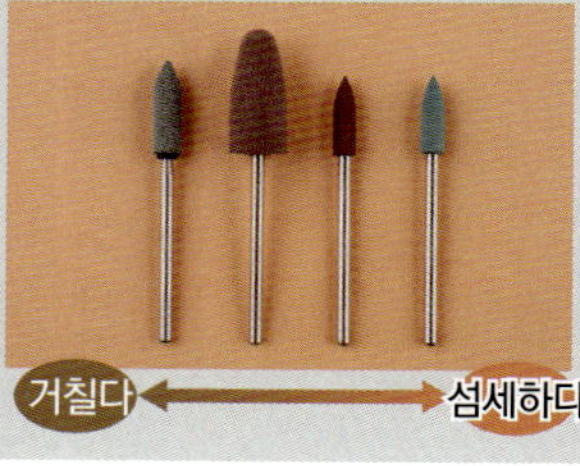

· 페이퍼콘(왼쪽 : 거칠다 오른쪽 : 섬세하다)

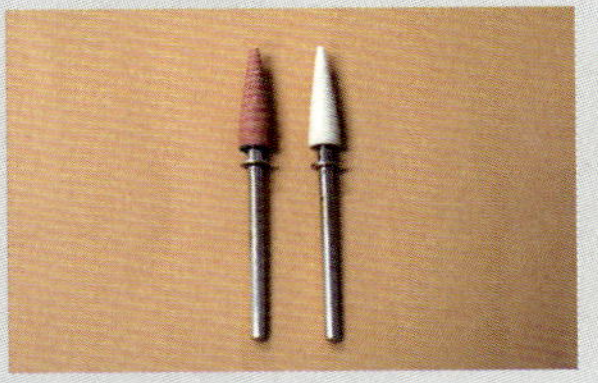

· 디스크 : 왼쪽부터 레진 디스크, 다이아몬드 디스크(대, 소)

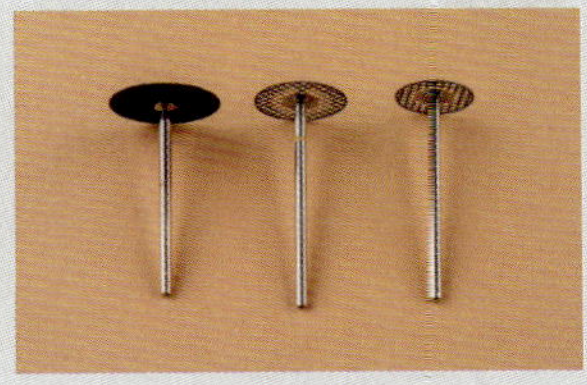

소속 병원에서 사용하는 기구의 메모와 사진을 붙이자.

CHAPTER 7

치과 치료에 관한 지식 - 치료와 사용기재

1 치주 치료

치주 치료는 집에 비유하면 토대가 되는 부분의 치료이다. 치과 위생사의 능력이 가장 필요한 치료의 하나이다.

치주질환의 원인

- 치주질환(periodontal disease)의 주요 원인은 치면세균막(dental plaque)이다. 치면세균막은 세균덩어리이다. 이 세균의 독소에 의해 치은(gingiva)이 붓고 치주낭(periodontal pocket)과 치조골(alveolar bone) 흡수가 발생하는 치주질환이 된다.

치주질환 분류

치주질환		
치은염 (gingivitis)	치은에만 염증이 있고 치조골 흡수는 없다(X선 사진으로 확인할 수 있는 변화는 없다).	**경도** : 탐침에서 출혈은 없지만 겉보기에 발적이 있다. **중등도** : 탐침하면 출혈이 일어난다. **고도** : 가만히 있어도 피가 번져 나온다.
치주염 (periodontitis)	치은염증뿐 아니라 X선 사진으로 확인할 수 있는 치조골 흡수가 있다.	• **만성 치주염**(chronic periodontitis) **국소** : 일부분의 치주염 **전악** : 전악에 걸쳐 치조골 흡수가 있는 것 • **침습성 치주염**(유년성 치주염) **국한형** : 16세 전후의 젊은층에 발병하고 상하 모두 전치, 제1대구치를 중심으로 좌우대칭의 골흡수가 있다. 전신질환은 없다. **광범형** : 전신질환이 없어도 젊은 나이(30세 이하)에 모든 치아에 고도의 골흡수가 있다. 자연 탈락되는 경우도 있다.

치은의 병적 소견

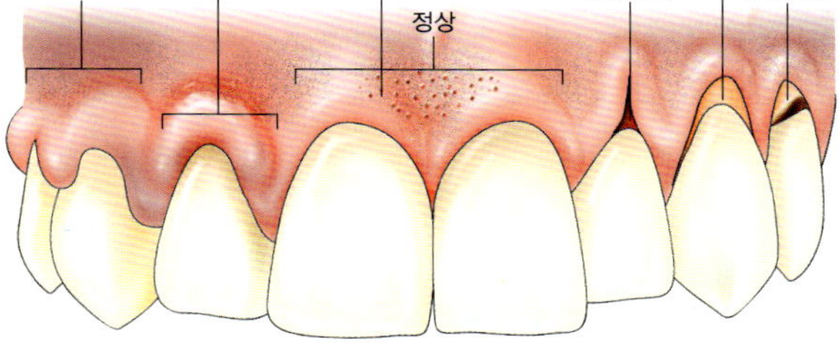

치은의 정상 소견과 병적 소견의 모식도

- 정상 치은 : 건강한 치간은 치아와 치아 사이를 날카롭고 뾰족한 형태의 탄력있는 분홍색 치은이 감싸고 있다.
- 치은염 : 치은은 붓고 빨갛게 변색되어 칫솔로 건드리기만 해도 피가 나오는 상태가 된다.

치조골 흡수의 분류

치조골 흡수의 분류

수평형 인접한 치아의 백악-법랑경계(CEJ)를 연결하는 선을 기준으로 하여 이 선에 평행한 흡수를 말한다(b).

수직형 기준선에서 치근단 방향으로 향하는 쐐기 모양 골결손을 말한다(C).

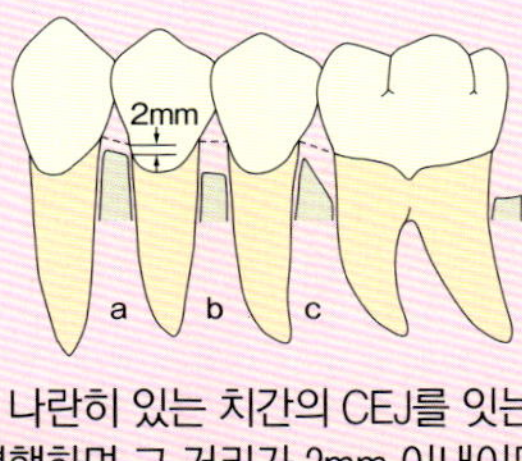

치조골 흡수
a : 정상
b : 수평형 흡수
c : 수직형 흡수

치조골 흡수는 나란히 있는 치간의 CEJ를 잇는 선을 기준으로 한다.
이 기준선과 평행하며 그 거리가 2mm 이내이면 정상(그림a)
기준선과 평행하며 그 거리가 2mm 이상인 경우 수평형 골흡수(그림b)
기준선보다 치근쪽으로 골 수준이 기울어진 경우 수직형 골흡수(그림c)

치주질환의 진행

염증 단계

건강하고 정상적인 치주조직

- 치은은 분홍색이며 탄력성이 있다
- 치간부 치은은 날카롭고 뾰족하며 칫솔질로 출혈이 일어나지 않는다.

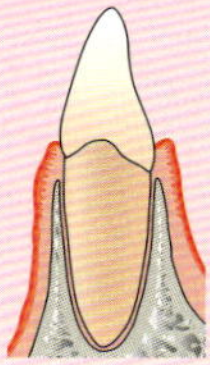

치은염(gingivitis)

- 칫솔질로 출혈이 일어난다.
- 치은이 발적하고 부어서 물렁물렁하다.
- 치은퇴축(recession of gum)은 없다.

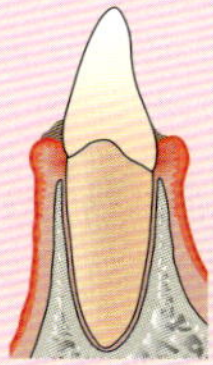

경도의 치주염(periodontitis)

- 탐침 깊이(probing depth) 3mm 이하 또는 치조골 흡수 30% 이내

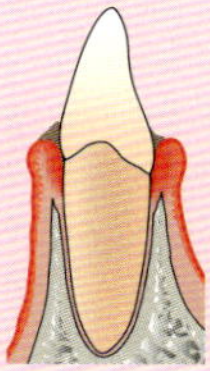

중등도의 치주염

- 탐침 깊이 4~6mm 또는 치조골 흡수 30~50% 정도

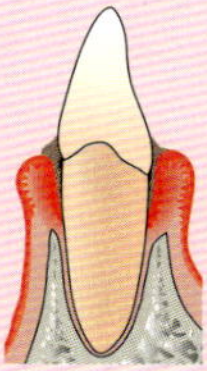

중증도의 치주염

- 탐침 깊이 7mm 이상 또는 치조골 흡수 50% 이상

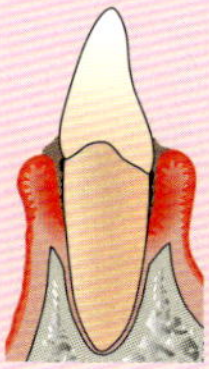

치료법

- 칫솔질(brushing)

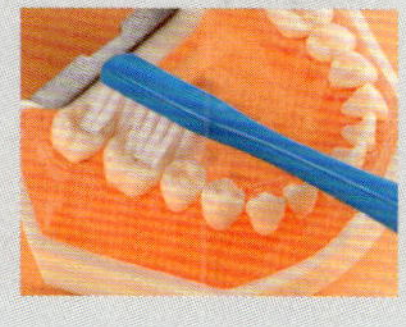

- 칫솔질(brushing)
- 치실 사용(flossing)
- 스케일링(scaling)

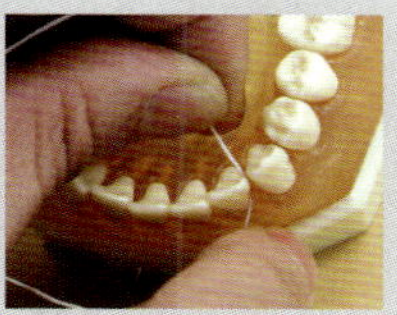

- 칫솔질(brushing)
- 치실(floss), 치간칫솔(interdental brush)
- 스케일링(scaling)
- 치근활택술(root planing)
- 치은연하소파술(subg.cu)

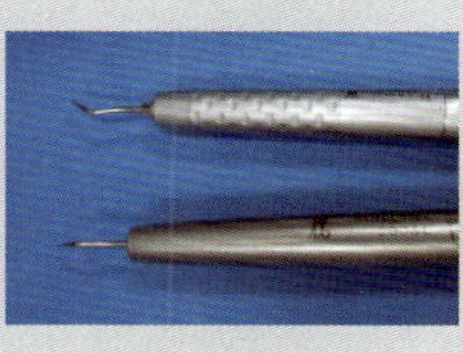

- 스케일링(scaling)
- 치실(floss), 치간칫솔, 러버 팁(rubber tip) 사용
- 치근활택술(root planing)
- 치은연하소파술(subg.cu)
- 치은절제술(gingivectomy)
- 치주판막수술(flap op)

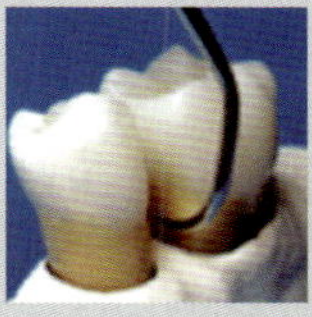

- 스케일링(scaling)
- 치실(floss), 치간칫솔(interdental brush), 러버 팁(rubber tip) 사용
- 치근활택술(root planing)
- 치은연하소파술(subg.cu)
- 치주판막수술(flap op)
- 발치(extraction)

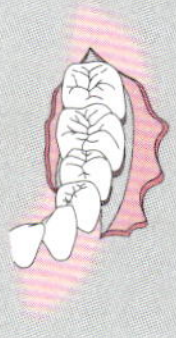

■ 치주 치료(치과치료)의 진행과정

1 검사 · 진단 · 치료계획

응급처치
절개
투약
발수 등

- 기본검사/정밀검사

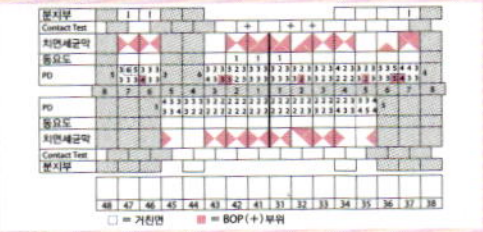

- 구강 내 사진
- X선 파노라마

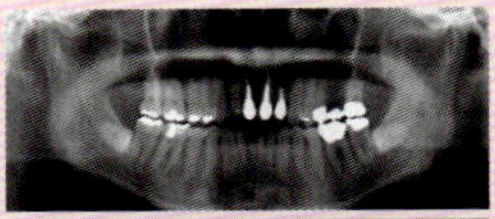

치근단 촬영

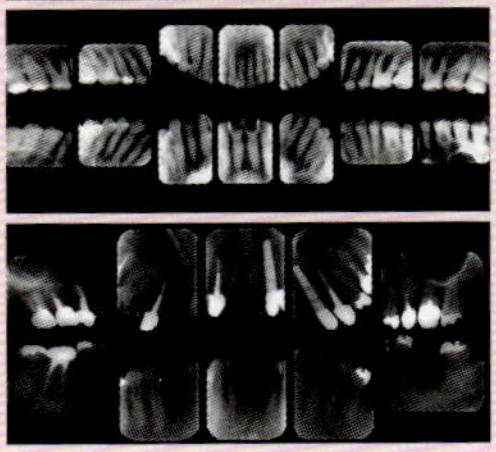

2 치주 기본치료(초기치료)

- 구강청결 지도(TBI)
- 스케일링(Sc)
- 치근활택술(Rp)
- 임시고정
- 우식 치료
- 근관 치료
- 발치(Ext)
- 소교정(MTM, minor tooth movement)
- 교합조정

3 재평가

기본검사
정밀검사

4 외과적 치주치료

- 치은연하소파술(subg.cu)
- 치은절제술(gingivectomy)
- 치주판막수술(flap op) 등

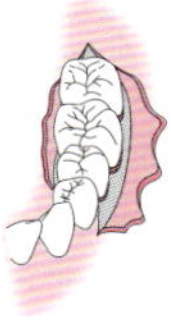

5	재평가	기본검사 정밀검사
6	보철치료	• 금관(crown, Cr) • 가공의치(bridge, Br) • 국소의치(partial denture, PD) • 총의치(full denture, FD)
7	유지관리	SPT : Supportive Periodontal Therapy

용어와 의미

구강청결 지도(TBI : Tooth Brushing Instruction)

• 칫솔질 지도

스케일링(Sc : Scaling)

• 치은연상, 연하를 막론하고 치면에서 치면세균막과 치석(calculus)을 제거하는 것으로 치근면을 구성하는 백악질(cementum)은 제거하지 않는다.

치근활택술(Rp : Root planing)

• 치근면에 침착한 치석과 괴사백악질을 제거하고 매끄럽고 윤기 있는 깨끗한 치면을 만드는 것

PMTC(Professional Mechanical Tooth Cleaning)

• 치과위생사, 치과의사가 실시하는 기계적 치면청결을 말하며 핸드용 스케일러와 초음파 스케일러, 에어 스케일러, 러버컵(rubber cup), 연마모(polishing brush) 등을 사용한다.

SPT(Supportive Periodontal Therapy, 유치치료)

• 치주치료 종료 후 치주조직을 오랜 기간 안정시키기 위한 치료로 본래는 유지관리와 동의어

치주질환 검사

• 치주질환 진단, 치료계획 세우기, 치료방침 결정 등에 관해 실시하는 검사이다. 보험진료에서는 치주기본검사, 치주정밀검사가 있다.

■ 치주낭 측정(probing) :

• 탐침이란 치주낭 측정을 말하며 치주조직의 파괴 정도를 알 수 있는 가장 효과적인 검사법이다.

• 치주낭 측정기(probe)를 사용하여 조사한 치주낭의 깊이를 탐침 깊이(probing depth)라고 한다.

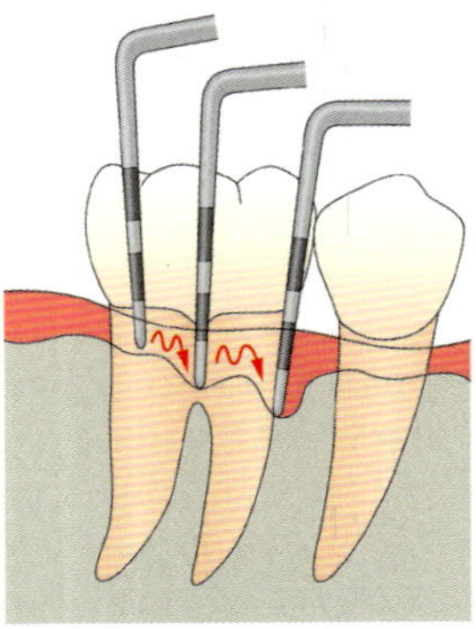

탐침 방법(walking probing)

치주낭 내에서 치주낭 측정기를 위아래로 움직여 치주낭 바닥을 더듬으면서 측정한다.

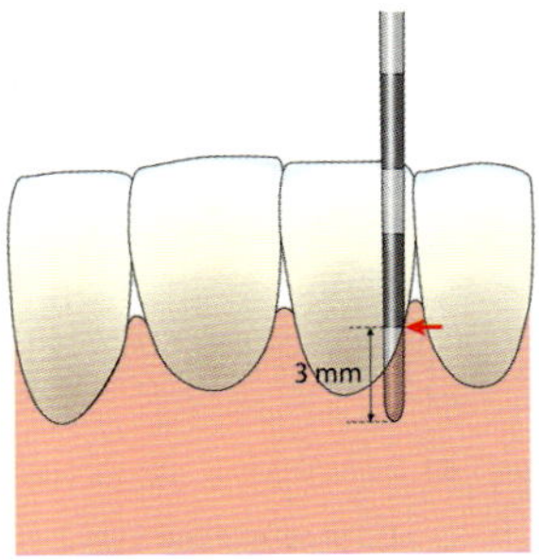

탐침 깊이 읽는 법

치주낭 측정기가 치은을 비스듬히 가로지르는 경우는 큰 수치를 탐침 깊이로 본다. 이 그림의 경우 눈금이 3-3-2-3(mm)인 치주낭 측정기를 사용하며, 측정값은 3mm (← 부분)이다.

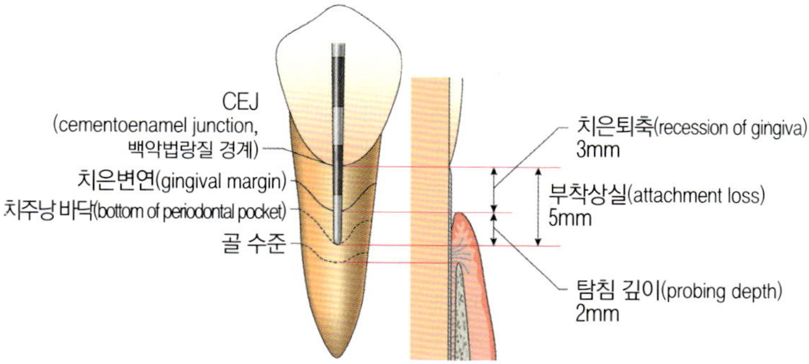

탐침과 부착상실

부착상실(attachment loss) = (치주낭 깊이 + 치은퇴축량)

치주치료의 진행과정

• 치주치료에서는 다음 과정을 항상 염두에 두자.

응급처치: 발수(pulp extirpation) · 절개 · 투약 등

검사 → 진단 → 치료계획 → 초기치료 → 재평가 → 외과치료 → 재평가 → 보철치료 → 관리

- **검사**: 시진 · 탐침 · X선 · 동요도 · 전기치수 진단등
- **초기치료**:
  - 구강청결 지도
  - 스케일링, 치근활택술, 치은연하소파술
  - 우식치료, 근관치료
  - 보존 불가능한 치아 발치
  - 교정치료
  - 임시고정
  - 교합조정
- **외과치료**: 치은절제술, 치주판막수술 등

■ 탐침 시 출혈(BOP)

• 탐침할 때 치은의 출혈 유무를 조사한다. 치은의 염증 부위와 정도를 알 수 있다.

■ 치아동요도 :

• 밀러(Miller)의 치아동요도 분류를 기본으로 확인한다.

치아동요도(밀러의 분류)

동요도	소 견
0도 : 생리적 동요	• 치아의 움직임을 거의 느끼지 못한다.
1도 : 경도의 동요	• 입술 방향으로 약간(0.2~1.0mm) 움직인다. • 생리적 동요보다 약간 크다고 느낀다.
2도 : 중등도의 동요	• 순설 방향으로 중등도(1.0~2.0mm)로 움직인다. • 근원심 방향으로도 움직인다.
3도 : 중증도의 동요	• 순설 방향으로 약 2mm 움직인다. • 세로 방향으로도 움직인다.

■ 치면세균막(dental plaque) 부착 상황 :

• 구강청결(치면세균막 조절) 상태를 시진, 탐침을 이용한 촉진과 치면세균막 착색액으로 착색시킨 후 치은연상 치면세균막이 있는지의 여부를 탐침(explorer) 등으로 긁어서 확인한다.

• **교합상태** 등에 대해서는 필요에 따라 검사한다.

■ 차트 기입 예와 치료계획

• 치주조직 검사결과를 기록한 것으로 환자의 구강 내 상태를 파악할 수 있다.

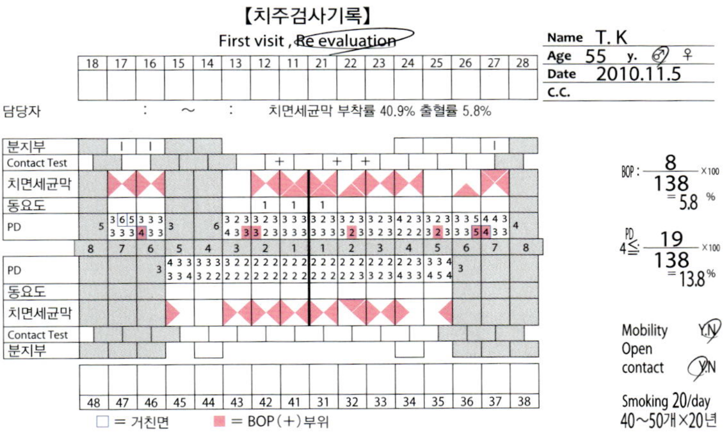

진단

76 3 | 7 / 5 | 5 치주염(경도~중등도)

치료계획

1. TBI
2. 76 3 | 7 / 5 | 5 SRP
3. 재평가
4. 76 3 | 4 67 / 5 | 45 치주낭 소파 또는 FOp
5. 재평가
6. 유지관리 1회/3M

• 이 환자는 담배를 많이 피워 깊은 치주낭(periodontal pocket)이 있는 반면 출혈 부위가 적다. 이는 흡연자에게 특징적으로 나타나는 진료소견이다.

치면세균막 조절 - 구강청결 지도, 스케일링 · 치근활택술

■ 치면세균막 조절

- 치면 · 치은에 부착된 치면세균막(dental plaque)을 제거하고 구강 내 세균을 조절하는 것이다.
- 치면세균막 조절은 치주 치료의 기본이다. 이것을 실행하지 않으면 치주조직은 개선되지 않는다!

● 기계적 치면세균막 조절

- 칫솔과 치실, 치간칫솔 등으로 실시하는 기계적 치면세균막 조절이 치면세균막 조절의 중심이 된다.

① 치은연상 치면세균막 조절

칫솔, 치간칫솔, 원터프트 브러시(one tuft brush), 치실 등을 사용하는 방법이다.

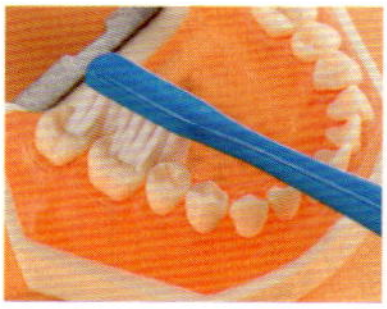
칫솔질(brushing)

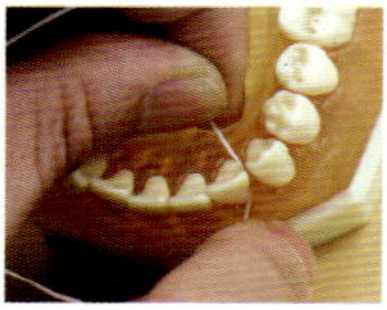
치실질(flossing)

② 치은연하 치면세균막 조절

스케일링 · 치근활택술, 외과적 치주치료

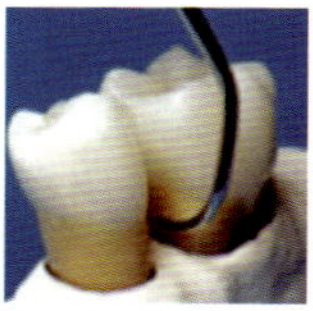
치근활택술

● 화학적 치면세균막 조절

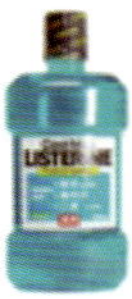

- 구강세정제(리스테린®), 항균제 등을 이용한 방법이다.
- 시판 중인 구강세정제 중 가장 효과가 있는 것이 리스테린(Listerine)이다. 그러나 효과가 있는 것은 치은염이며, 시판 제품 중에 깊은 치주낭에 잘 듣는 구강세정제는 없다.

● 기타(생물학적 치면세균막 조절, 식사지도, 금연지도)

- 프로바이오틱스(LS-I®〈유산균제제〉 등), 식사지도, 금연지도 등으로 치면세균막을 조절한다.

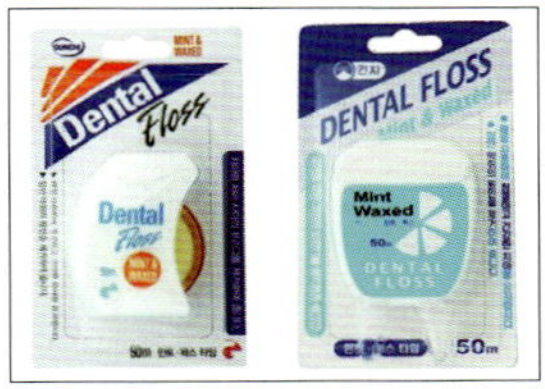

치실

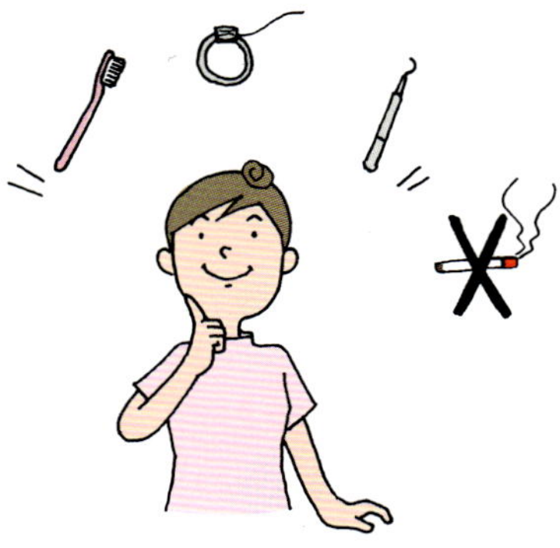

우리 치과병원에서는?

■ 구강청결 지도 등

● 칫솔질 방법 – 대표적인 칫솔질법

① 바스(Bass)법

치주질환에 가장 일반적인 방법이다.

칫솔은 펜그립(pen grip)으로 잡는다.

칫솔모 끝은 치아축에 45°각도로 치은열구(gingival sulcus)에 들어가도록 대고 압박진동을 가하면서 앞뒤로 작고 부드럽게 움직인다①, ②.

전치부의 혀 · 구개측(치아 안쪽)에서는 칫솔을 세로로 움직인다③. 교합면은 별도로 칫솔질을 한다.

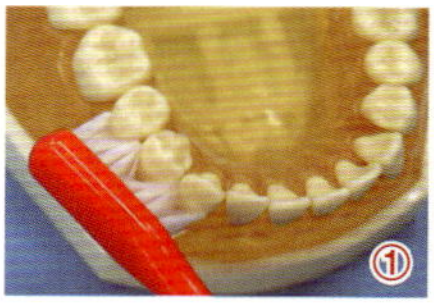

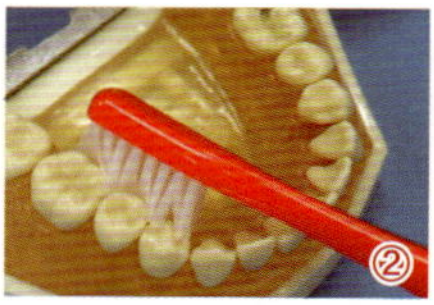

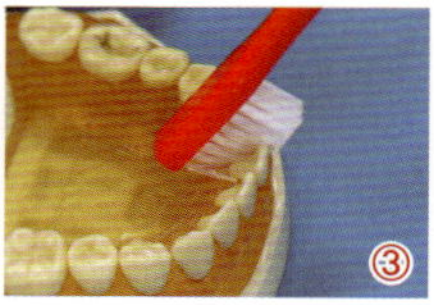

② 치아 하나씩 세로로 닦기

칫솔을 치면에 세워서 대고 아래위로 움직여 치아를 하나씩 닦는 방법이다.

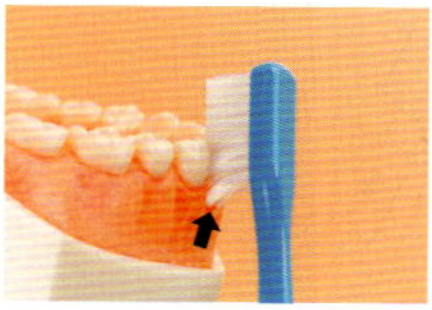

하악은 칫솔 아래쪽 모서리를 사용한다.

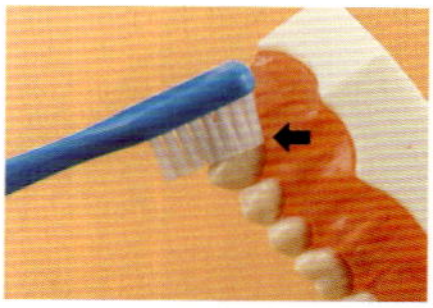

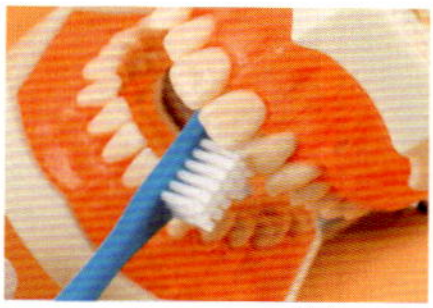

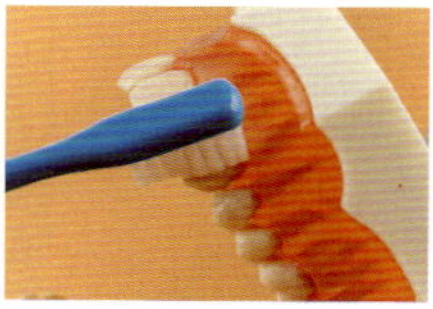

상악은 칫솔 위쪽 모서리를 사용한다.

③ 스크래핑(scraping)법

칫솔을 치면에 직각으로 대고①, 변연치은(marginal gingiva)에도 가볍게 접촉하면서 앞뒤 방향으로 살살 움직인다. 전치부의 혀 · 구개측에서는 칫솔을 비스듬히 댄다②.

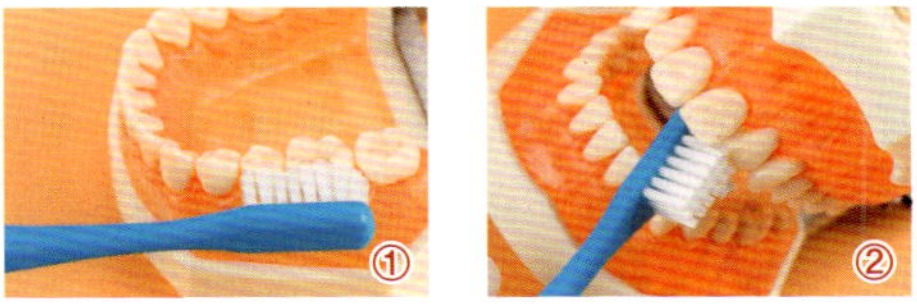

④ 폰즈(fones)법

주로 어린이가 팜그립(palm grip)으로 실시하는 방법이다.

교합시킨 상태에서 칫솔을 치면에 직각으로 대고①, 치경부를 넘어 크게 원을 그리면서 움직인다②. 혀 · 구개측(치아 안쪽) 에서는 치은을 포함하여 앞뒤로 지그재그로 칫솔질을 한다③.

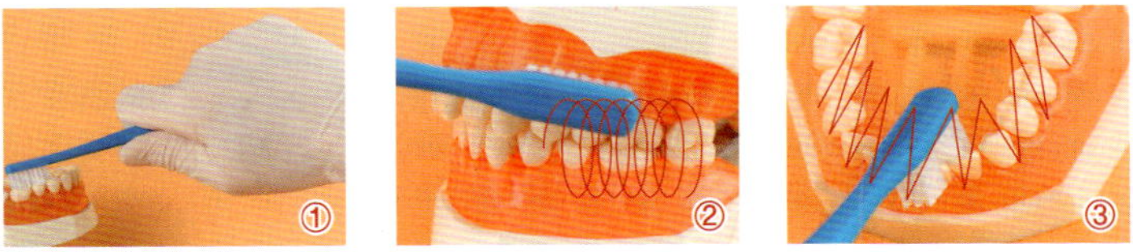

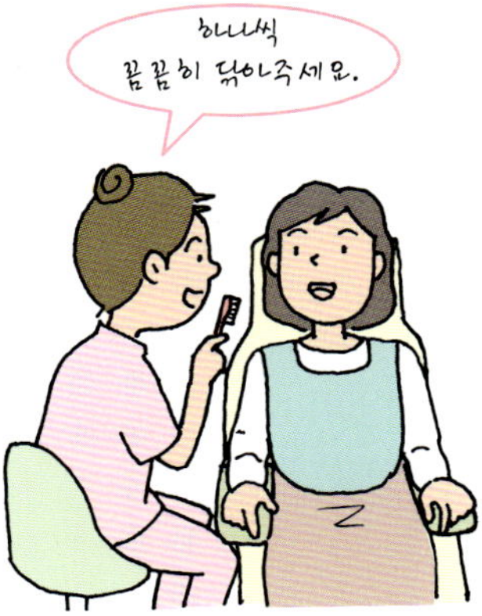

구강관리용품과 사용법

① 치간칫솔(interdental brush)

치아와 치아 사이나 가공의치(bridge) 아래 등의 인접면 청결을 목적으로 한 작은 솔로 두께, 형태는 여러 가지 있다①. 인접면에 삽입하여 앞뒤로 움직여 조작한다②, ③.

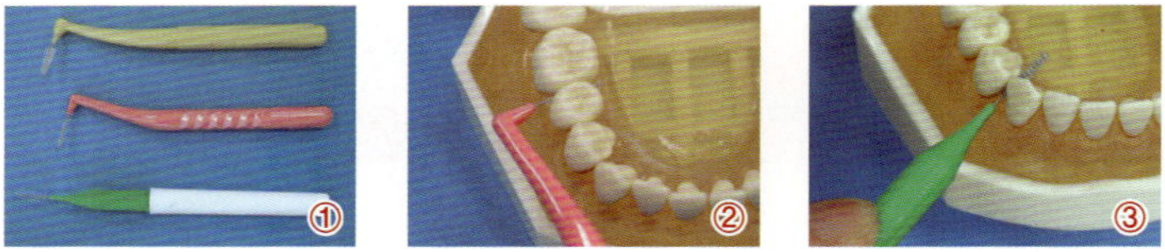

② 치실(floss)

치아 인접면 청결을 목적으로 한 꼬임이 적은 부드러운 실로 가장 기본적인 것은 왁스를 바르지 않은 실이며 그 밖에 왁스 바른 실, 수분이 들어가면 부풀어 오르는 치실 등이 있다①.

천천히 앞뒤로 움직이면서 치아와 치아 사이를 통과시켜 치면에 맞추어 치은열구(gingival sulcus) 안까지 집어넣는다②, ③. 그 다음 치관측을 향해 치면의 부착물을 비벼서 떼어내듯이 움직인다.

하악 구치부에서는 양손 검지손가락을 주로 사용하고, 상악 구치부에서는 양손의 엄지손가락과 검지손가락을 함께 이용하여 사용한다.

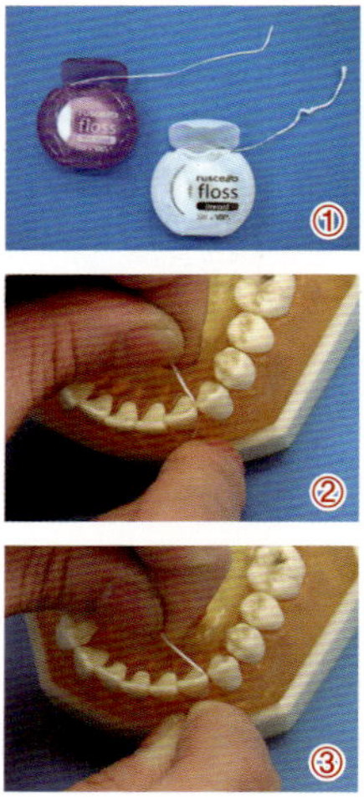

③ 원 터프트 브러시(one tuft brush)

연필처럼 끝에만 솔이 달려 있어 전치부, 구치부 모두 치은열구와 치간부에 삽입하여 청결하게 하려는 부분을 직접 칫솔질할 수 있다.

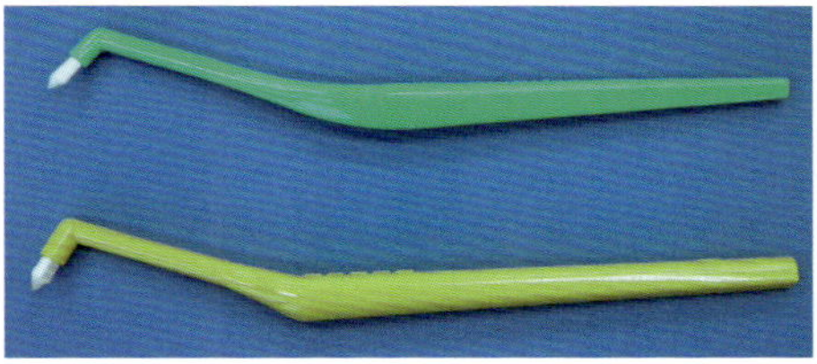

상 : 프라우트®(오럴케어)
하 : 피큐아®(오럴케어) 프라우트에 비해 솔이 부드럽고 길다.

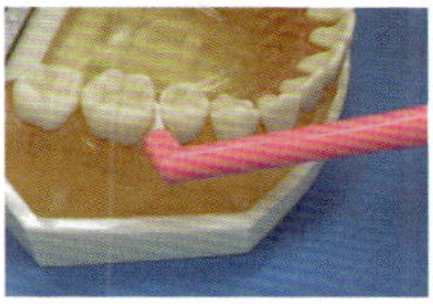

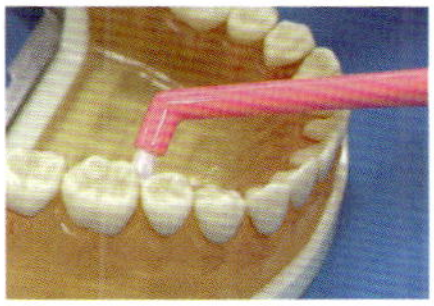

사용법

● 기타 보조용품 : 고무 치간자극기

- 치주수술 후에 치간부의 고르지 못한 치은 상태를 개선할 목적으로 하며 치간부에 넣어 사용하는 기구이다. 고무(rubber)제로 치간부에 넣기 쉽게 원추형으로 되어 있다. 치간부 치은에 밀착시켜 치간부의 치은을 자극하여 치은의 형태를 정리한다.
- 청결을 목적으로 한 기구가 아니므로 칫솔질 후에 사용한다.

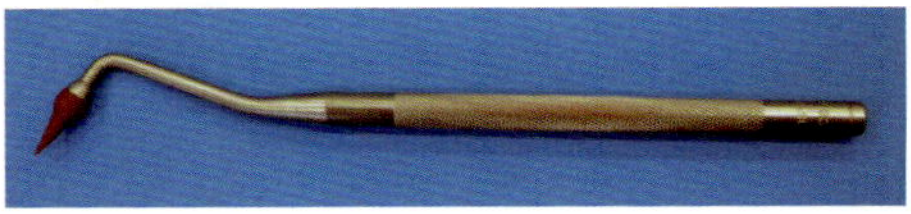

치은자극기

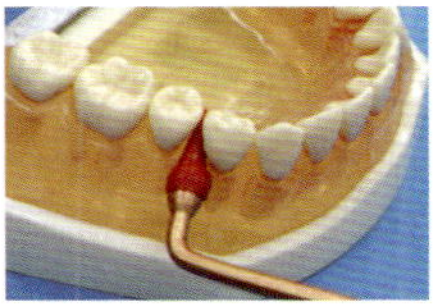

사용법

■ 스케일링(Sc) · 치근활택술(Rp)

● 사용하는 기구의 종류

종류			
프로브 (probe)	일반적인 치주탐침		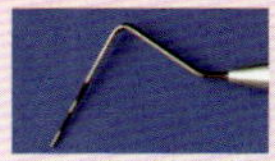 일반적인 치주탐침 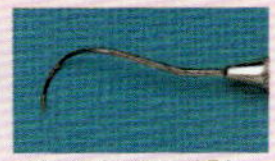 치근이개부탐침
	치근이개부탐침(nabers probe)		
스케일러 (scaler)	핸드 스케일러	시클 타입(sickle type)	
		큐렛 타입(curette type) 그레이시 큐렛 / 유니버설 큐렛 (gracy curette) (universal curette)	
	에어 스케일러(음파 스케일러)		
	초음파 스케일러(울트라소닉 스케일러)		

● 핸드 스케일러

시클 스케일러(sickle scaler)

스케일러의 단면은 삼각형이고 칼끝은 뾰족하다. 칼이 핸들 한쪽에만 있는 것과 양끝에 있는 것이 있다.

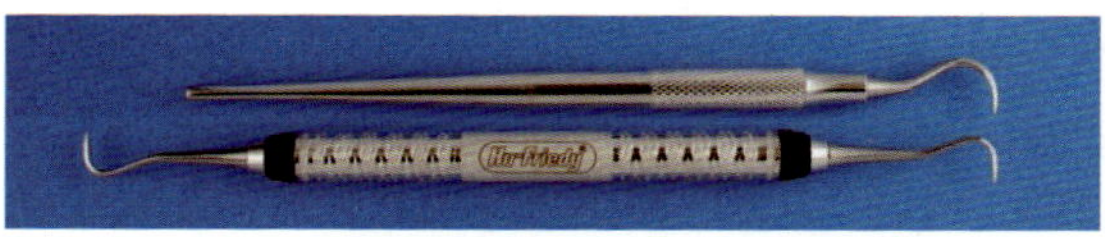

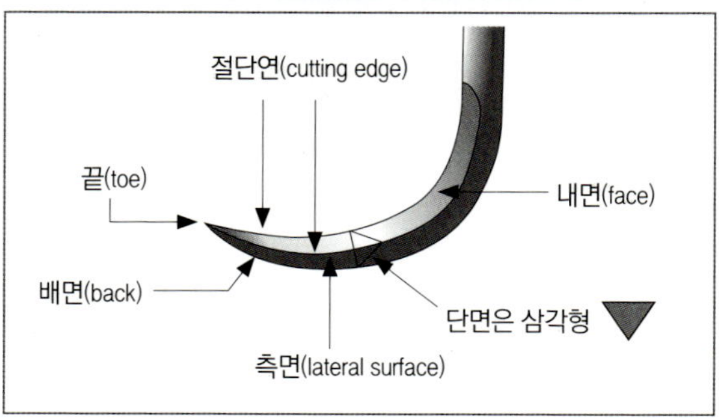

시클 스케일러(sickle scaler)의 각부 명칭

큐렛 타입(curette type) 스케일러

전치부용에서 구치부용까지 그림과 같은 종류가 있다. 스케일러 단면은 어묵 형태이고 날끝은 배의 꼬리처럼 둥글다.

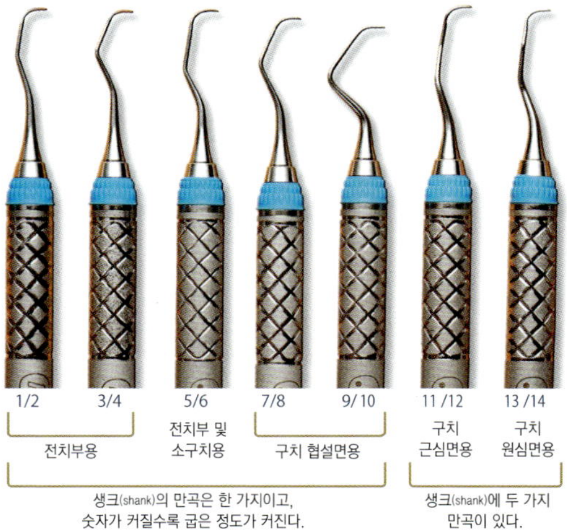

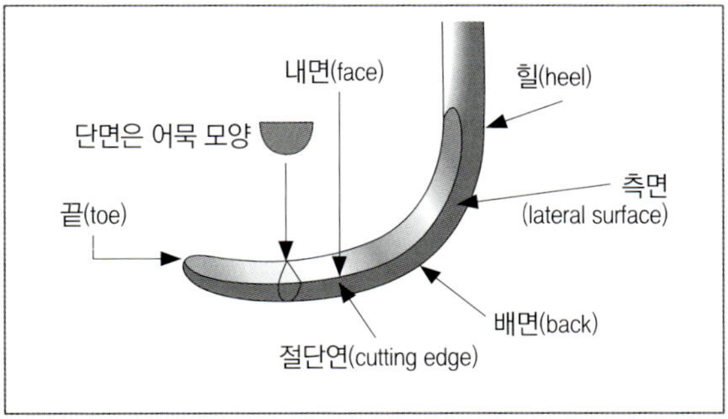

그레이시 큐렛(Gracy curette)의 각부 명칭

● 에어 스케일러(air scaler)

압착공기를 이용하여 치석(calculus)을 제거하는 장치이다. 에어 터빈 커넥터(connector)에 연결해 사용한다. 보통 6,000Hz 정도의 진동역이 사용된다.

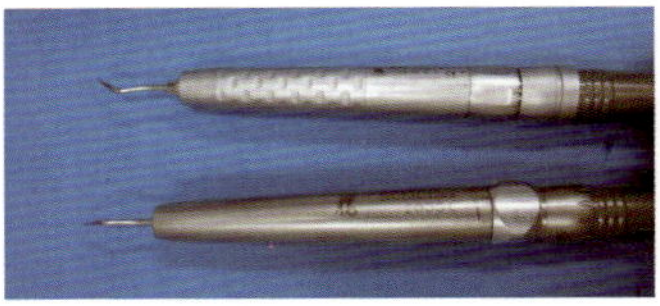

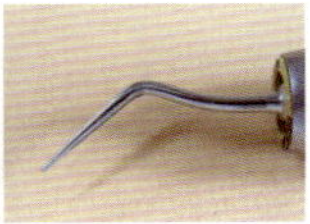

에어 스케일러 팁
(air scaler tip)
일반적으로는 초음파 스케일러 팁보다 가늘다 (KAVO페리오팁 #8).

● 초음파 스케일러(ultrasonic scaler)

초음파 발생장치로 치석을 제거하는 장치. 보통 25,000~40,000Hz의 진동이 사용된다. 따라서 팁은 에어 스케일러보다 두껍다.

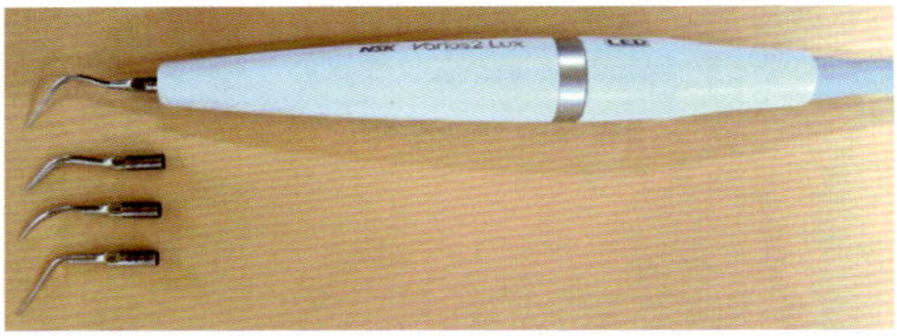

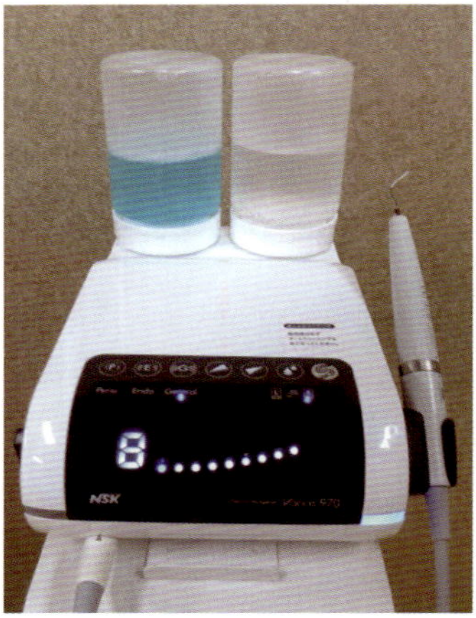

초음파 스케일러의 핸들, 팁 본체의 예

초음파 스케일러와 에어 스케일러의 비교

비교 항목	초음파 스케일러(US)	에어 스케일러(AS)
시술자 손가락으로 전해지는 치근면의 감각	AS보다 치근면에 대한 촉지감각이 부족하다.	**손가락 감각과 더욱 가깝다.**
조작성	유닛체어 장착형이 아닌 경우는 나쁘다.	에어 터빈과 마찬가지로 원터치로 탈부착이 가능하다.
팁의 형상, 재질	너무 가는 것은 사용할 수 없다.	**가는 것을 사용할 수 있다**(임플란트용 가는 수지제 팁 등).
브러시를 사용할 수 있는가?	없다.	있다.
파워	**강하다.**	약하다.
환자의 불쾌증상	크다(파워 조절로 감소할 수 있다).	적다.
심장 박동조율기(pacemaker)에 미치는 영향	**영향을 미친다.**	영향이 없다.
멸균기 사용	불가능한 것이 있다(최근 발매된 것은 거의 가능).	**가능하다.**
약액 관류하에서 동시 사용	**가능한 것이 있다.**	불가능하다.
가격	에어 스케일러의 1~1.5배	**에어 터빈과 거의 같음**

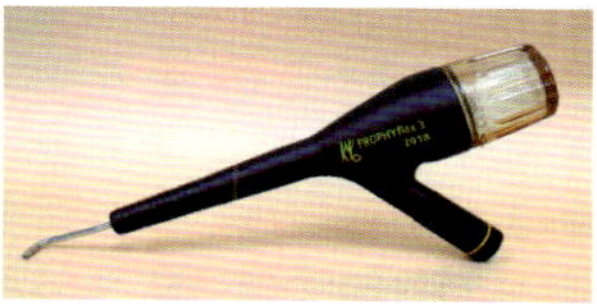

치면청결기의 예
치면의 착색과 점액 등을 분말과 물 스프레이로 제거하는 장치

치주치료

외과적 치주치료

• 외과적 치주치료에는 치은연하소파술(subg.cu), 치주판막수술, 치은절제술, 치은치조점막수술 등이 포함된다.

■ 증상과 적용 치료

종류	증상	적용 치료
치은염 (gingivitis)	**치은증식**(gingival hyperplasia)	**치은절제술(gingivectomy)**
골흡수		
치주염 (periodontitis)	경도의 수평형 골흡수	**치은연하소파술(subg.cu)** 치근활택술 후 치주낭 연조직 안쪽을 큐렛(curette) 등을 사용해 의도적으로 제거하는 것
	중등도 이상의 수평형 골흡수	
	수직형 골흡수	**치주판막수술 (치은박리소파술)**
치은치조점막병변	**소대(frenum)위치 이상 등** 부착치은이 좁거나 없다.	MGS(mucogingival surgery, 치은치조점막수술)

■ 외과적 치주치료 시에 준비하는 기재

• 치료 내용을 생각하여 준비하자.

① 도포마취(topical anesthesia)
② 침윤마취
③ 치주탐침(probe)
④ 서지컬 블레이드(surgical blade)①
⑤ 블레이드 홀더(blade holder)②
⑥ 골막박리자③
⑦ 외과용 큐렛(curette)④ : 큰 염증조직을 제거한다.
⑧ Tissue plier⑤
⑨ 지혈겸자(hemostat)⑥
⑩ 골 큐렛(bone curette)⑦
⑪ 골 파일(bone file)⑧

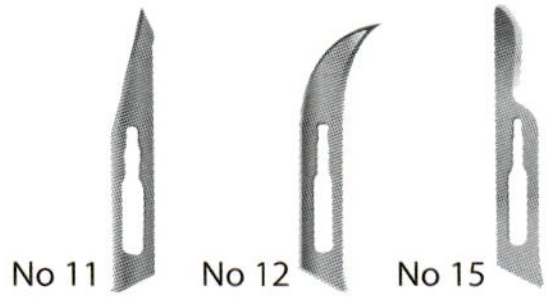

① 외과용 블레이드(surgical blade)

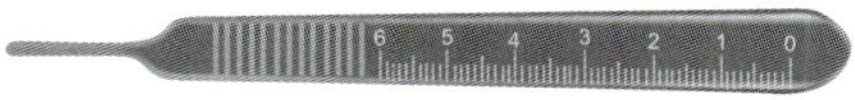

② 블레이드 홀더(blade holder)

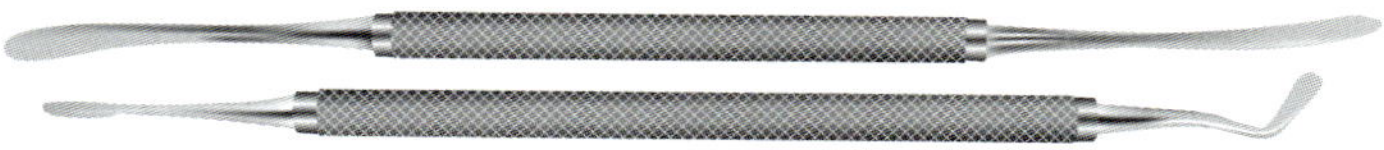

③ 골막박리자

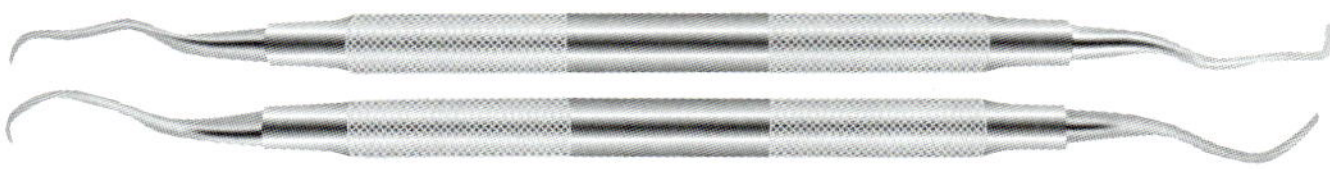

④ 외과용 큐렛(curette)

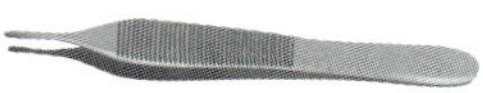

⑤ 티슈 플라이어(tissue plier)

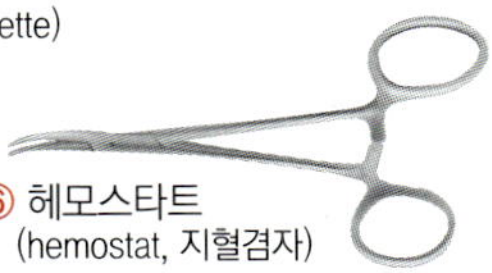

⑥ 헤모스타트 (hemostat, 지혈겸자)

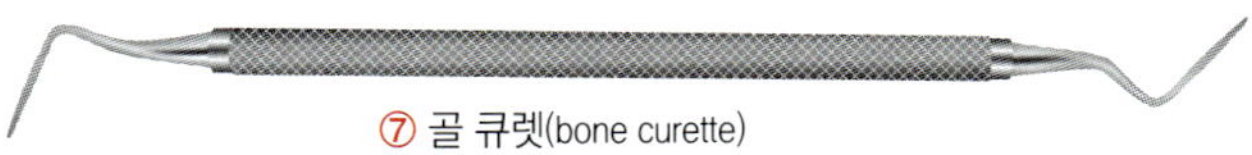

⑦ 골 큐렛(bone curette)

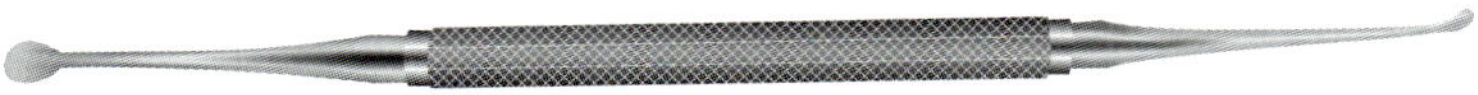

⑧ 골 파일(bone file)

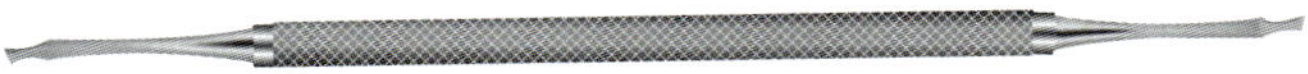

⑨ 골 치즐(bone chisel)

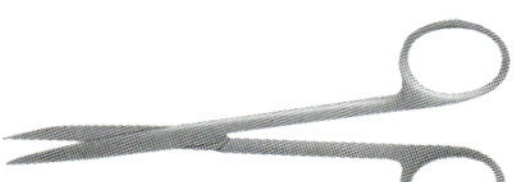

⑩ 치은 가위

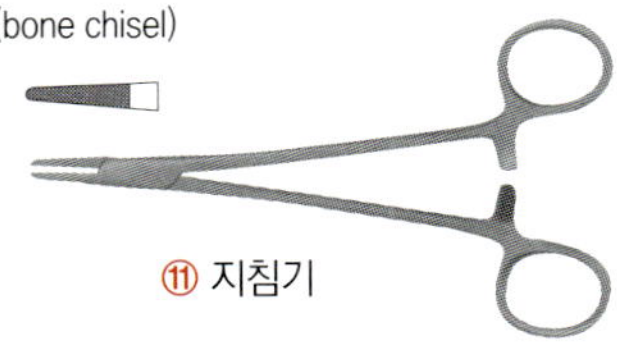

⑪ 지침기

⑫ 골 치즐(bone chisel)⑨
⑬ 치은가위⑩
⑭ 생리식염수, 세정용 시린지
⑮ 거즈
⑯ 지침기⑪

■ 치주판막수술

• 치주판막수술은 '시야를 확보한 상태에서의 치근활택술'이 목적이다. 간단히 말하면 '치근면 치석(calculus)과 괴사 백악질(cementum)을 직접 눈으로 보고 제거하기 위해 치은을 마취한 후 절개하여 시행하는 방법'이다.

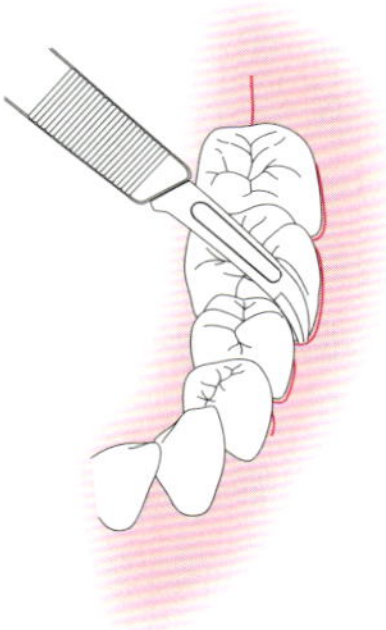

1. **일차 절개** : 원심으로부터 치아축으로 평행하며 치은 윗부분부터 치조골(alveolar bone) 윗부분을 향하여 절개한다.

   이차 절개 : 일차 절개 후 치은열구(gingival sulcus) 내부터 이차 절개를 한다.

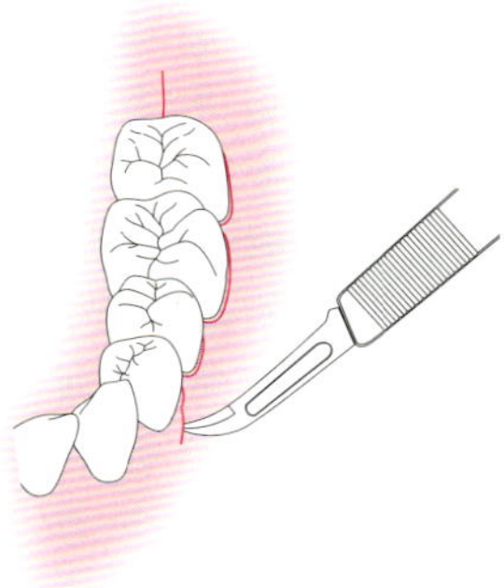

2. 세로로 절개하는 경우는 협측(buccal)으로만 실시한다. 점막측에서 치간유두(dental papilla) 방향으로 절개한다.

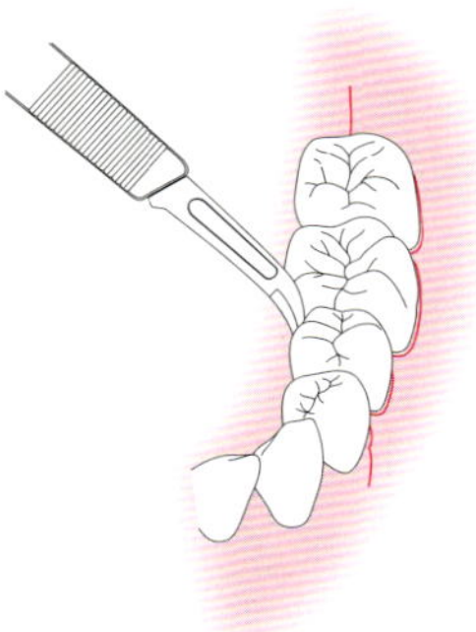

3. 혀, 구개측도 마찬가지로 절개한다.

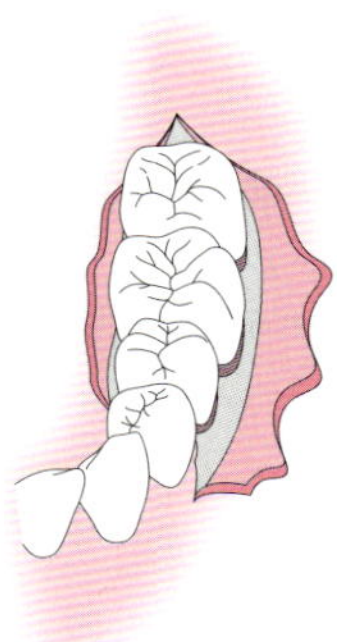

4. 치은판을 치간유두부터 벗겨낸다. 그 다음 염증조직을 제거한 뒤 골 내면을 소파하고, 치근활택술을 실시한다.

대표적인 치주판막수술의 모식도

치은연하소파술(subg.cu)

• 치은연하소파술(subg.cu)는 중등도 정도의 치주낭(periodontal pocket)이 있는 경우에 실시하는 방법이다. 약간 깊은 치주낭에 실시하므로 마취가 반드시 필요하다.

치은연하소파술(subg.cu)의 수술과정

준비물
- 도포마취
- 침윤마취(리도카인® 등)
- 스케일러(큐렛 타입)
- 주사기
- 생리식염수

1. 도포마취

2. 침윤마취(2% 리도카인® 등)

3. 스케일링, 치근활택술(①~③)

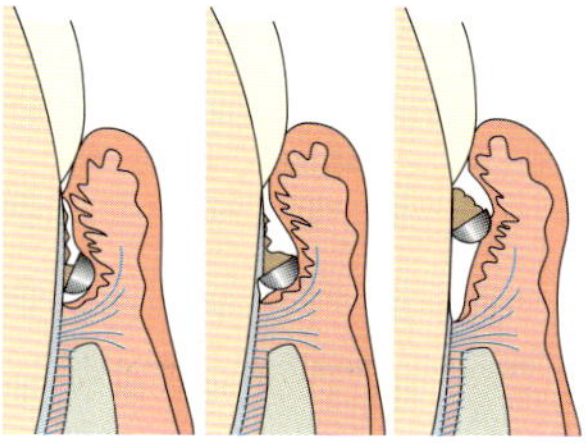

치근활택술
① : 큐렛(curette)을 치주낭 바닥까지 삽입,
②, ③ : 큐렛의 블레이드(blade)를 바르게 치근면에 대고 치근활택술을 실시

4. 치주낭벽 소파(④, ⑤)

큐렛의 날을 치주낭벽을 향하게 하고 치은 외측을 손가락으로 누른 다음 치주낭 내벽을 바닥부터 긁어낸다.

이때 잘 연마한 큐렛을 치아축의 가로 방향으로 움직인다.

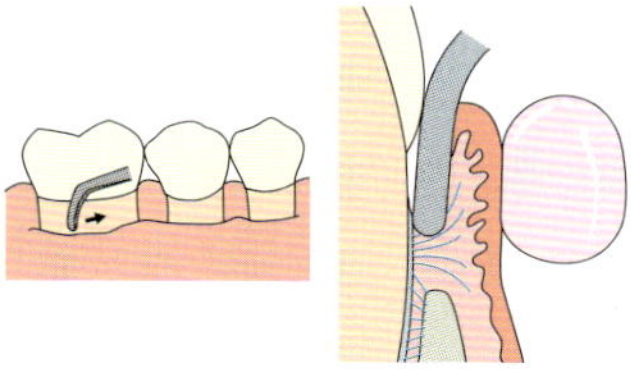

④, ⑤ : 큐렛을 가로방향(수평 방향)으로 움직여 치은내벽을 긁어낸다.

5. 소파(curettage) 후 치근면과 치주낭 내벽 사이에 남은 염증조직을 생리식염수로 씻어 제거한다.

6. 봉합 또는 치주팩(COE-PAK®)

■ 증상과 적용 치료

증상	분류	상품명 · 사진
치주염 (periodontitis)	**천연사** 견사 (비흡수성)	MANI®스차 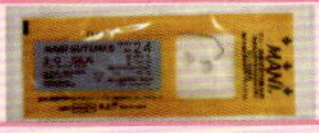
	인공사 (흡수성)	바이크릴® 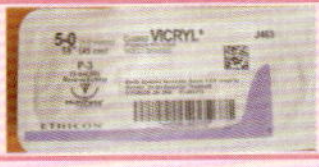
	인공사 (비흡수성)	Nurolon®(나일론) 에티본드엑셀®(폴리에스텔) 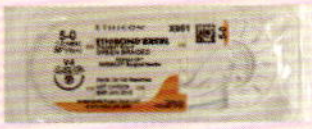 소프트렛치®(소프트나일론) 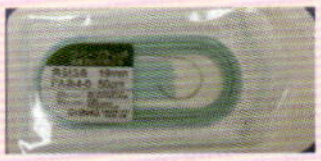 고어텍스® · 스차(고어텍스) 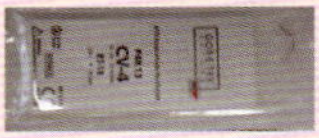

• 굵기는 수치로 나타낸다(4.0실크 등). 숫자가 클수록 실은 가늘어진다.

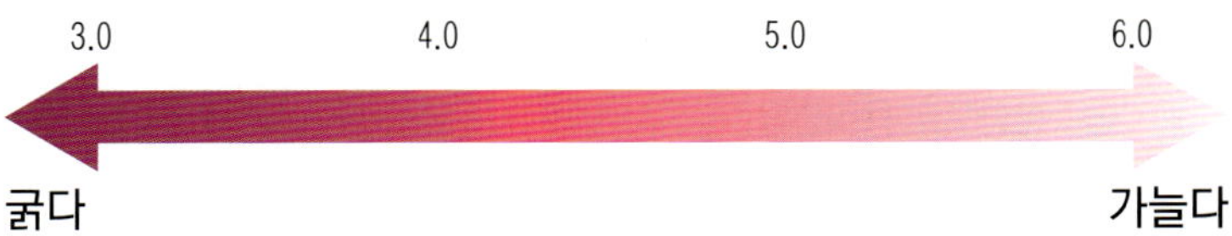

• 인공사에는 브레이드(엮은 선)와 모노필라멘트(단선)이 있다.

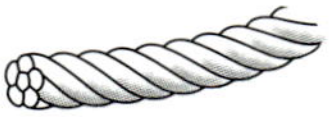
브레이드(braid)

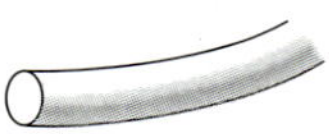
모노필라멘트(monofilament)

■ 봉합법의 분류

	분류	방법
봉합	단순봉합 (단속봉합)	O형 8자형
	연속봉합	수평 매트리스 수직 매트리스 연속봉합

■ 봉합 순서(단순봉합 : O형의 예)

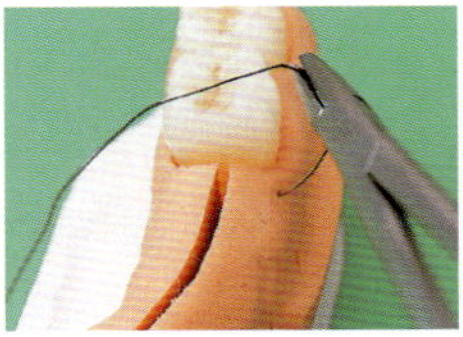

① 치은에 대해 바늘을 최대한 직각으로 삽입한다. 비스듬히 삽입하면 실이 치은 내의 얕은 부분을 통과하기 때문에 치은이 찢어지기 쉽다.

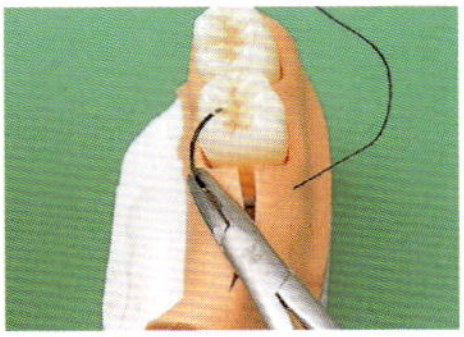

② 치은 안에서 완전히 바늘이 나오기 전에 바늘의 뿌리 부분에서 실 접합부가 아닌 부분을 가볍게 쥐고 실을 뽑아낸다.

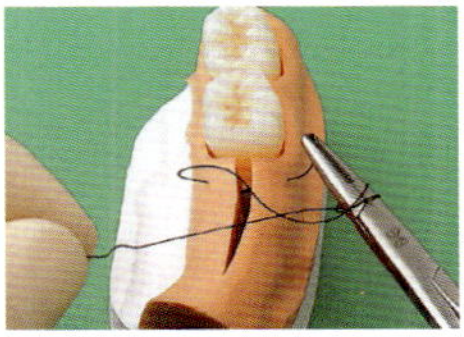

③ 실의 뒤 끝을 치은에서 빠지지 않도록 오른손에 든 지침기에 앞부터 두 번 돌려 감고 지침기 끝으로 실 끝을 잡는다.

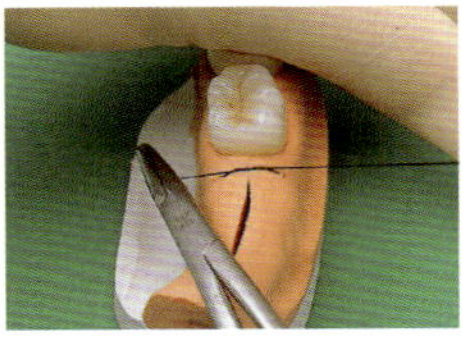

④ 왼손에 잡은 실을 지침기에서 치은 방향으로 꺼내 2~3cm 되는 부분을 다시 잡고 치은면을 따라 단단히 묶는다. 이때 헐거워지면 협조자가 치주측정기(probe) 등으로 꿰맨 곳을 누른다.

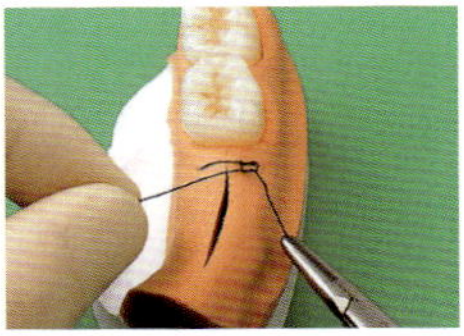

⑤ 첫 번째의 매듭이 풀어지지 않도록(끌어올리지 않도록) 하면서 외과매듭(surgical knot)으로 완료한다.

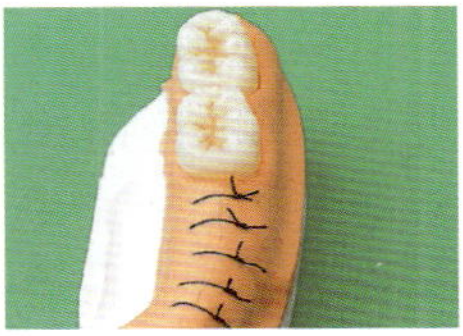

⑥ 봉합 완료

■ 치주팩(COE-PAK®)

▪ COE-PAK®의 혼합순서

1. 재료를 준비한다.

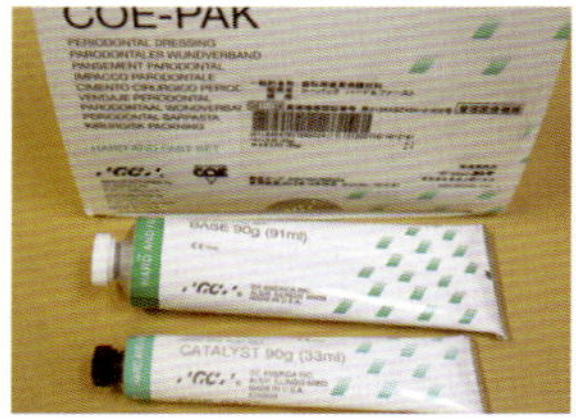

2. 굵기는 다르지만 길이는 같게 혼합판에 짜 놓는다.

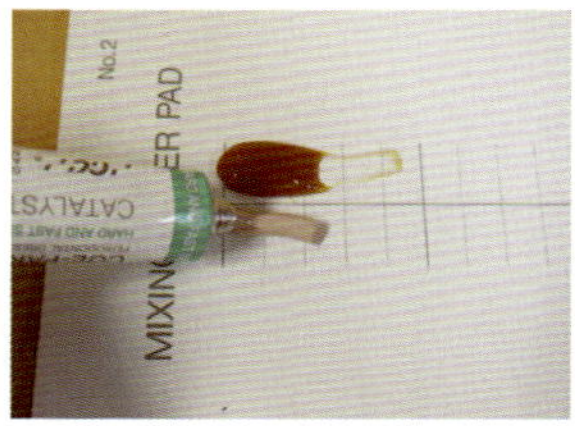

3. 2개의 페이스트(paste)를 색이 균일해지도록 빠르게 혼합한다.

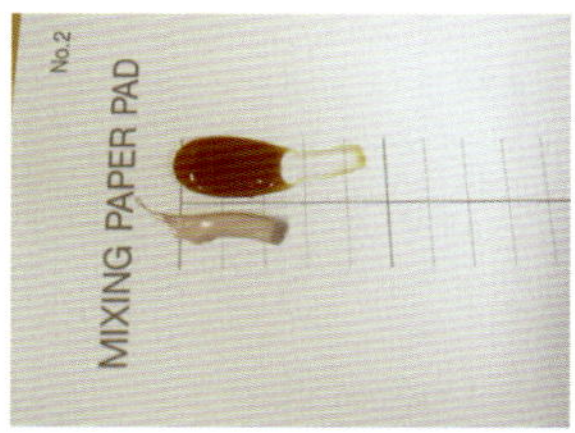

4. 스패튤러 위에 한 덩어리로 뭉친다.

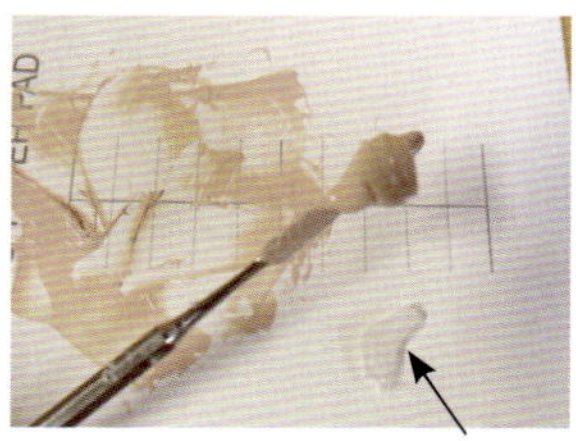

■ 치주외과 수술 후의 주의사항

치주외과 수술 후의 주의사항

1. 수술 후 완전히 지혈된 것을 확인한 다음 귀가하셔도 됩니다. 만약 재출혈이 발생하면 깨끗한 거즈를 환부에 대고 그대로 15분 정도 둡니다. 그래도 지혈이 되지 않으면 병원으로 연락주세요.
2. 자극에 의해 출혈, 부종, 통증 등이 일어날 수 있으므로 수술 당일은 목욕, 음주, 격렬한 운동, 침을 세게 뱉는 것은 피하고 안정을 취하세요.
3. 수술 당일은 환부를 차갑게 하는 것이 통증과 부종의 억제에 도움이 됩니다. 찬 물수건이나 얼음을 환부에 대고 10분 동안 있다가 다시 10분 동안은 멈추는 것을 반복하세요.
4. 치아 주위에 감아둔 것은 팩이라고 하는데, 이것은 치은붕대와 같은 것으로 상처를 보호하고 환부를 고정해두는 것이므로 팩이 벗겨질 만한 딱딱한 음식물 섭취는 삼가세요. 그러나 소량의 팩이 벗겨져도 상처에 통증이 없다면 걱정하지 않아도 됩니다.
5. 처방받은 약은 지시대로 복용하세요. 그러나 이상이 느껴지면 복용을 중단하세요.
6. 수술 후의 양치질은 수술부분 이외는 칫솔로 잘 닦아주세요.

치과병원명 :
주소 :
전화번호 :

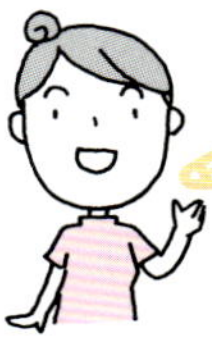

치주외과 수술 후의 환자에게는 구두로 주의사항을 전달함과 동시에 위의 팸플릿을 함께 건네주면 나중에 환자 스스로 확인할 수 있다.

2 시멘트 혼합(cement mix)

일반적으로 가루와 액체를 섞어 시멘트로 만들지만 페이스트(paste) · 페이스트 타입이나 오토믹스(automix)타입도 있다.

글래스아이오노머시멘트(glass ionomer cement〈가루 · 액체타입〉) 혼합

■ 순서

1 준비

글래스아이오노머시멘트 · 계량스푼 · 플라스틱 스패튤러(spatula) · 종이 혼합판(mixing slab)을 준비한다①.

①
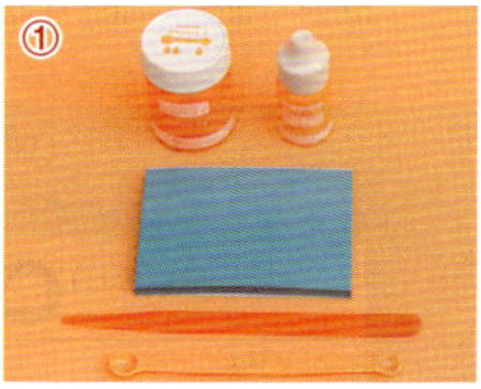

2 계량

종이 혼합판 위에 계량한 분말과 액체를 꺼내놓는다.

- 가루는 밀도를 균일하게 하기 위해 병을 돌리거나 흔들어 가루를 푼 후 계량한다②. 첨부된 스푼으로 가루를 계량한다③.
- 액체는 종이 혼합판에 수직으로 한 방울씩 떨어뜨린다(④, ⑤).

②
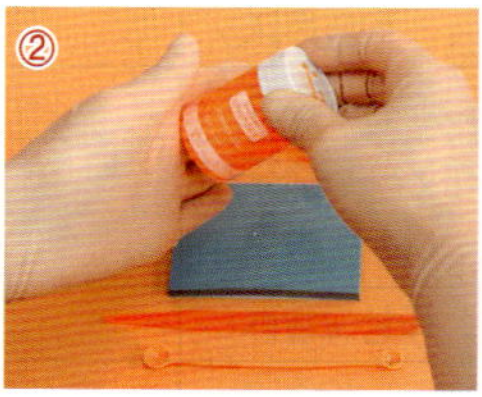

③
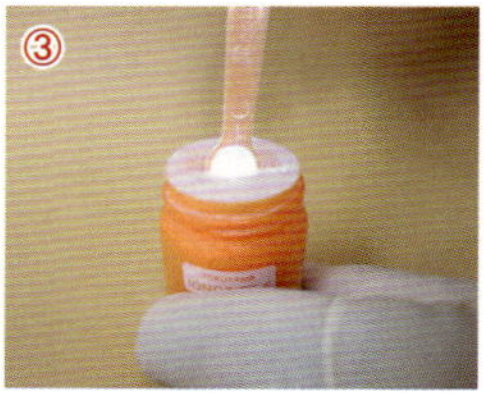

④
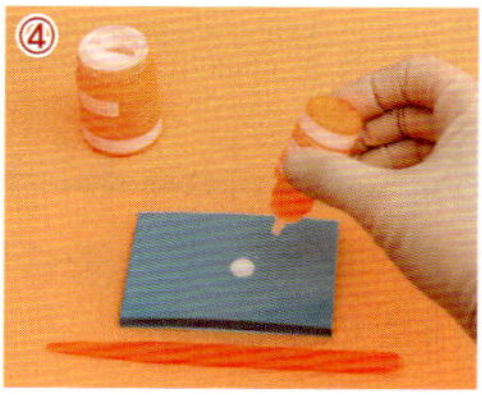

⑤
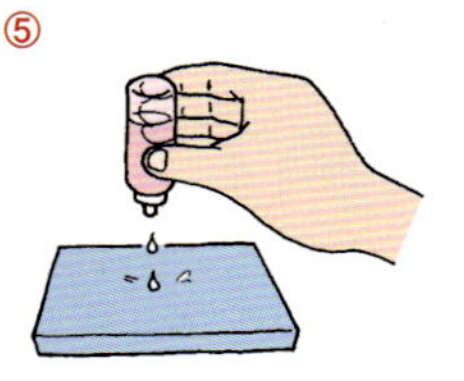

3 혼합

액체에 분말을 넣고 잘 섞이도록 혼합한다.

글래스아이오노머시멘트는 분말을 둘로 나누어 1/2씩 액체와 섞고, 섞이는 상태를 보며 나머지 분말을 첨가해간다⑥.

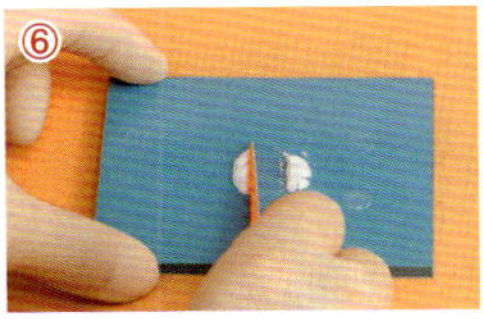

4 뭉치지 않도록 여러 방향에서 수직으로 교차하도록 혼합해⑦, 균일한 페이스트 상태로 반죽한다⑧.

반죽의 완성 기준은 종이 혼합판에서 스패튤러로 옮긴 시멘트가 바로 떨어지지 않고 실이 당겨지는 정도로 한다.

※임시 착용의 수경성 시멘트(하이본드® 템포러리시멘트 등)는 이 기준에 적합하지 않으며 더 부드럽고 약간 건조된 상태가 완성의 기준이다.

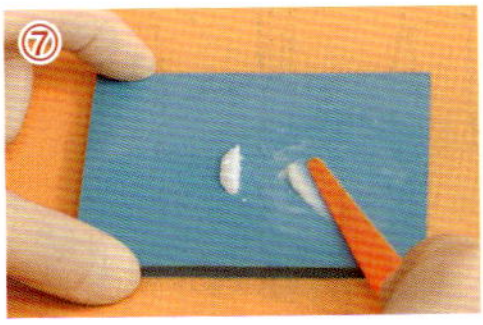

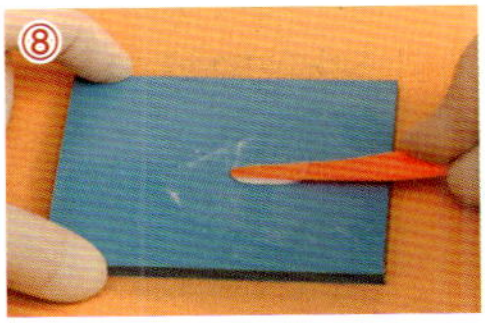

5 혼합된 시멘트를 보철물 내면에 덩어리지지 않도록 한 층을 넣는다.

스패튤러로 넣기 어려운 것, 금관 등 내면이 깊은 것은 충전기와 탐침을 사용하여 기포가 들어가지 않도록 넣는다.

6 시술자에게 전달한다.

시술자가 잡기 쉽도록 교합면을 위로 하여 종이 혼합판(mixing slab) 또는 자신의 손바닥 위에 올려 건네준다⑨.

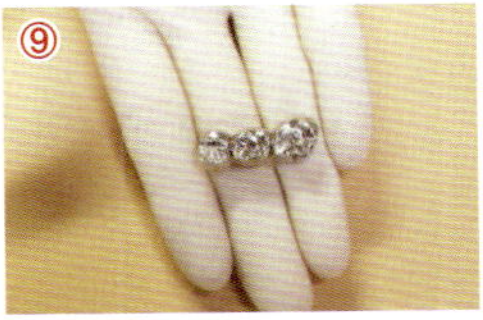

페이스트 · 페이스트 타입의 시멘트 혼합

■ 순서

1 준비

페이스트(paste)타입 시멘트 · 부속 혼합판(mixing slab) · 스패튤러(spatula)①

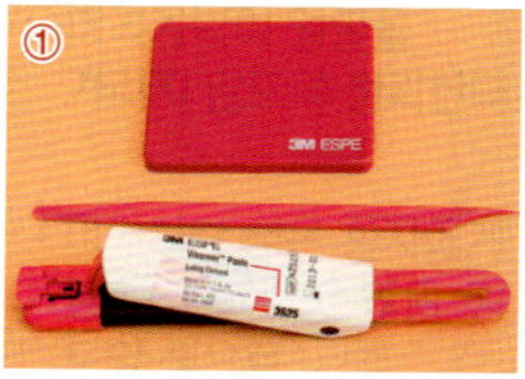

2 계량

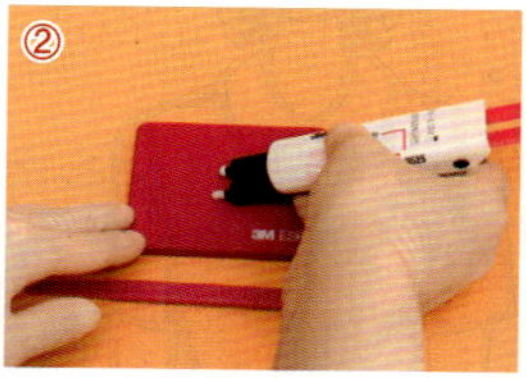

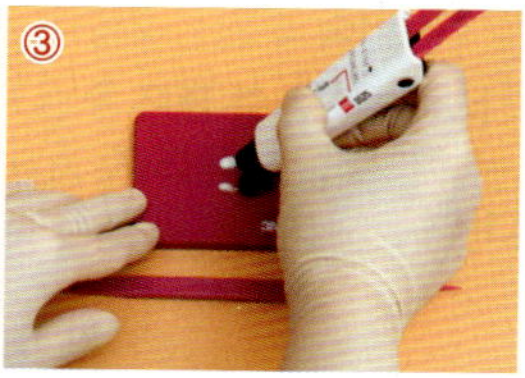

페이스트는 2개 세트로 되어 있다. 각 튜브에서 같은 굵기로 페이스트를 혼합용 패트 위에 천천히 짠다②. 길이가 정해지면 혼합판에 디스펜서(dispenser)를 직각으로 짠다③.

※ 2개의 튜브의 크기는 제조사에 따라 같을 수도 있고 다를 수도 있다.

3 혼합

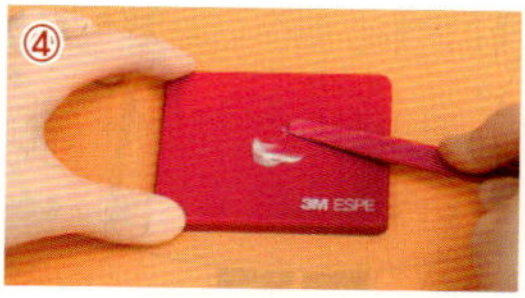

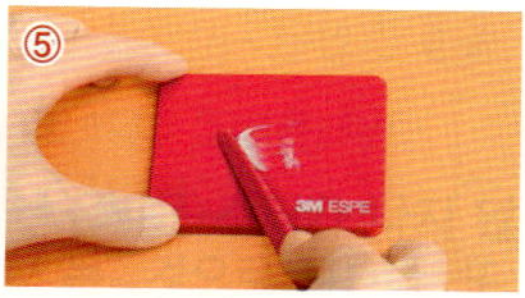

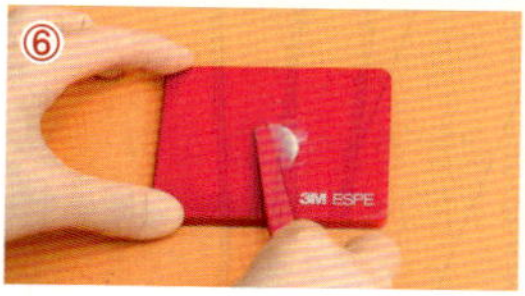

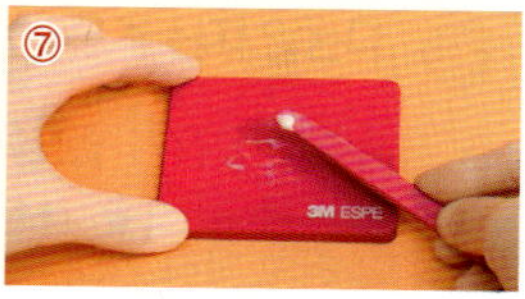

페이스트는 색이 다른 경우가 대부분이므로 색이 고르게 되도록 신속하게 혼합한다④~⑦.

이때 다른 방향으로 가도록 의식하고 혼합하면 빠르고 확실하게 혼합할 수 있다.

POINT! 2가지 색이 얼룩지지 않고 하나의 색이 되면 혼합 완료 !

4 시술자에게 전달한다

보철물에 시멘트를 넣고⑧, 의사가 받기 쉽도록 손바닥에 올려 건네준다⑨(의사에게 건네주는 방법은 글래스아이오노머시멘트〈가루 · 액체 타입〉와 같다).

⑧
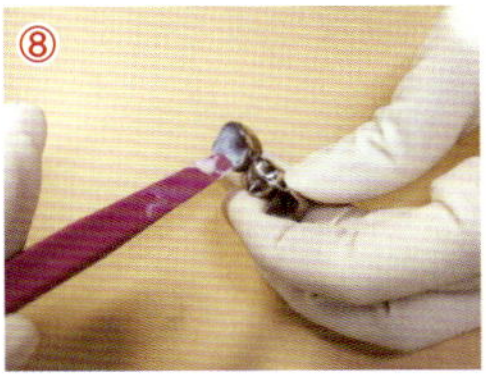

⑨
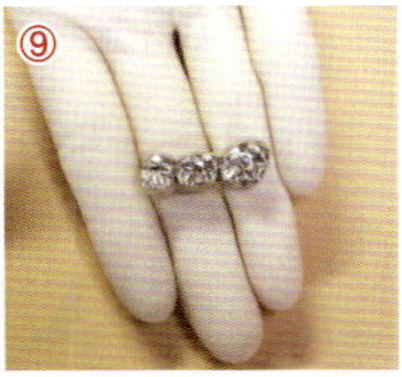

오토믹스 타입의 취급(예 : 레지셈®)

■ 순서

1 준비

레지셈®은 특수 시멘트로 세트하는 금관 등 보철물 재질마다 사용하는 처리액이 다르다①.

각각에 적합한 액체를 금관 내면에 도포하고 지대에는 A, B 혼합액을 바른다.

①
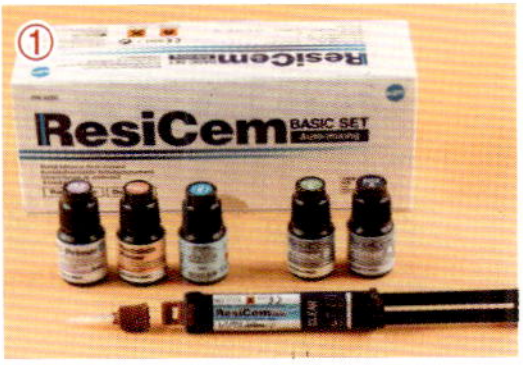

2

끝의 캡을 벗긴 다음 믹싱 팁(mixing tip)을 부착하여 금관 내면에 시멘트를 넣는다②~⑥. 금관을 장착한 다음 광조사하여 굳힌다⑦.

②
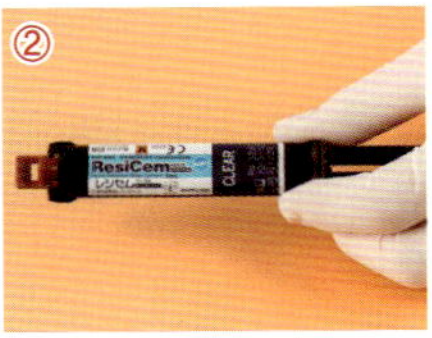

③
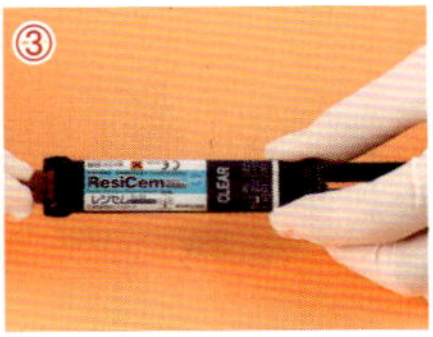

④
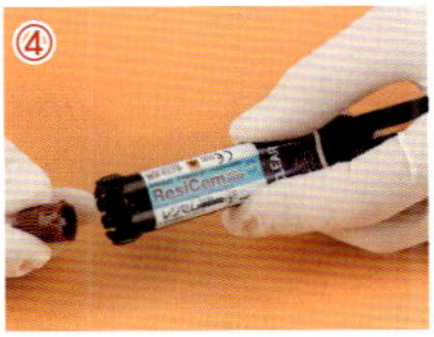

⑤
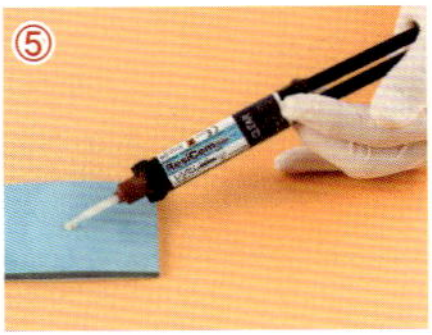

⑥
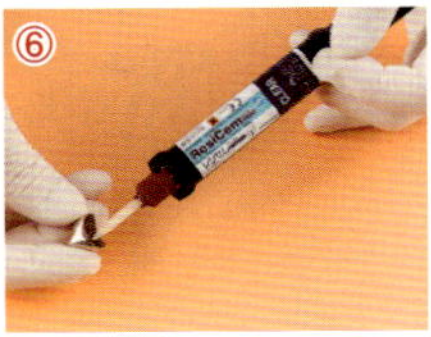

⑦
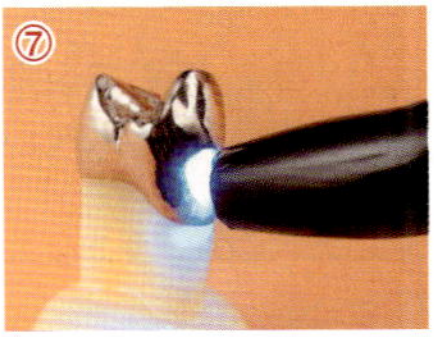

3 우식(Caries) 치료

환자가 전화로 호소하는 증상 중에서 '이가 아프다'고 할 때에는 이를 정확히 파악하여 증상에 맞는 치료를 할 수 있도록 신속히 준비하자.

우식(caries, 충치, C)의 진행

우식 진행 정도	증상	우식 (Caries)		상태	마취 유무	대처법 (치료법)
	자각 증상 없음		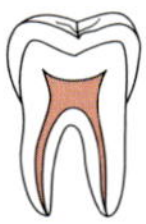	백반(white spot), 탈회(decalification)	×	칫솔질 지도 불화물 도포
	무증상, 물을 마시면 시림	C_1	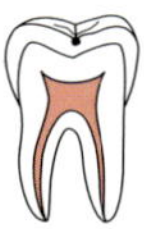	법랑질(enamel) 안에만 우식	×	실런트 (sealant) 충전
	물을 마시면 시리고, 단것을 먹으면 시리고 이따금 통증 있음	C_2	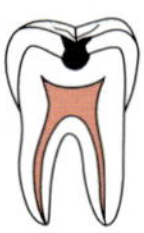	상아질(dentinum)까지 우식	△	충전 복조
	뜨거운 물을 마시면 시리고 욱신욱신 쑤시는 통증이 계속됨	C_3	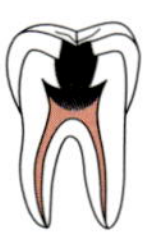	치수(pulp)까지 침범	○	발수(pulp extirpation)
중증도	통증, 부종, 음식물이 끼면 통증이 나타남	C_4	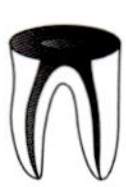	치관부가 없는 치근(root)만 남아 있음	○	대부분 발치 (extraction)

경과관찰

• 소와열구가 착색되거나 치면에 백반이 보이지만 아직 우식은 아닌 상태

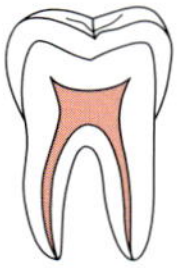

불화물 도포 관찰 필요

C_1

• 법랑질 내에만 국한된 가벼운 우식, 증상이 없거나 때때로 물을 마시면 시린 정도

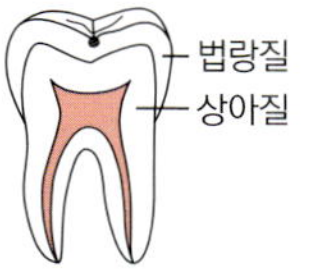

실런트(sealant) 충전

마취 불필요

C_2

• 상아질까지 진행된 중등도 정도의 우식. 물을 마시거나 단 것을 먹으면 시리다. 때때로 통증을 동반하는 증상이 나타난다.

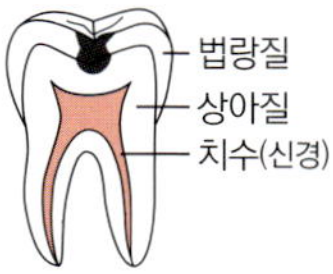

충전 복조

마취가 필요한 경우 있음

C_3

• 치수까지 진행된 우식. 뜨거운 물을 마시면 시리고 욱신욱신 쑤신다. 지속적으로 통증이 나타나는 상태이다.

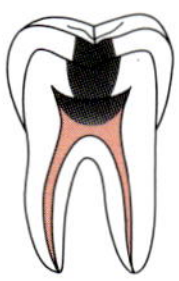

발수

마취 필요

C_4

• 잔근, 통증, 부종, 음식물이 끼면 아픈 증상이 나타난다. 치관부는 우식으로 상실되었고 치근만 남아 있는 상태로 부어있는 경우도 있다.

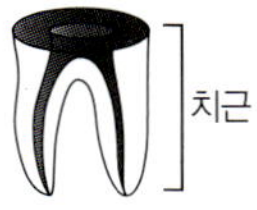

대부분 발치

마취 필요

우식 치료

우식 검사법

- 시진, 촉진, X선 검사 등에 의한 우식 진행도 판정과 환자의 증상 호소에 따라 생각할 수 있는 질환과의 감별진단을 실시한다.
- 종래에는 탐침에 의한 촉진이 많이 이용되었는데 치아의 질을 손상시킬 가능성이 있어 사용되지 않고 있다.

■ 검사와 사용기구

- 시진 · 촉진 : 치경(dental mirror)
- X선 검사 : 치과 X선 사진
- 치수진단 : 전기 치수진단기(펄프테스터®, 데지테스트®), 치아 냉각제(펄프®) 등

예방충전(실런트, sealant)

- 치아의 홈을 삭제하지 않고 교합면의 작은 구멍(소와, pit)과 홈(열구, fissure)을 예방전색재로 폐쇄하는 방법으로 C_1의 경우 등에 적용한다. 광중합(photopolymerization)레진을 사용한다(pit and tissure sealant).

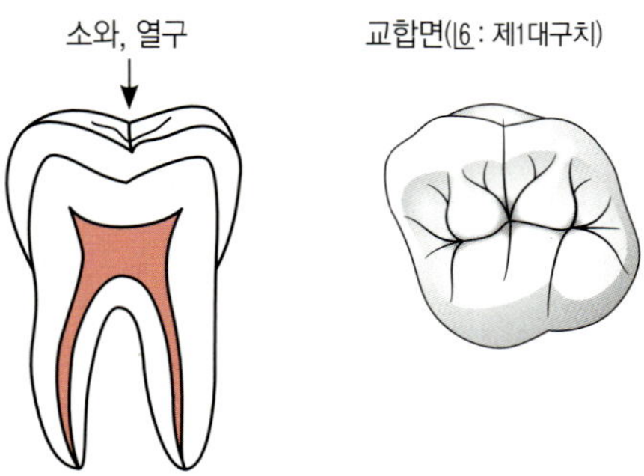

■ 실런트(sealant) 순서

1 준비

광중합조사기
예방충전제(티스메이트®)

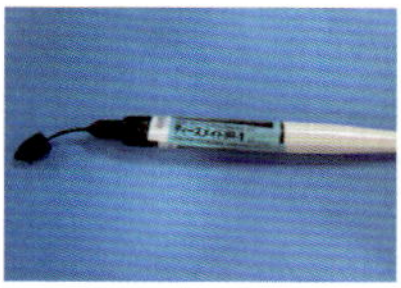
예방충전제(티스메이트®)

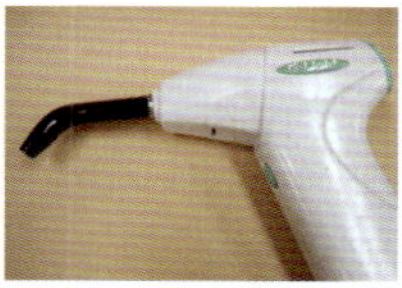
광중합조사기

2 치면청결 · 연마

소와(작은 구멍모양의 패임)와 열구(교합면의 홈)를 연마모(polishing brush) 등으로 청결하게 한다.

3 산처리(etching) (소와열구 산처리)

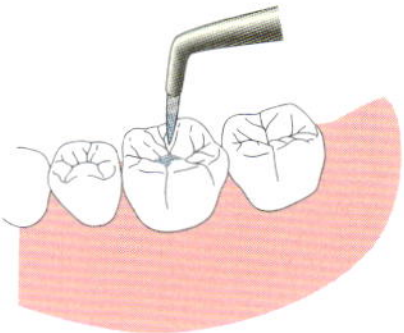

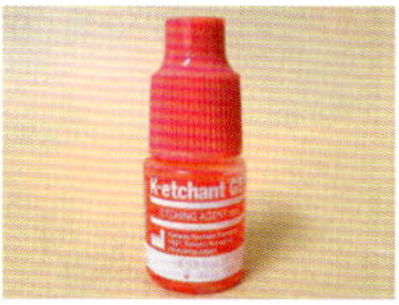
에칭제(K-에찬트 GEL®)

4 실런트 충전

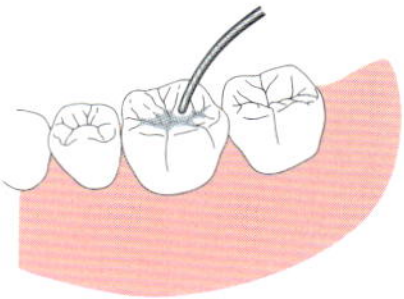

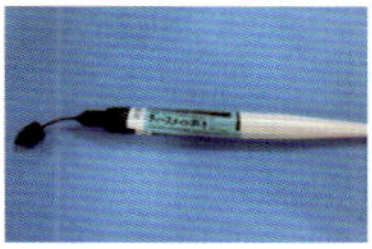
예방충전제

5 광중합

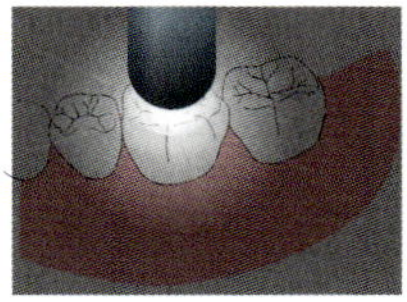

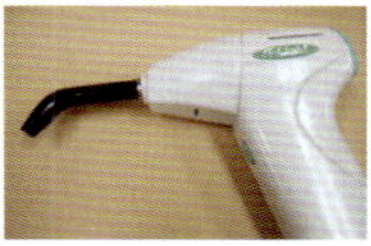
광중합조사기

■ 우식 치료의 과정

• 초기 우식(C_1, C_2)은 마취 없이도 치료가 가능한 경우가 있다.

1 우식와(carious cavity) 개구

보이는 치아 표면은 작은 우식이지만 안으로 퍼져 있는 경우가 많으므로 먼저 내부가 어느 정도 보이도록 표면을 터빈 버로 구멍을 낸다.

2 연화상아질(soft dentin)의 제거

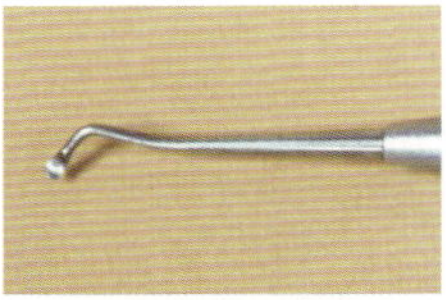

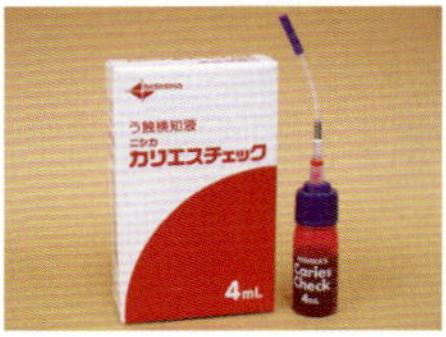

우식으로 부드러워진 연화상아질(dentin)을 라운드 버(round bur)와 스푼엑스커베이터(spoon excavator)로 제거한다.

우식탐지액(caries detector) : 제거해야 할 연화 상아질인지 아닌지 확실하지 않을 때 사용하는 탐지액이다.

우식 부분을 일단 건조시켜 이 액으로 물들인 후 물세정하고 건조된 후에 착색되어 있으면 감염 상아질(infected dentin)로 판단하여 제거한다.

3 치수복조(pulp capping)

우식이 심할 때 우식 바닥에 신경(치수)을 보호하는 시멘트 등(치수복조제)을 넣는 것이다.

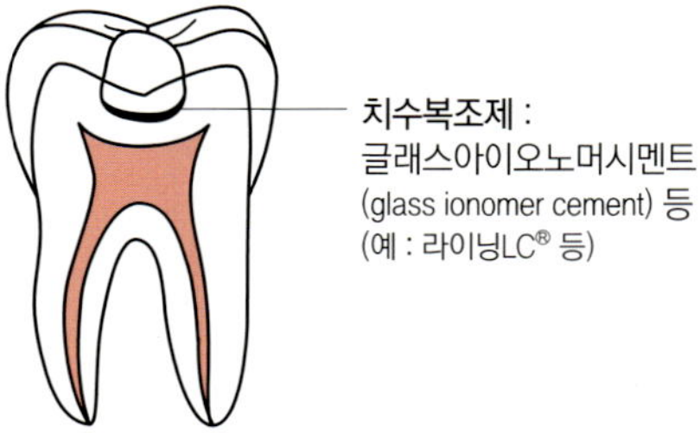

다이칼 도포기(Dycal applicator)

복조제를 작은 곳에 충전시키기 위해 사용한다.

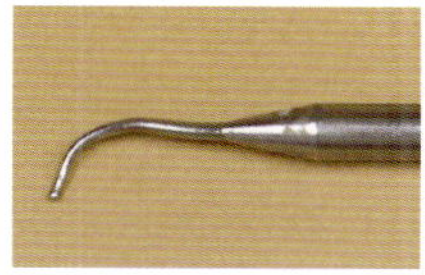

실리케이트(silicate) 충전기

복조제를 충전시킬 때 사용한다.

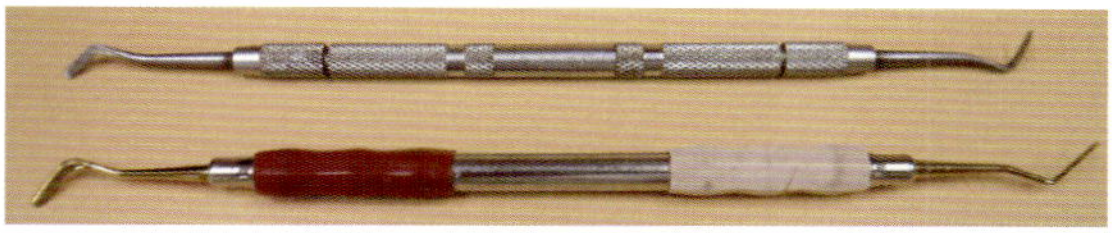

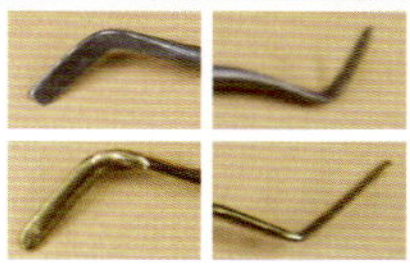

끝 부분의 형태

4 와동 형성

모양을 떠서(인상) 인레이(inlay)나 금관(crown)을 만들거나 또는 복합레진(composite resin; CR)을 충전시켜서 치료한다.

5 인상(impression) 또는 충전(filling)

우리 치과병원에서는?

■ 복합레진(CR) 충전 순서

Dr.의 치료 순서	
복합레진 충전은 C_1, C_2 등의 우식을 복합레진으로 충전하는 것이다.	
1 마취(도포마취, 침윤마취) 초기우식(C_1, C_2)에서는 마취를 하지 않고도 치료 가능한 경우가 있다.	도포마취제 주사기
2 우식와(carious cavity) 개구 육안으로 보아 작은 우식이라도 속에서 퍼져 있는 경우도 많기 때문에 우선 속이 어느 정도 보이도록 표면을 터빈 버(turbine bur)로 개구한다.	터빈용 버 MI 버 등
3 연화상아질(soft dentin)의 제거 우식으로 부드러워진 상아질을 라운드 버(round bur)와 스푼엑스커베이터(spoon excavator)로 제거한다. 우식탐지액(caries detector)을 사용하여 착색된 부분의 상아질을 제거한다(생선 비늘처럼 제거).	라운드 버 스푼엑스커베이터 (약칭 : 스픈엑스카, 엑스카) 우식탐지액 AD겔(구와 소독제)
4 치수복조(pulp capping) 우식이 깊어 치수에 가까운 경우는 라이닝LC® 등의 글래스아이오노머계 등의 시멘트로 복조한다.	다이칼 도포기(Dycal applicator) 실리케이트(silicate) 충전기 글래스아이오노머시멘트 (glass ionomer cement)

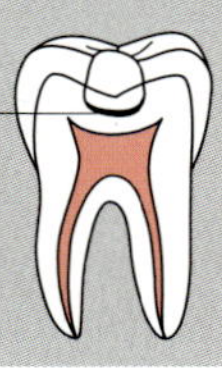

준비기재 등

진디카인겔®

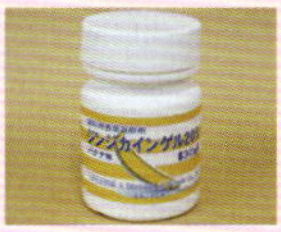

도포마취

주사기

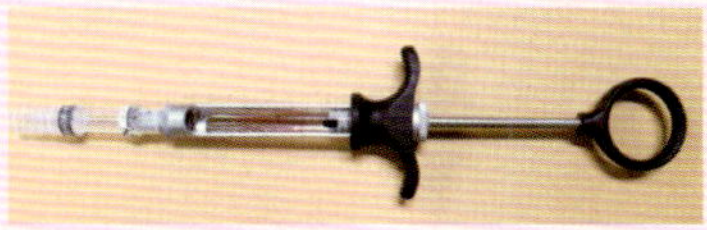

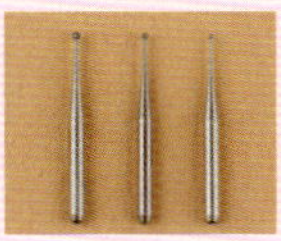

석션(suction)조작을 실시한다.

MI(Minimal Intervention) 버 : 보통보다 지름이 작아, 최소한의 침습으로 치아우식을 치료할 수 있는 버

스푼엑스커베이터

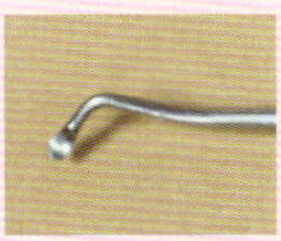

끝이 스푼 모양으로 대, 소 종류가 있다.

AD겔®

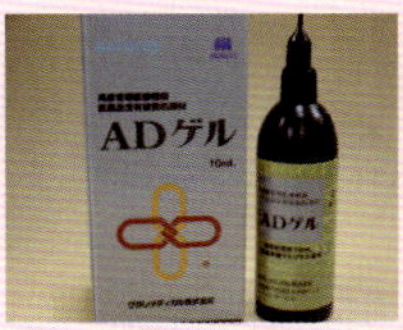

연화상아질 제거 후에 와동을 소독하기 위해 사용한다.

라운드 버

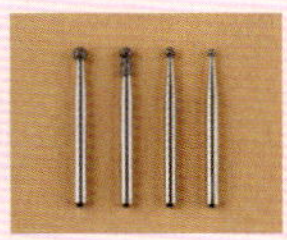

우식탐지액

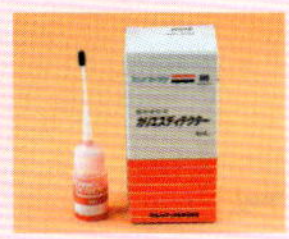

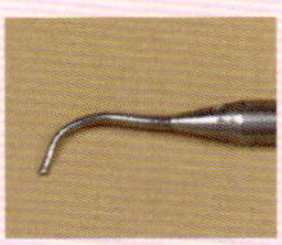

다이칼 도포기 :
복조제를 작은 곳에 충전시키기 위해 사용한다.

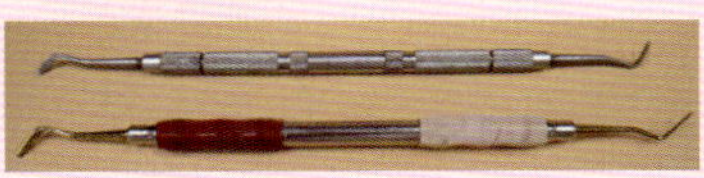

실리케이트 충전기 :
복조제를 충전할 때 사용하는 라이닝LC® 등

Dr.의 치료순서	
5 본딩(bonding) + 광조사(light alring) 1액 또는 2액의 본딩제를 치면에 바른 후 광중합기로 광조사	본딩제 광중합조사기
6 색조선택(shade taking)	색 견본(shade guide)
7 CR충전(복합레진 충전) 충전 시의 '과정'에 따라 세 종류가 있다. ● Low flow(흐르지 않음) ● Midium flow(중간) ● High flow(흐름이 좋다) → 와동(cavity)에 따라 구분해서 사용한다.	복합레진(composit resin) 실리케이트(silicate)충전기
8 광조사(빛을 쪼여 굳힌다)	광중합조사기 (photopolymerization)
9 연마(polishing)	교합지(articulating paper) 교합지 홀더 레진 연마용 포인트, 디스크 등 인접면 연마용 스트립스

준비기재 등

본딩제와 조사기를 준비한다.

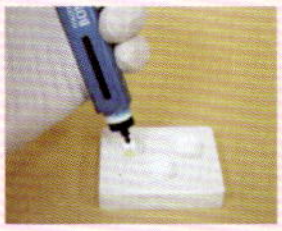

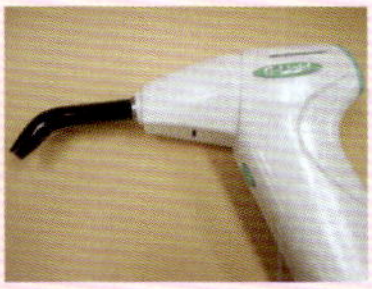

광중합조사기

각종 색 견본

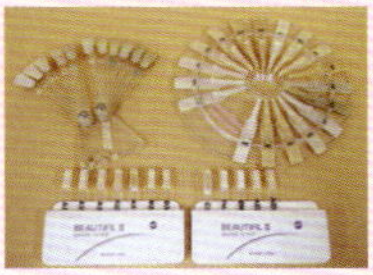

CR(: 복합레진)을 건네준다.

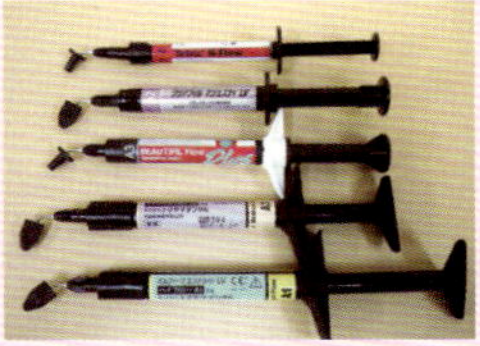

CR(: 복합레진)

조사기를 건네준다.

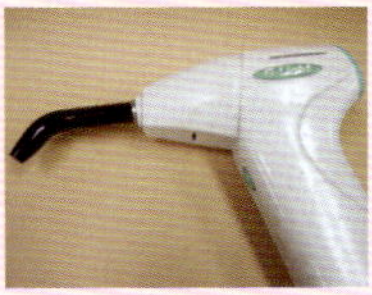

광중합 조사기

교합지와 홀더(holder)

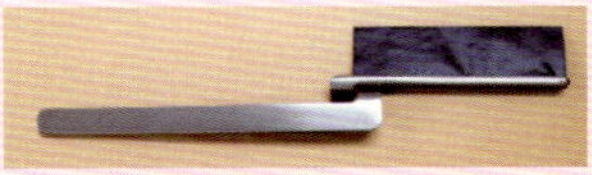

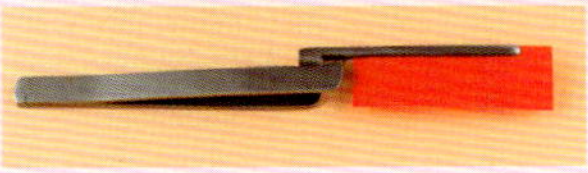

연마용 버(bur)

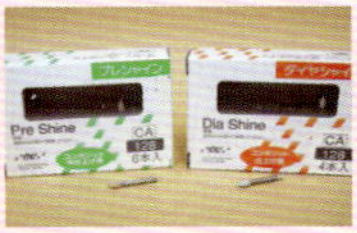

연마세트

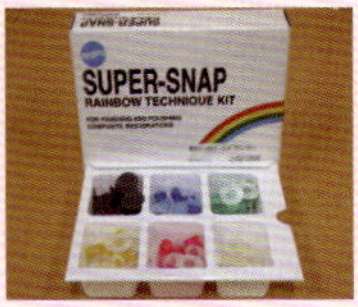

연마용 스트립스(strips)
(금속)

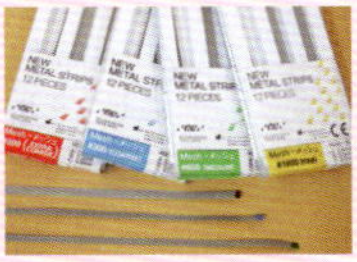

연마용 스트립스
(플라스틱)

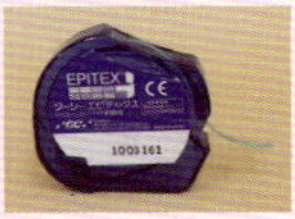

4 근관 치료(endodontics)

우식이 치수(dental pulp, 신경)까지 진행되어 치수가 변성되고 염증을 일으킨 경우에 실시하는 치료이다. 발수(pulp extirpation), 감염근관(infected canal)치료, 근관치료, 근관충전 등의 치료가 포함된다.

증상의 진행과 치료방법

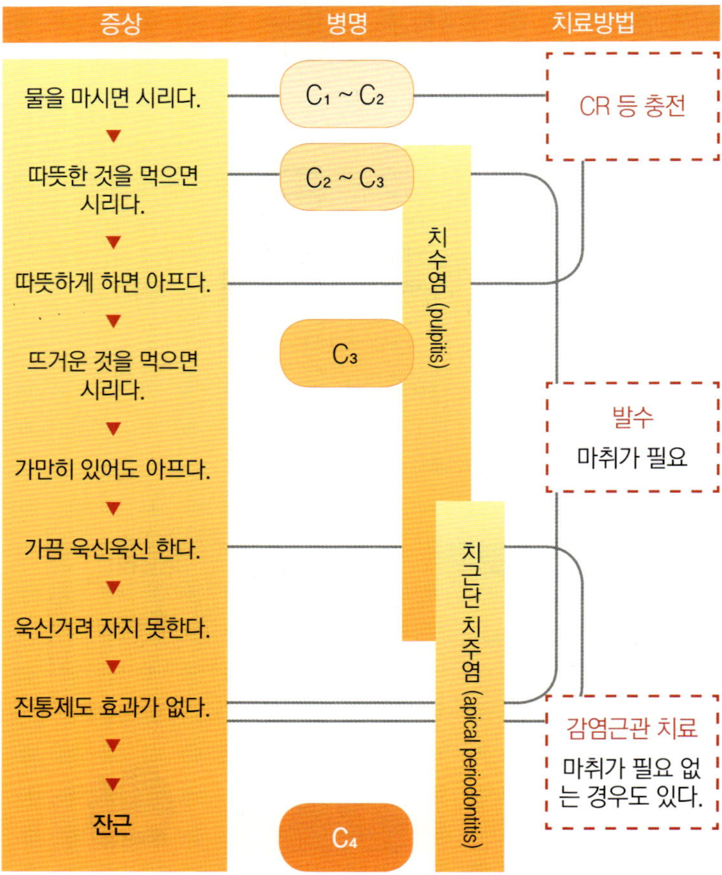

■ 근관 치료의 진행순서

1

생활치(vital tooth)와 실활치(denvitalized tooth)를 구분하기 위해 치수진단기(electric pulp tester; EPT)를 사용한다.

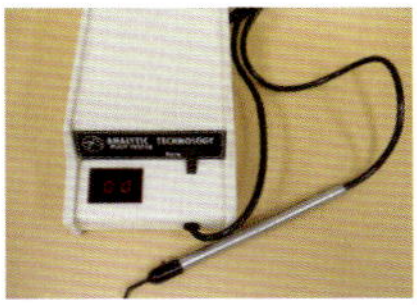

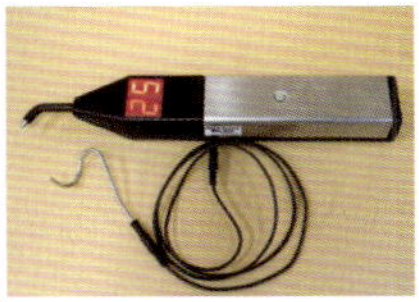

C_2, C_3

치수염, 치근단 치주염

발수 마취 필요	2	감염근관 치료 마취 필요 없음
근관장 측정	3	근관장 측정
근관 치료	4	근관 치료
근관 충전	5	근관 충전
X선 촬영	6	X선 촬영

근관 치료의 사용기재

파일(file)

치근 속을 치료하기 위해 가는 것부터 굵은 것까지 국제규격으로 만들어진 송곳처럼 생긴 것으로 파일(file)이라고도 한다.

형태별로 크게 3종류로 나뉜다.

- **파일**(file) : 단면이 삼각추의 금속을 꼰 형태를 하고 있다(기호: ▲).

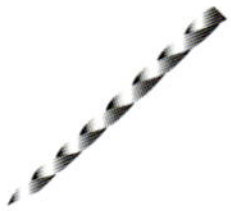

- **K파일** : 단면이 사각추의 금속을 꼰 형태를 하고 있다(기호 : ■).

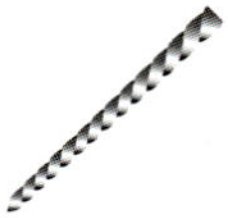

- **H파일** : 원추상의 금속에 나선형으로 파인 부분이 있다. 근관벽에 대고 끌어당김으로써 내벽을 깎으면서 확대할 수 있다(기호 : ●).

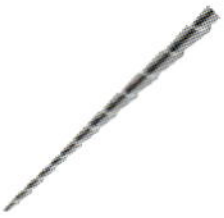

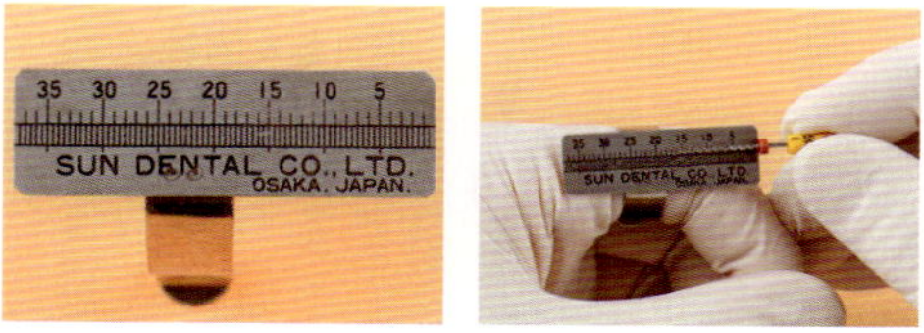

핑거 룰러(finger ruler) : 손가락에 대고 파일의 길이를 맞추는 자

파일(file)의 굵기

가늘다 → 두껍다

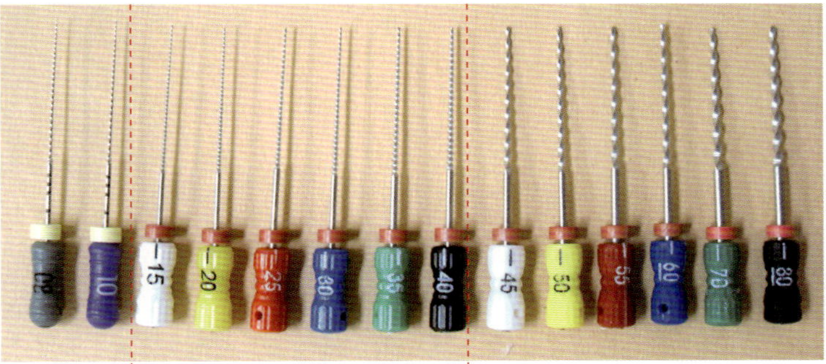

은색	보라	하양	노랑	빨강	파랑	초록	검정	하양	노랑	빨강	파랑	초록	검정

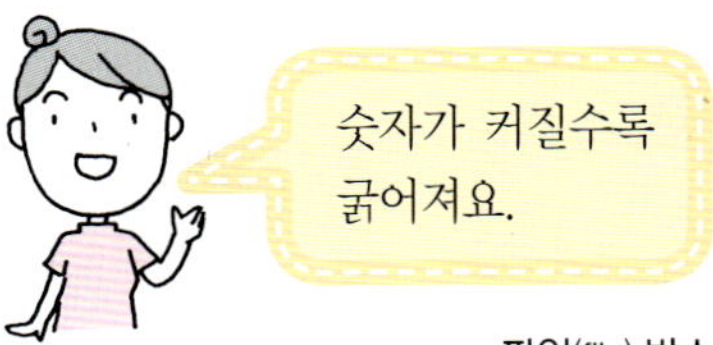

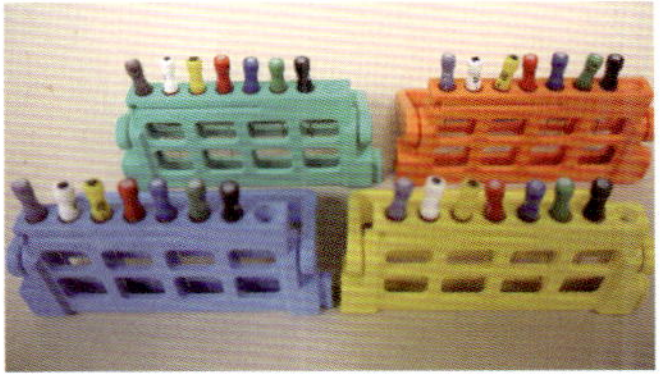

파일(file) 박스 :
파일을 수납하는 상자

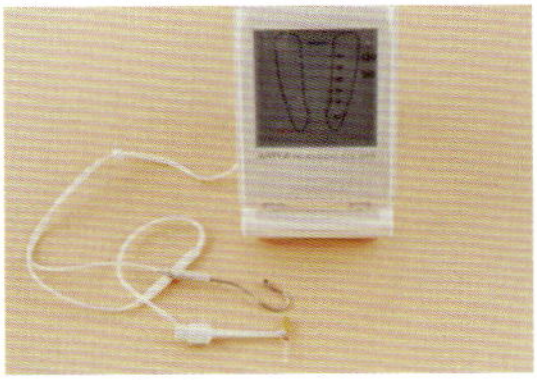

근관장 측정

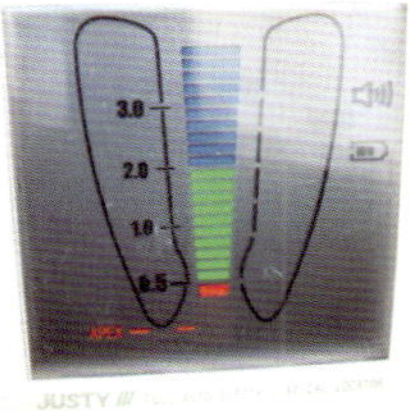

근관장 측정 화면

근관장 측정 : 전기적 근관장 측정기에 의한 근관장 측정. 근관의 길이를 전기적으로 측정하는 장치로 한쪽의 극을 고리를 이용해 입술에 걸고 다른 쪽은 파일에 연결해서 측정한다.

약제 세정: 네오크리너®와 H_2O_2 세정과 미늄시린지®, 스메아크린®

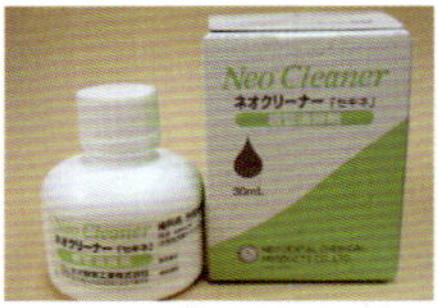

네오크리너®

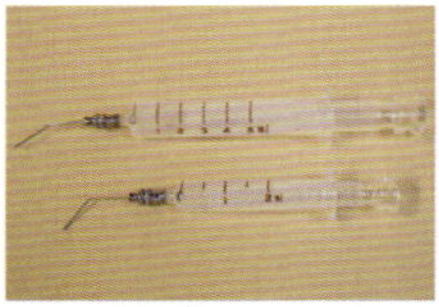

미늄시린지®

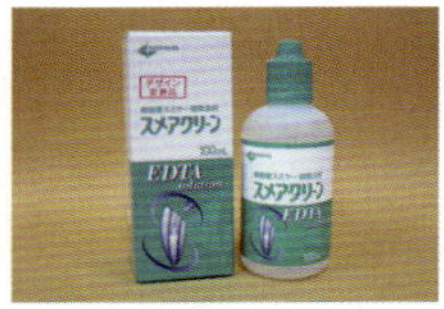

스메아크린®

근관(엔드)용 파일 부착 에어 스케일러

음파 또는 초음파에 의한 근관 내 세정장치(근관용 파일)

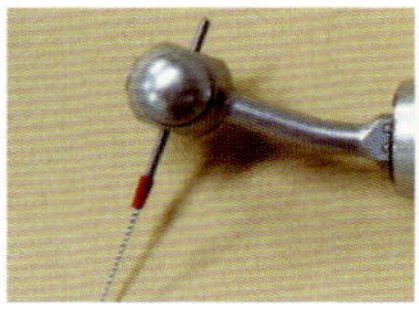

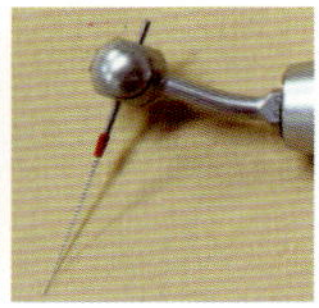

나이-타이 파일용 기재

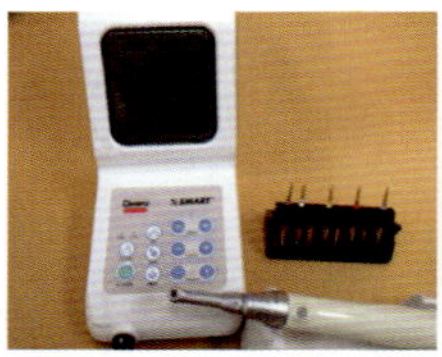

프로테바®

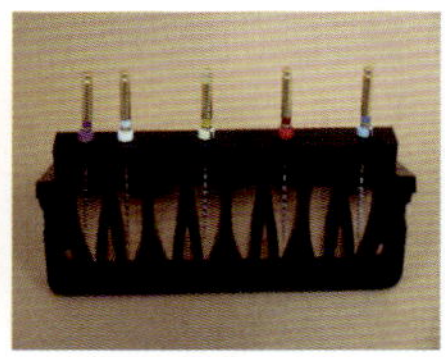

나이-타이 파일

거타퍼차(gutta percha) : 파일과 마찬가지로 굵기가 정해져 있다.

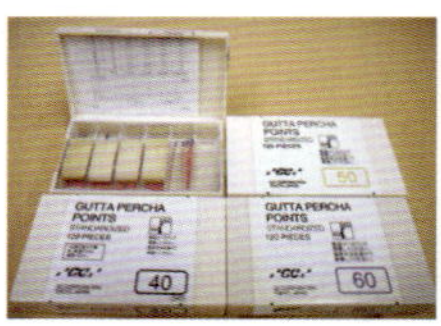

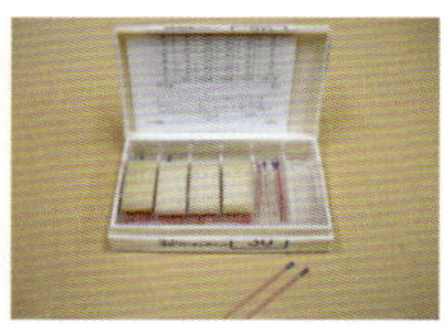

스프레더(spreader) : 근관 내에서 거타퍼차를 삽입할 근관벽 쪽으로 압력을 가하는 기구이다. 끝이 뾰족하다. 압력을 가해 생긴 공간에 거타퍼차를 넣는다.

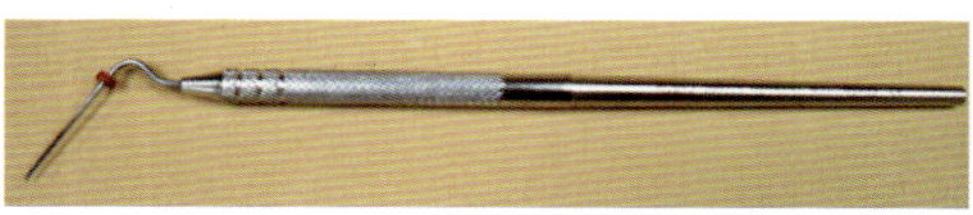

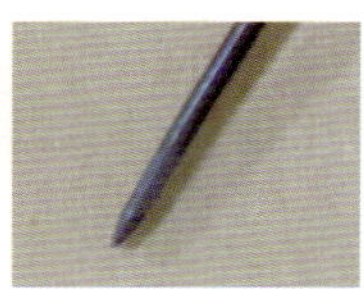

플러거(plugger) : 근충재를 넣어 치근단 방향으로 압접하는 기구로 끝이 편평하다. 따뜻하게 해서 사용하기도 한다.

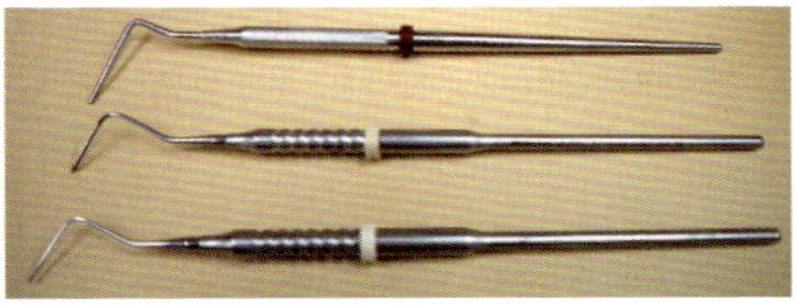
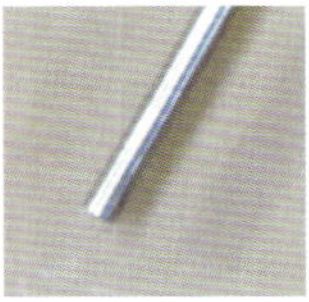

● 나이-타이 파일용 기재

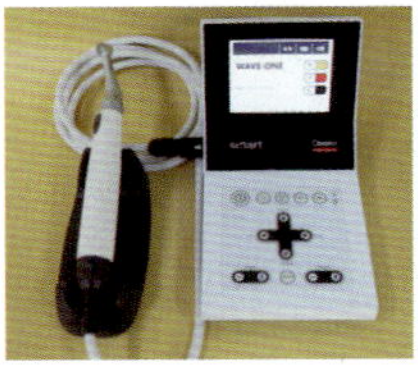

플렉스마스터(flexmaster) : 규정된 토크(torque) 이상이 되면 파일이 씹히는 것을 방지하기 위해 역회전하는 기전을 가진 콘트라앵글 시스템(contra angle system)

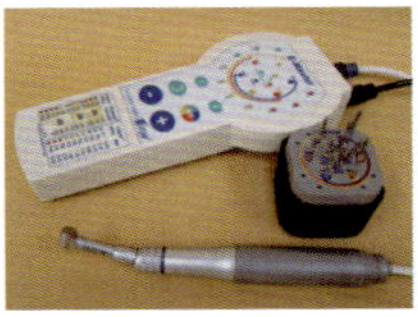

프로테이퍼(protaper) : 소수의 나이-타이 파일에 의해, 주로 크라운다운(crown down)법으로 근관형성을 하는 시스템으로 부하가 걸리면 역회전한다.

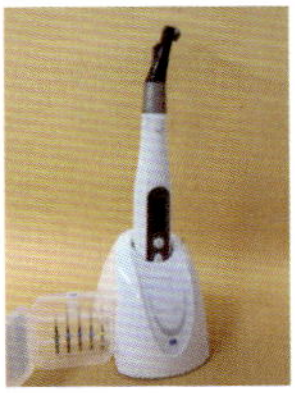

트라이오토(triauto) mini : 코드가 없는 핸드피스(handpiece) 오토토크리버스(auto torque reverse), 트위스트 모드 등의 기능을 가지며, 전용 근관장 측정기를 조합하여 근관장 측정을 하면서 근관확대를 할 수 있다.

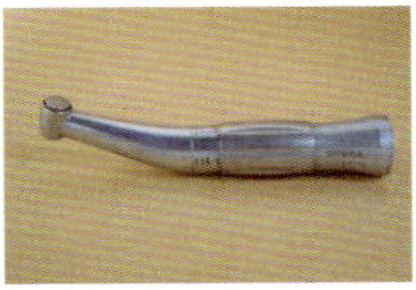

시로니티(sironiti) : 5단계의 토크(torque) 설정에 의해 많은 회사의 나이-타이 파일에 적응할 수 있는 콘트라앵글. 에어모터에 대응하는 것도 있다. 부하가 걸리면 슬립(slip)하여 더 이상의 부하가 걸리지 않게 한다.

Dr.의 치료순서

발수

치수염(pulpitis)(C_2, C_3~)
통증이 있는 경우에 실시하는 치료이다.

증상 : 따뜻해지면 통증이 나타난다. 뜨거운 것을 먹으면 시리다. 가만히 있어도 욱신욱신 쑤신다.

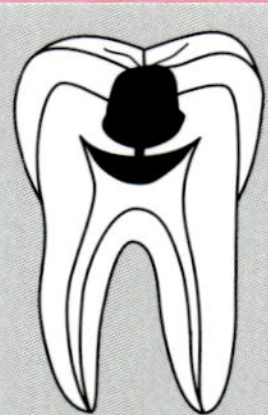

감염근관 치료

치수괴사(C_3, C_4)
치수가 실활(devitalized) 되었거나 X선으로 병소를 확인할 수 있는 경우에 실시하는 치료이다.

증상 : 붓고 아프며 치근 끝에서 고름이 나온다.

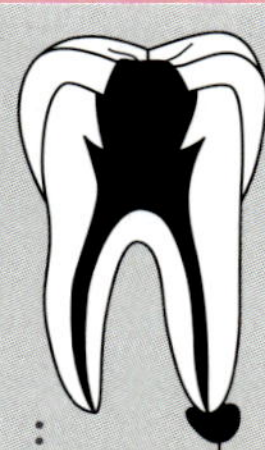

마취

침윤마취(infiltration anesthesia)

우식와 개구 · 확대/연화상아질 제거

치관부 치수 제거

근관 입구 명시

근관 입구를 잘 보이게 확대하여 파일이 들어가기 쉽게 한다.

치수진단기 (electric pulp tester)

주사바늘 · 주사기

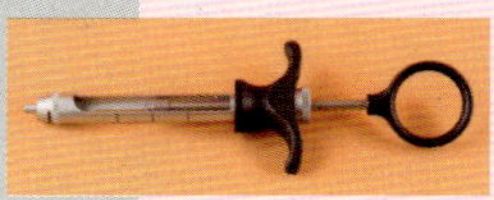

터빈 버, 엔드용 버, 나이-타이 파일

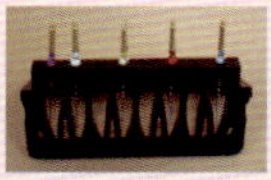

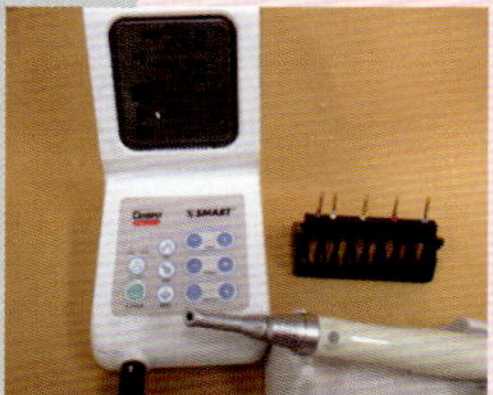

프로테이퍼® (나이-타이 파일)

준비기재 등

디지테스트®
(전기 치수진단기)

전기 치수진단기 미약 전류를 사용하여 치수의 생활력을 진단하는 장치. 사용할 때는 팁(tip) 끝에 페이스트를 붙인다.

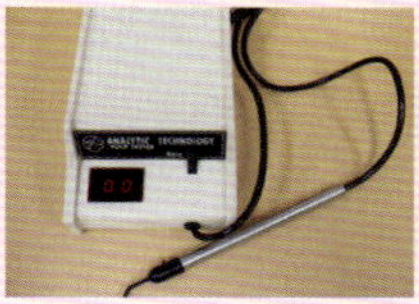

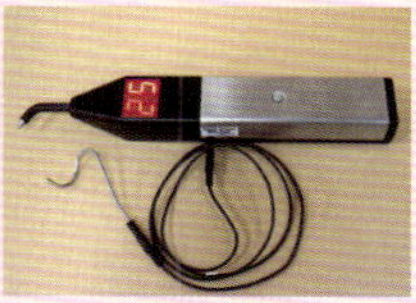

핸디타입 치수진단기

근관 치료 개구 부분의 대략적인 크기와 근관구의 위치 및 개수

솜마개는 이 근관구(root canal orifice) 개수에 따른 수량이 필요하다.

개구 부분의 크기 **근관구 위치 · 개수**

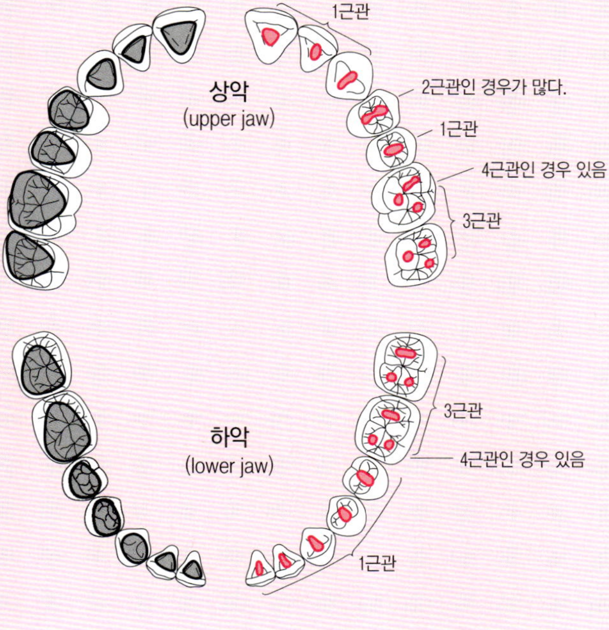

Dr.의 치료순서

발수

발수 바늘과 H-파일로 치수를 제거한다.

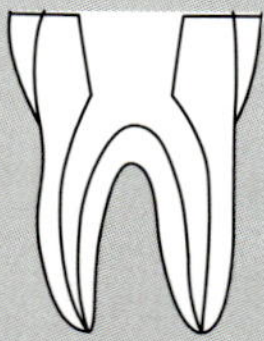

발수 바늘, 파일

근관장 측정

근관장측정기(EMR)와 X선으로 근관장을 확인

근관장 측정기
엔드용 버
나이-타이 파일

근관치료(root canal)

근관 확대

근관 충전이 용이하도록 파일의 굵기를 증가시켜 근관벽이 하얗고 단단한 상아질이 될 때까지 확대 형성한다.

파일

근관 세정

근관 내를 네오클리너®, H_2O_2 등으로 세정한다.

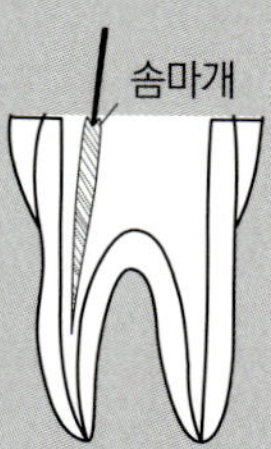

근관용 세정제
시린지
솜마개

근관 첩약

약제를 솜마개에 묻혀 바른다.

근관첩약제
솜마개

가봉(provisional sealing)

가봉재
면구

준비기재 등

파일 박스(file box)

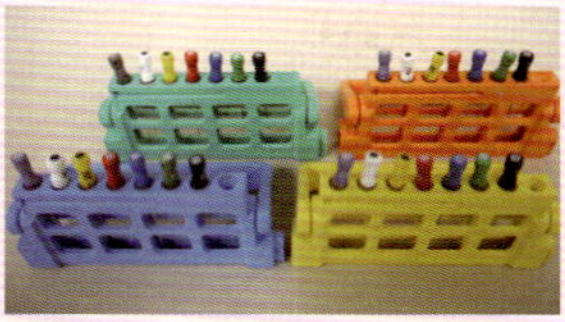

전기근관장측정기

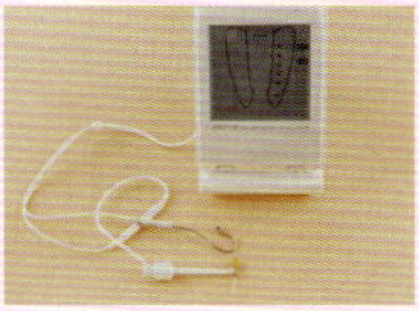

파일 박스

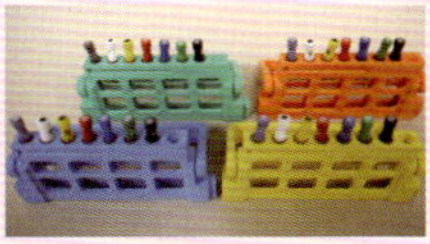

미늄시린지®

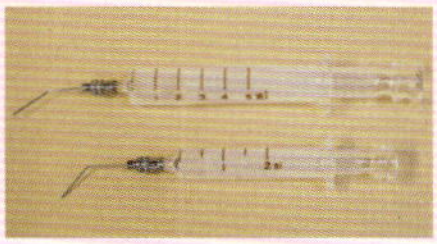

네오클리너®, H_2O_2 등 뮴시린지
(약제 세정에 사용한다. 유리제품이므로 취급에 주의가 필요)

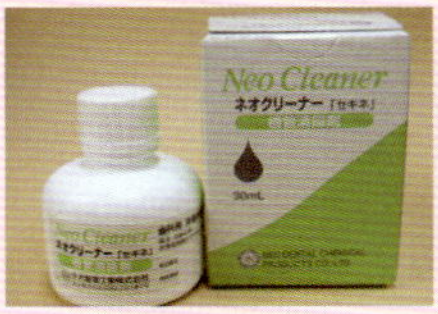

네오크리너®

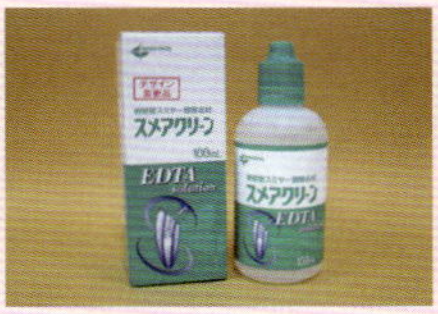

스메아크린®

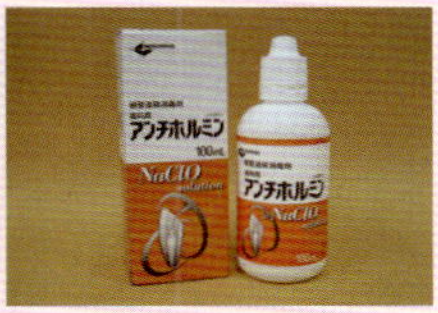

안티호르민®

FC 등

수경성 가봉재 등(예 : 하이실®)

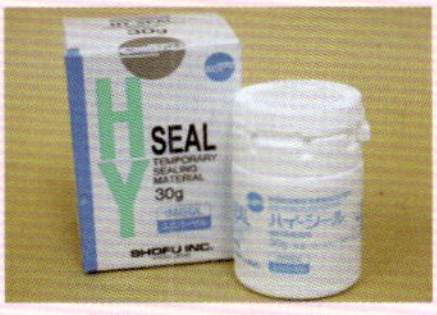

Dr.의 치료순서

근관 충전

근관 내와 치근단 병변이 진정되면 근관충전재(거타퍼차)를 근관 내에 촘촘히 넣고 근관을 봉쇄한다.

측방가압 근관 충전

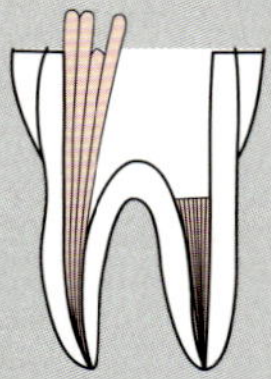

거타퍼차(gutta-percha)
엔드용 핀셋(pincette)
실러(sealer)
스프레더(spreader)
플러거(plugger)

수직가압 근관 충전

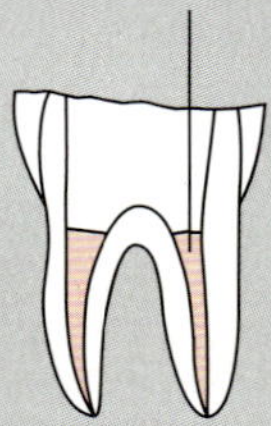

거타퍼차(gutta-percha)
페이퍼 포인트(paper point)
실러(sealer)
거타퍼차 캐리어
엔드용 핀셋
플러거(plugger)
거타퍼차 용해제
근관 석션(suction)

X선 촬영

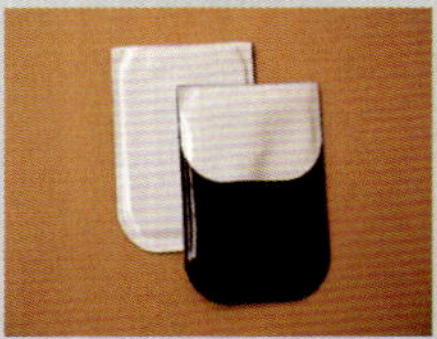

근관 충전 후 확인을 위해 실시한다.

X선 필름 또는 이미징 플레이트(IP) 등

준비기재 등

	캐널스®(canals)	캐널실러®
실러	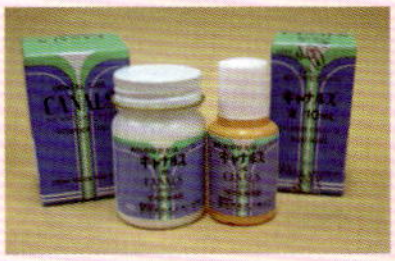	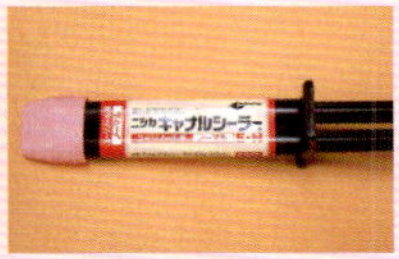

거타퍼차
(gutta-percha)

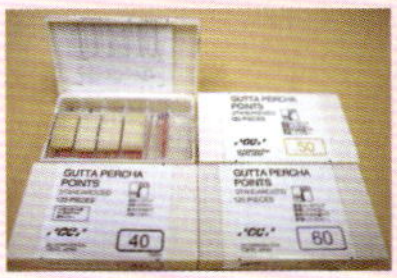

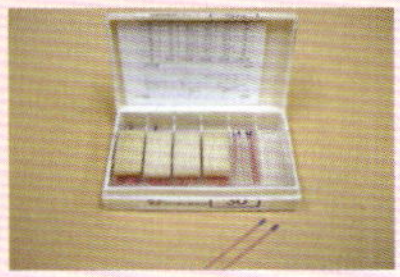

스프레더
(spreader)

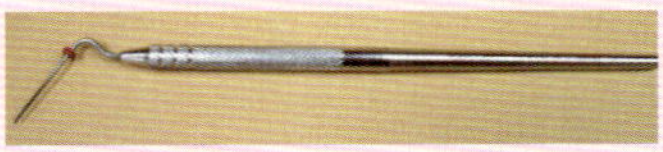

※끝이 날카롭다.

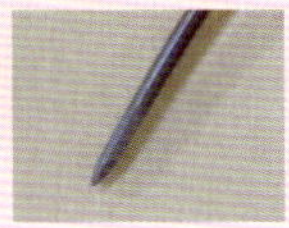

페이퍼 포인트
(paper point)

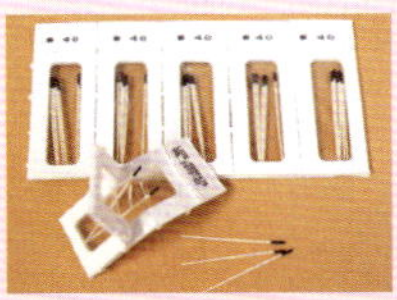

플러거
(plugger)

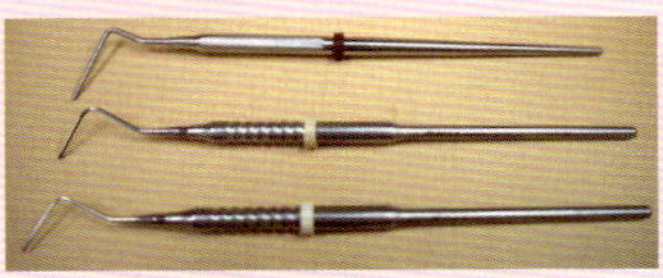

※끝이 편평하다.

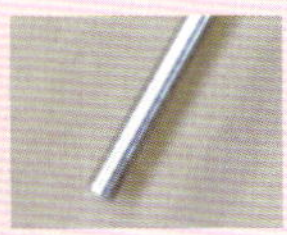

X선 촬영 준비

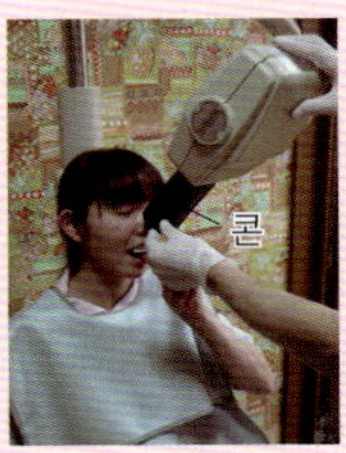

5 발치(tooth extraction)

발치 시 준비할 기구를 잘 기억해두자. 특히 발치겸자(extraction forceps)는 사용 부위에 따라 모양이 다르므로 주의가 필요하다.

일반 발치

■ 일반 발치에서 준비하는 기구

- 기본 세트(p.60 참조)
- 도포마취제(p.90 참조)
- 지혈겸자(hemostat)(p.165 참조)
- 주사기(①)
- 발치기자(elevator)(②)
- 겸자(③)
- 외과용 핀셋(④)
- 외과용 큐렛(curette)(⑤)
- 생리식염수(시린지, syringe)(⑥)
- 스폰젤(spongel)(⑦)
- 멸균 거즈(⑧)

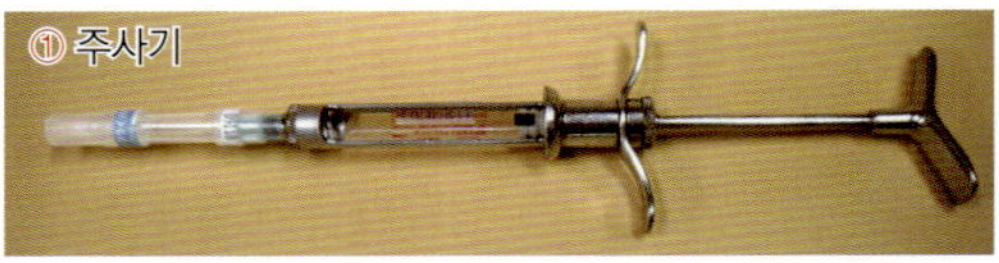

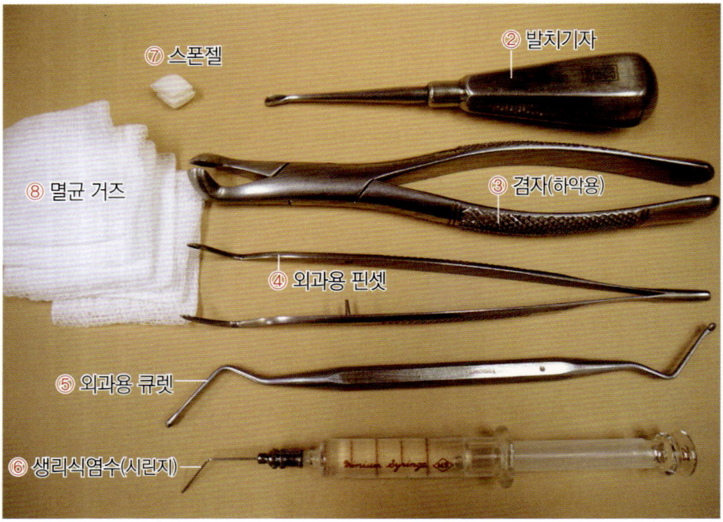

■ 발치기자(elevator)

발치할 때 치아를 치조골(alveolar bone)에서 떼어내기 위해 사용하는 기구

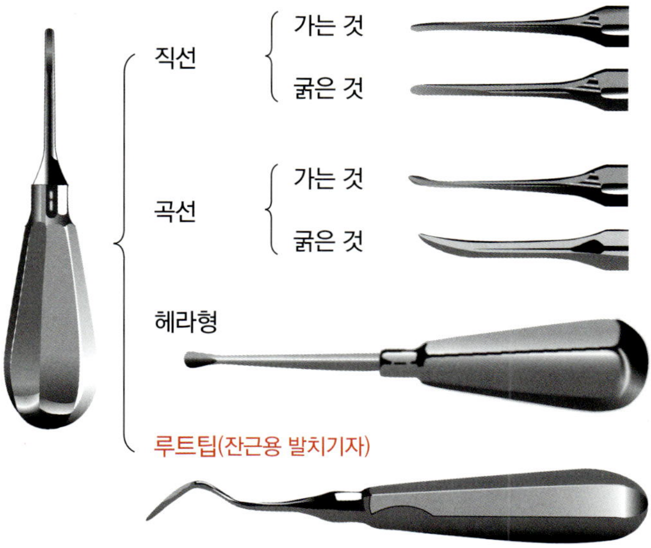

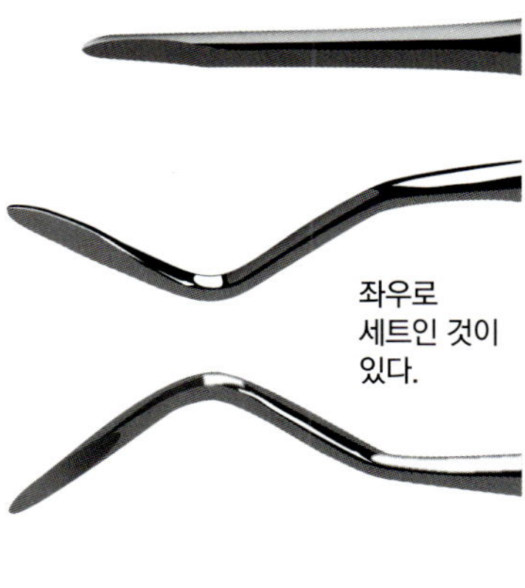

■ **겸자(plier)**

치아를 잡아서 뽑기 위한 플라이어(plier)

- **상악용**
  기본적으로 끝이 두 번 굽어 있다. (전치용 제외)
  - 전치용

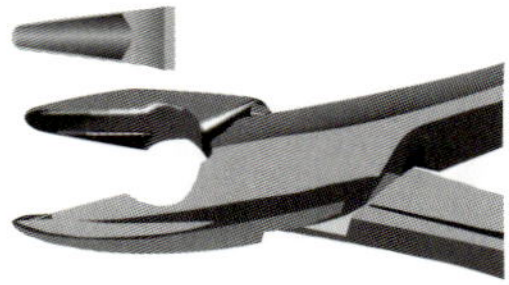

  - 소구치용

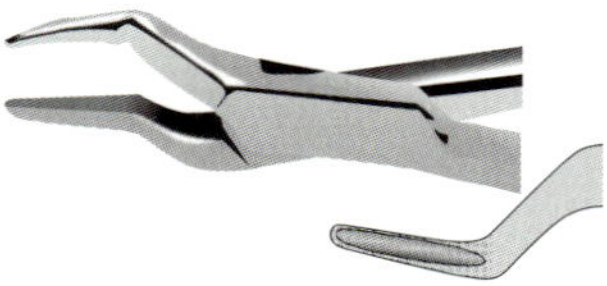

  - 대구치용

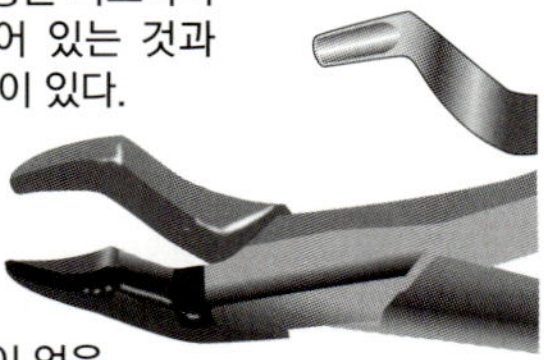

대구치용은 가조각이 부착되어 있는 것과 없는 것이 있다.

가조각이 없음

- **하악용**
  끝은 L자로 한 번만 휘어 있다.
  - 전치소구치용

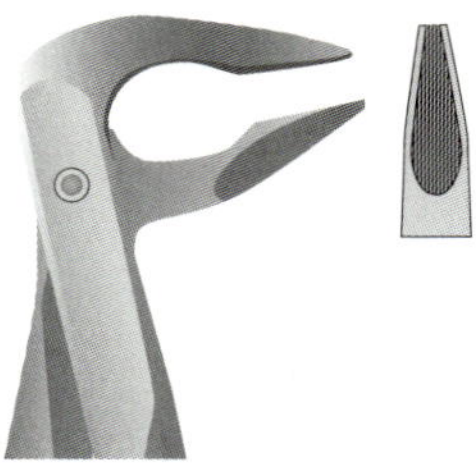

  - 대구치용

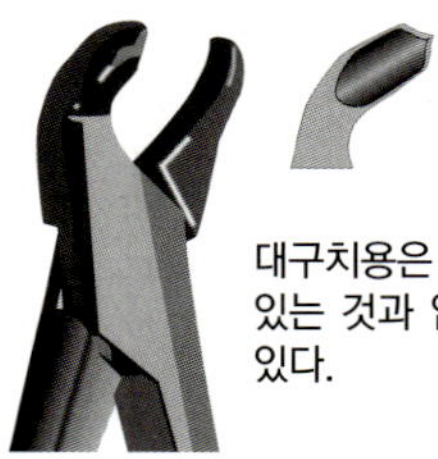

가조각이 있음

대구치용은 가조각이 있는 것과 없는 것이 있다.

잔근용

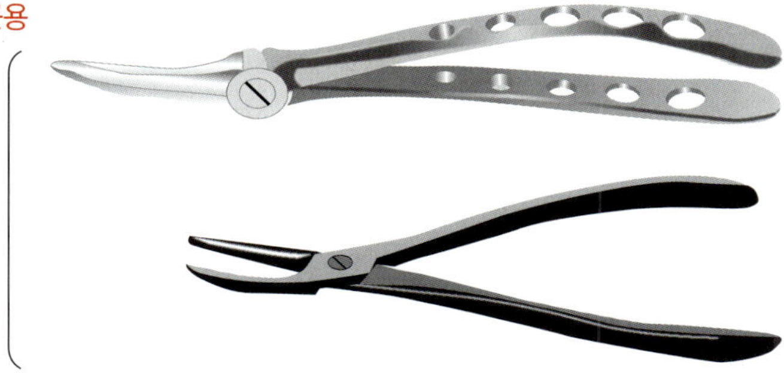

골겸자

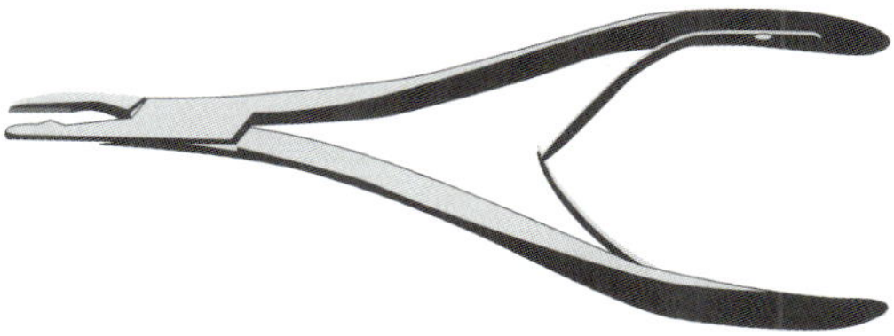

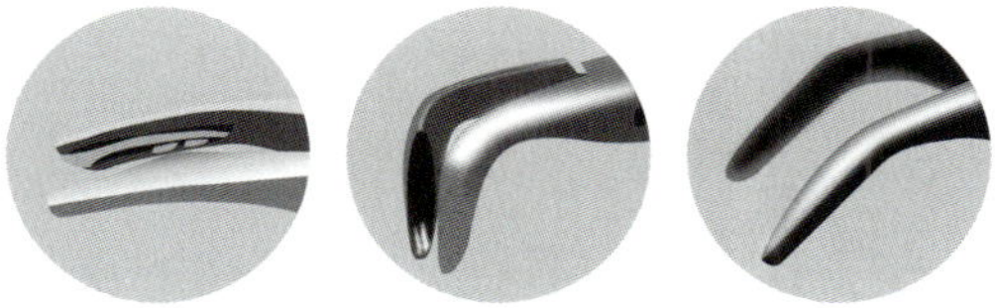

■ **외과용 큐렛(surgical curette)**

발치한 후 뼈 안에 있는 염증조직을 깨끗하게 하기 위한 스푼 모양의 기구, 우식 치료 시 사용하는 스푼엑스커베이터(spoon excavator)보다 스푼 모양이 큰 것이 특징이다.

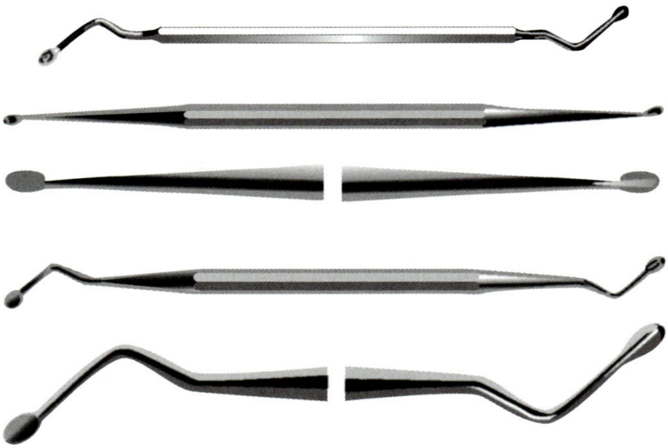

■ **외과용 핀셋(surgical pincet)**

잡는 부분이 외과용 큐렛의 끝부분처럼 스푼형으로 되어 있다. 핀셋으로 염증조직을 잡아 떼어내도록 되어 있다.

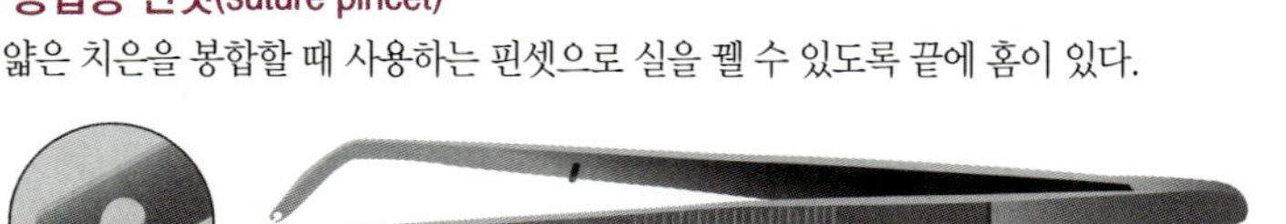

■ **봉합용 핀셋(suture pincet)**

얇은 치은을 봉합할 때 사용하는 핀셋으로 실을 뀔 수 있도록 끝에 홈이 있다.

■ **지혈겸자(hemostat)**

일반적 외과치료에서는 지혈용으로 사용하는 것이 아니라 염증조직이나 치은판을 잡는 조작에 사용한다. 끝이 직선 모양인 것과 곡선 모양인 것 두 종류가 있다.

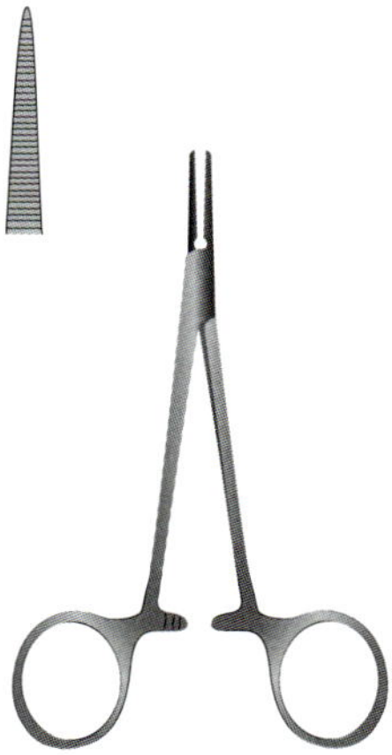
직선 모양 지혈겸자

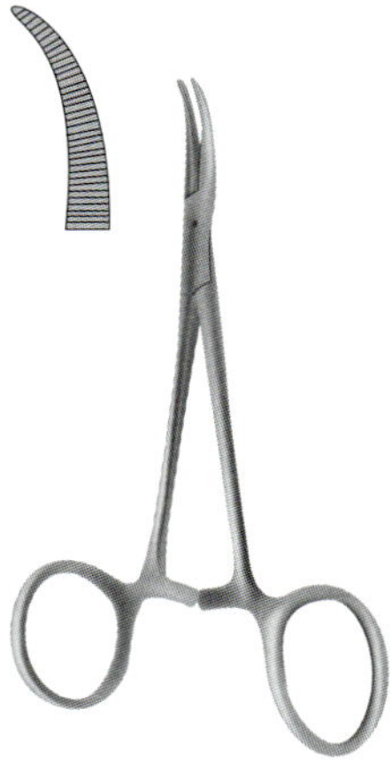
곡선 모양 지혈겸자

■ **조직겸자(tissue plier, 갈고리가 있는 것과 없는 것 두 종류가 있다)**

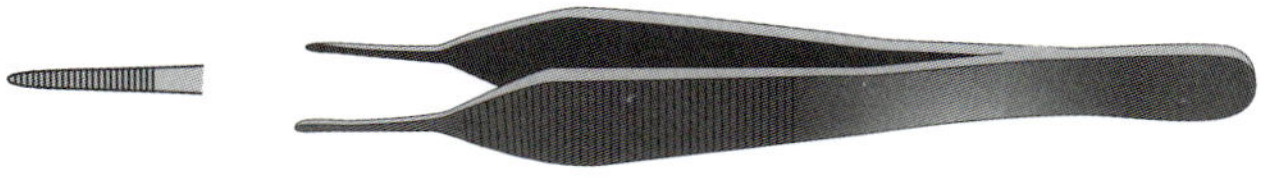

■ **조직겸자(tissue forceps)**

갈고리가 있는 것

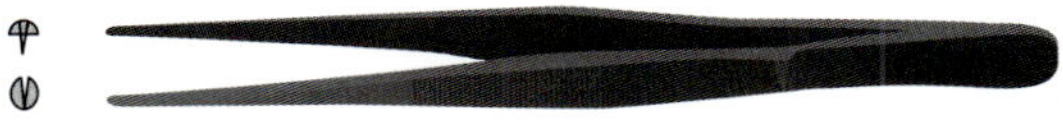

Dr.의 치료순서

1 전신상태 확인

2 도포마취 (topical anesthesia)

면봉에 도포마취제를 발라 트레이(tray)에 준비한다. 의사가 점막에 바른 후 2분 정도 기다린다. 이때 도포만으로는 효과가 없기 때문에 면봉에 묻힌 도포마취제를 커튼롤 등으로 점막에 충분히 묻혀둔다.

3 침윤마취 · 전달마취 (주사마취)

마취가 되는 동안 기다린다.

4 발치

종료

준비기재 등

혈압계

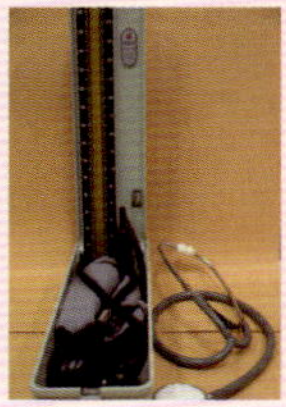

펄스옥시미터 (pulse oximeter)

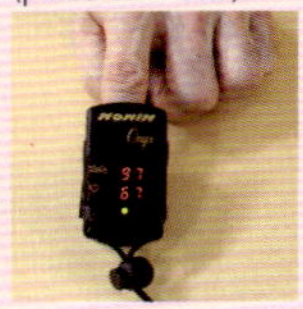

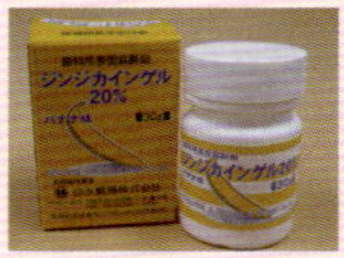

진디카인겔

도포마취가 되는 동안에 주사기 준비

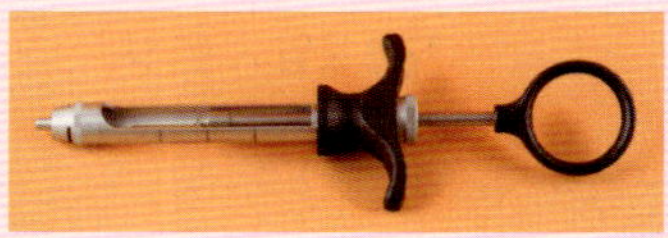

주사기

마취되는 동안 발치기구 준비
(p.160 참조)

지혈을 기다리는 동안 시술 후 출혈 대처법과 약 복용에 대해 설명

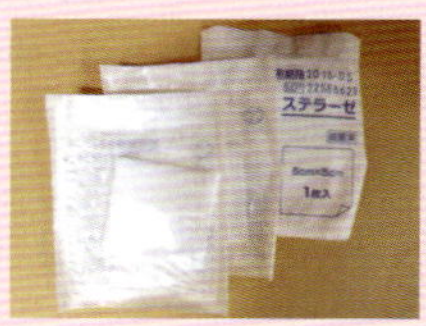

스텔라아제®
환자에게 제공하는 멸균거즈

■ 발치 후 주의사항

- 발치 후에는 환자에게 주의사항을 설명함과 동시에 다음과 같은 주의사항을 적은 안내문을 주는 것이 좋다.

발치 후 주의사항

1. 지혈될 때까지는 가능한 한 안정을 취하세요. 자극에 의해 출혈, 부종, 통증 등이 일어날 수 있으니 당일은 입욕, 음주, 자극적인 음식과 딱딱한 음식, 격한 운동 및 침을 세게 뱉으면 안 됩니다.

2. 양치질은 지혈된 후 미지근한 물로 천천히 머금는 정도로 하세요.

3. 통증이 느껴질 것 같으면 사용법에 따라 지시대로 진통제를 드세요. 만약 이상(복통, 설사, 습진 등)이 느껴지면 복용을 중단하세요.

4. 만약 나중에 또 출혈이 일어나면 깨끗한 거즈를 15~20분 정도 출혈 부위에 대고 꽉 눌러주세요.

5. 상처면은 세균이 감염되기 쉬고 곪기 쉬우니 손으로 만지지 말고 청결을 유지해 주세요.

치과병원명 :
주소 :
전화번호 :

수술 후 주의사항

난발치(complicated extraction)

■ 난발치에서 사용하는 기구

- C_4 등의 잔근(root tip), 휘어진 치근, 매복치(impacted tooth) 등은 치은판을 열어 치조골을 노출시켜 뼈를 삭제하거나 치근을 분리한 후 시행하지 않으면 발치가 불가능하다. 이러한 번거로운 발치를 난발치라고 한다. 일반적인 발치기구와 함께 다음과 같은 기구가 필요하다.

▪ 블레이드 홀더(blade holder)

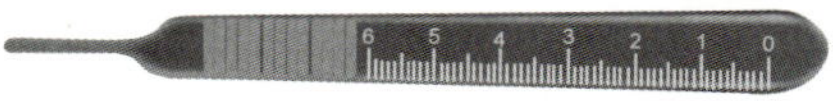

▪ 블레이드(blade)

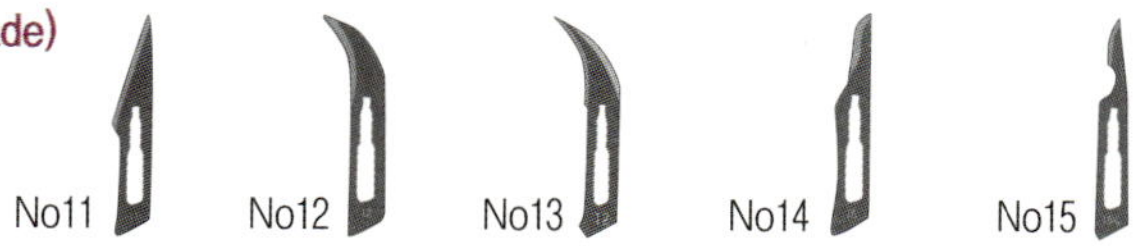

▪ 치은박리기자(periosteal elevator)

치은을 치조골로부터 벗겨내어 뼈 가장자리나 외측면을 보기 쉽게 하기 위한 기재로 대부분 대, 소의 크기가 있다.

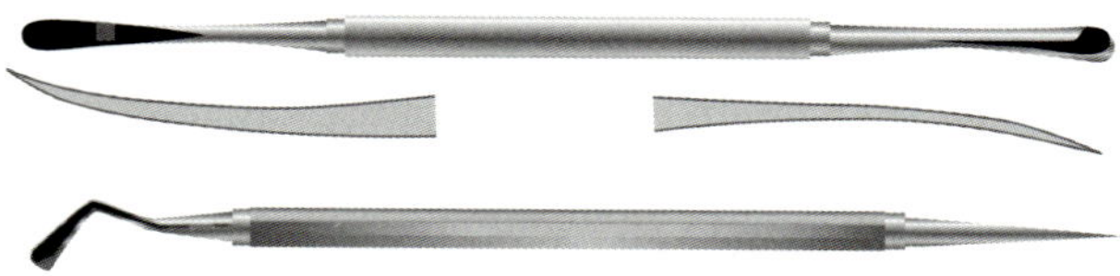

▪ 골겸자(bone rongeur)

뾰족한 뼈를 잡고 제거한다.

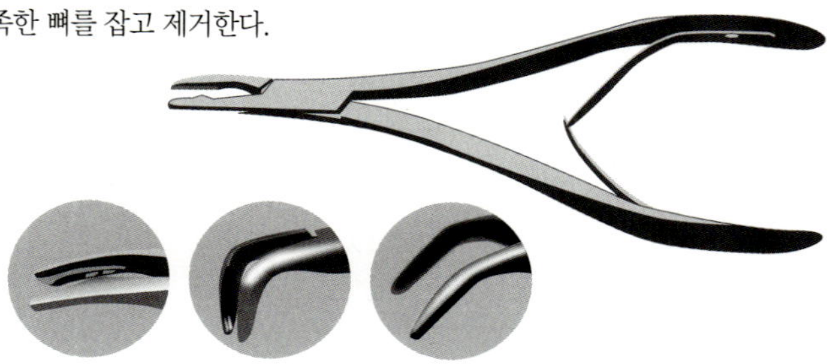

■ 지침기

실이 부착된 바늘을 잡고 봉합하기 위한 기구

가위 형태

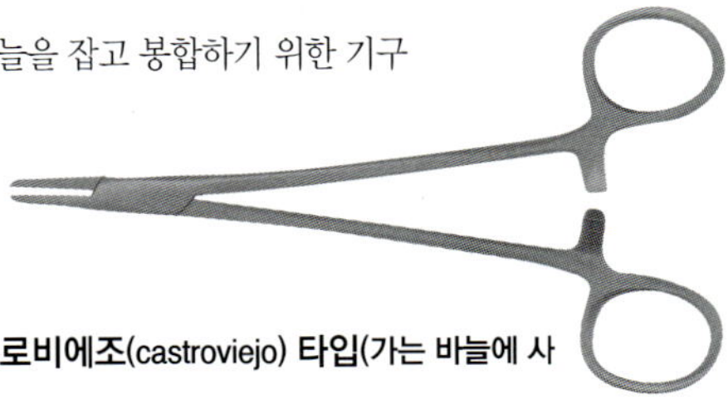

※그 밖에 카스트로비에조(castroviejo) 타입(가는 바늘에 사용)이 있다.

■ 치은가위

치은판을 조절하기 위한 가위

GF16(골드만폭스16®)

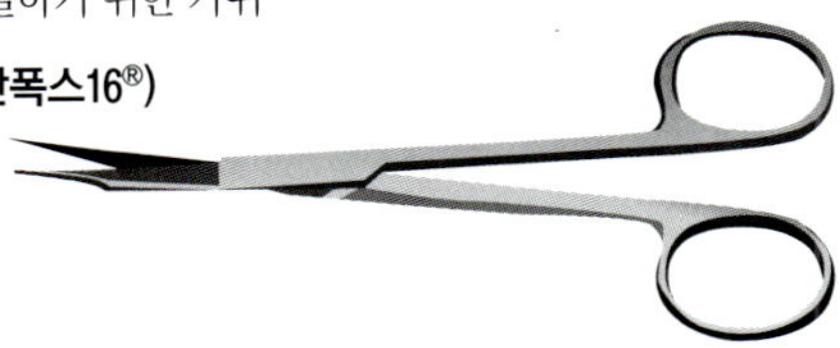

라그랑제(lagrange) 타입

칼날부가 S자형으로 굽어 있다.

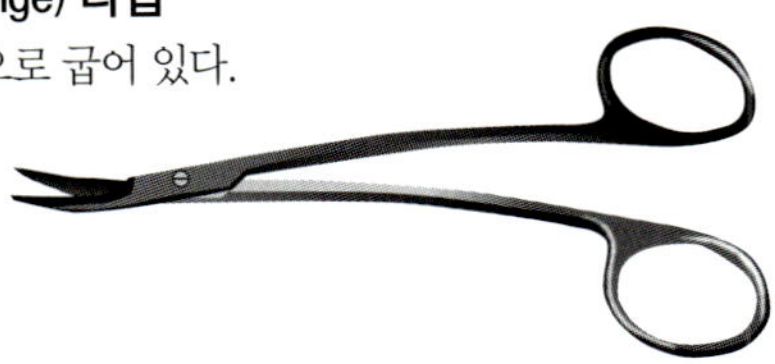

카스트로비에조(castroviejo) 타입

유연한 판용수철(leaf spring)이 달린 가위

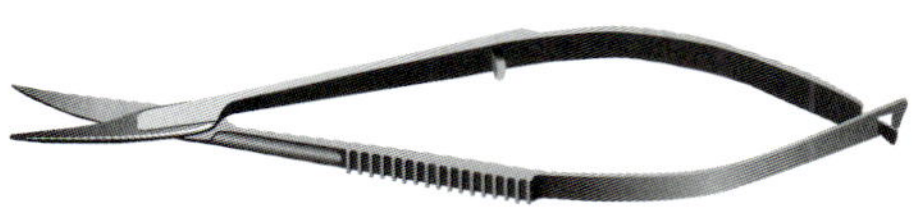

■ 전달마취용 주사기, 전달마취 주사침(필요에 따라)

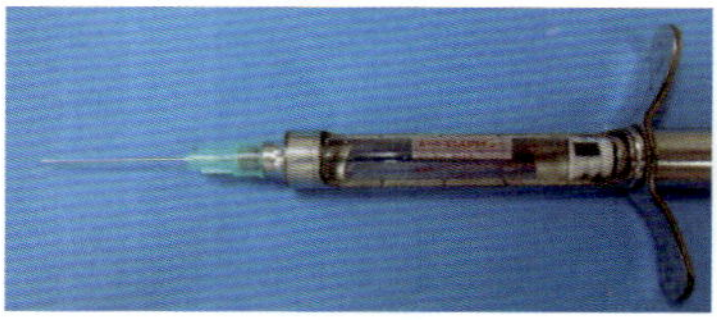

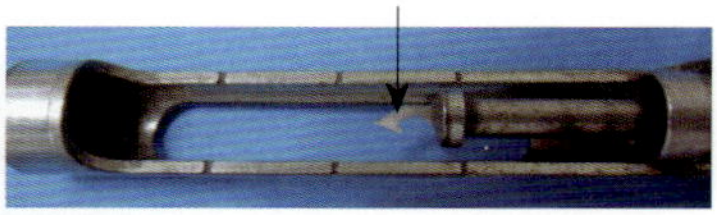

※카트리지 뒤쪽의 러버(rubber) 속에 갈고리가 들어가야 한다.

■ 라운드 버(round bur, 골삭제용) 대 · 중 · 소

뼈의 모양을 다듬기 위해 콘트라앵글에 부착해 사용하는 콘트라앵글용 스틸 버를 멸균하여 외과용으로 준비해둔다.

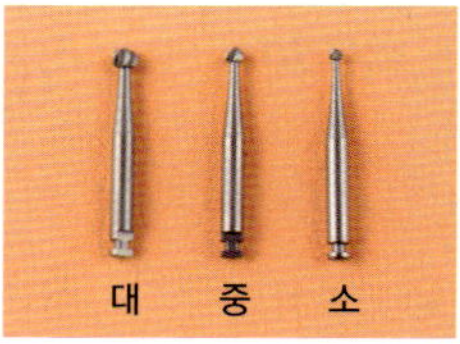

■ 터빈 버(turbine bur, 분할용)

긴 것, 보통, 짧은 것이 있다.
터빈 버도 멸균하여 거즈 등을 감아 싸둔다.

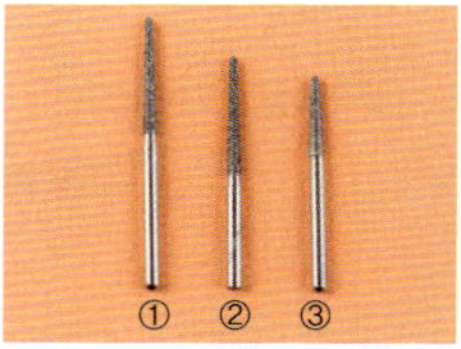

① TK 롱 버
② TK 롱 버(짧음)
※직접 커트해서 제작
③ 터빈 버(TR-2)

■ 잔근용 발치기자(elevator)

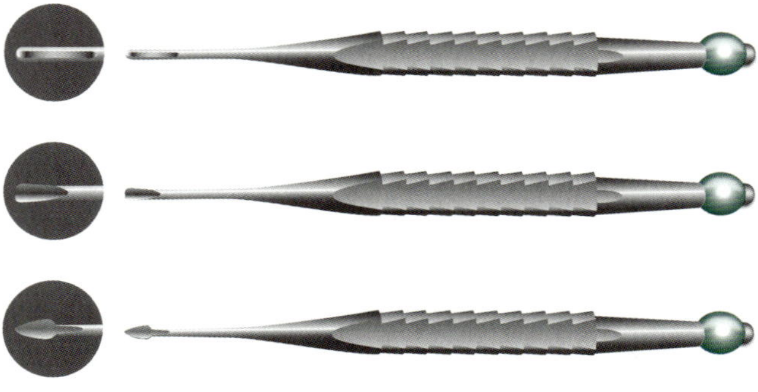

우리 치과병원에서는?

6 치관 수복

우식 치료를 위해 삽입하는 인레이(inlay, 형성한 후 제작하는 충전물)나 근관 치료술 후 및 큰 우식 치료를 위해 치아에 씌우는 금관 등 치관을 본래의 형태로 만들거나 기능을 회복시키는 치료법이다.

■ **치관수복의 진행과정**

생활치 (vital tooth) 치수가 살아 있는 치아 → 침윤마취 (infiltration anesthesia)

실활치 (devitalized tooth) 근관 치료 후의 치아 →

- **금속 코어 :** 형태를 떠서 금속을 주조하여 만든다.

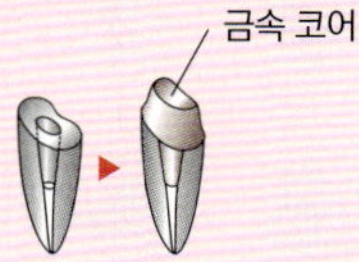

- **레진 코어 :** 코어용 레진으로 제작된 토대(코어). 구강 내에서 직접 코어를 만든다.

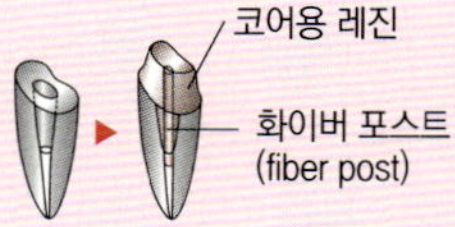

  - → 코어용 레진 + 금속 핀(스크류 핀, 스크류 포스트)

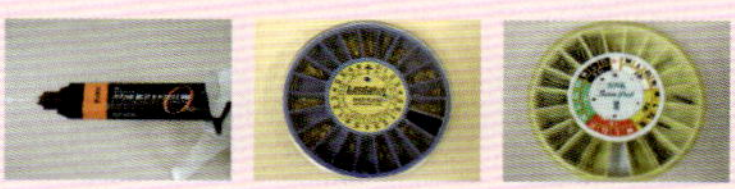

  - → 코어용 레진 + 화이버 포스트

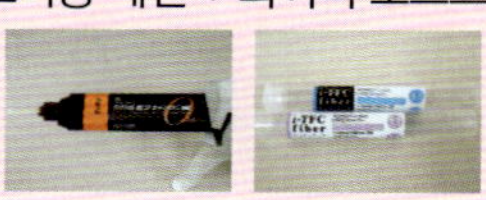

치관 수복의 종류

와동 형성 : 인레이와 레진충전을 위해 치관 일부를 삭제하는 것

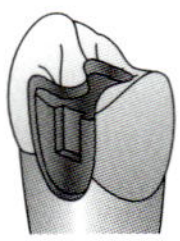

- **레진(resin)충전 (복합레진)**

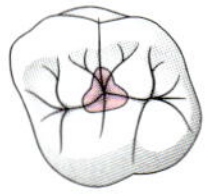

CR

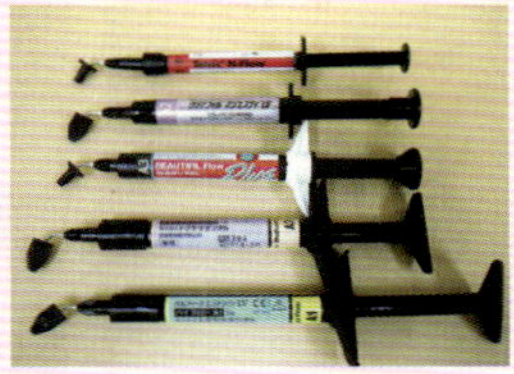

- **인레이(inlay, In) :** 치관 일부를 모양을 떠서 수복하는 방법
  - 레진(resin) 인레이
  - 포세린(porcelain) 인레이
  - 금 인레이

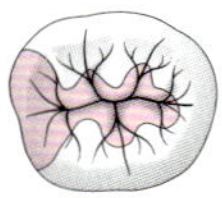

형성 (preparation)

- **금관(crown, Cr) :** 치관 대부분을 삭제하여 치관을 덮는 수복방법
  - **3/4관 :** 전치 4면 중 순측을 남긴 다른 3면을 삭제하고 넣는 금속관

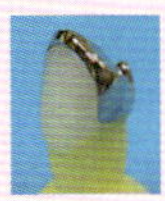

  - **4/5관 :** 소구치, 대구치로 협측면을 남기고 다른 면을 금속으로 덮는 수복방법

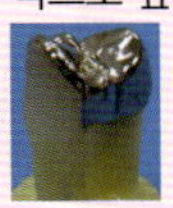

  - **전부 피복관(full crown) :** 치관부를 전면적으로 인공물로 덮는 방법. 금속관, 전장관, 재킷크라운(jacket crown)이 있다.

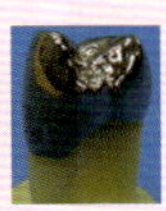

- **가공의치(bridge, Br) :** 원칙적으로 결손부 앞뒤 치아에 다리를 연결해 기능과 교합을 회복시키는 방법

■ 형성(preparation)과 인상(impression)의 진행과정

Dr.의 치료순서	
① preparation	도포마취(topical anesthesia) 침윤마취(infiltration anesthesia) 주사기(syringe) 터빈 버(turbine bur)
② 치은압배(gingival retraction)	압배사 cord packer의 준비
③ 인상채득(impression taking)	트레이(tray) 인상재(impression material) ┌ 한천 + 알지네이트(alginate) └ 실리콘 · 인상재 등
④ 교합채득(bite registration)	바이트용 왁스 바이트용 실리콘 등
⑤ 임시 ┌ 금관 제작 └ 가공의치(bridge)	기성관, acrylic resin으로 제작

준비기재 등

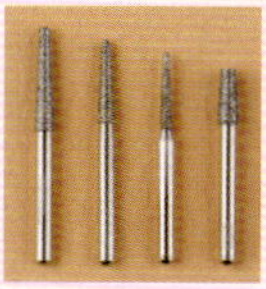
레귤러

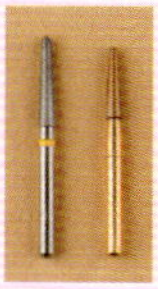
화인

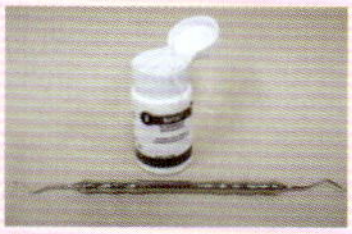
Gingi cord®

cord packer

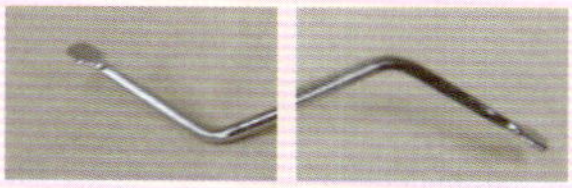
※ cord packer의 끝부분 확대

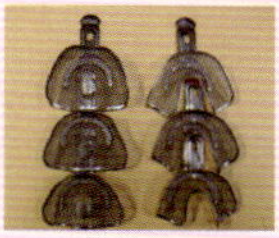
트레이

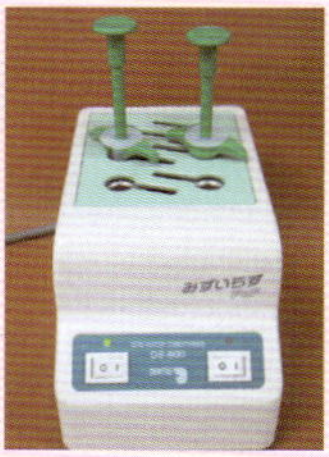
agar 콘디셔너

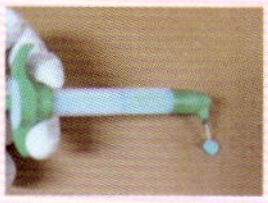
한천

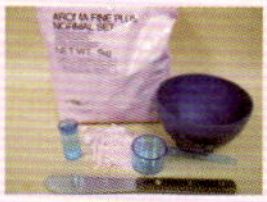
알지네이트

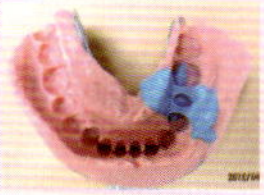
인상채득 후

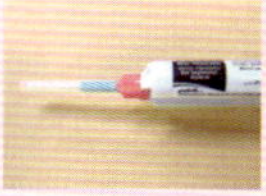
바이트용 실리콘

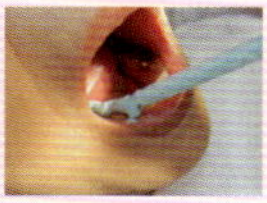
인젝션 타입의 바이트용 실리콘

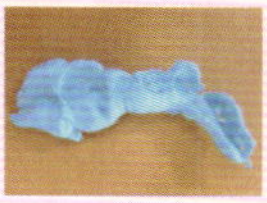
채득 직후의 실리콘 바이트

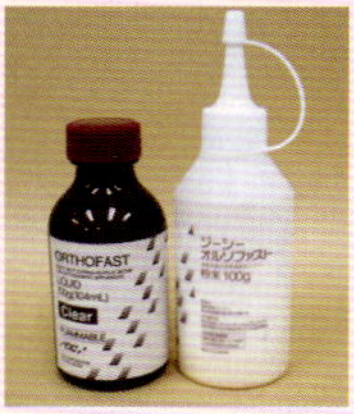

acrylic resin

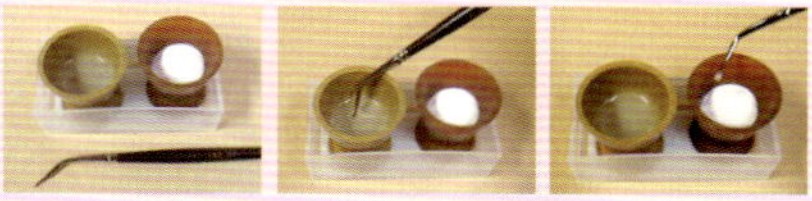

7 의치(denture)

의치는 치아가 없는 부분에 넣는 보철물로 가공의치(bridge)로는 치료하지 못하는 다수의 치아결손부에 적용하는 것이 기본이다. 의치에는 국소의치(partial denture)와 총의치(complete denture)가 있다.

보철물의 종류

종류			형태
보철물	금관(crown)		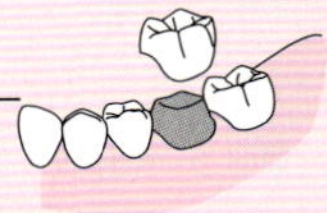
	가공의치(bridge)		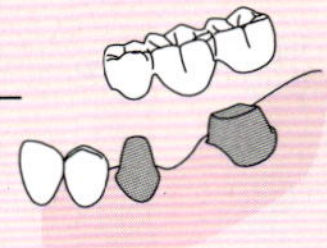
	의치 (denture)	**국소의치(partial denture)** 레진상 금속구조물	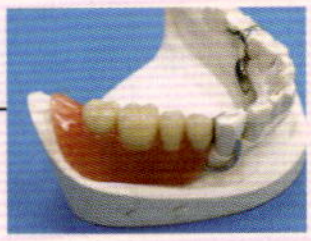
		총의치(complete denture) 레진상	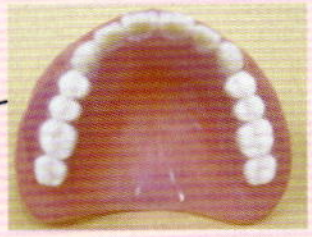
		금속상	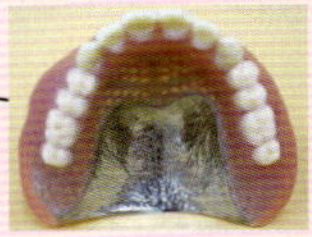

의치 각부의 명칭

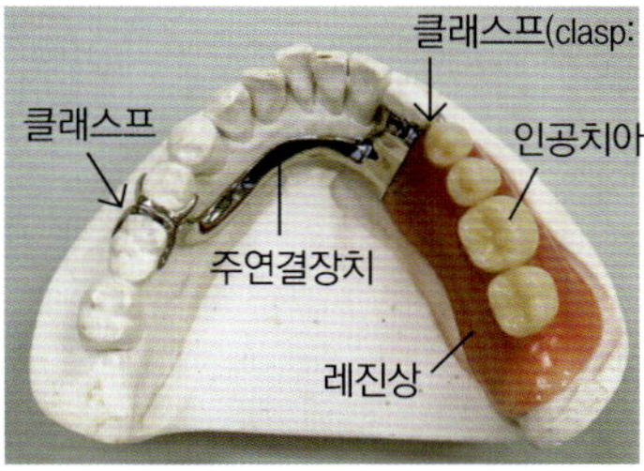

클래스프

와이어 클래스프(wire clasp) :

와이어를 굽혀 만든 클래스프

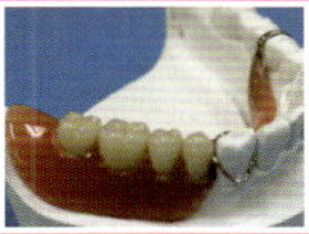

주조 클래스프(cast clasp)

에이커스 클래스프(akers clasp)(레스트 부착 2clasp arm) : 가장 일반적인 클래스프

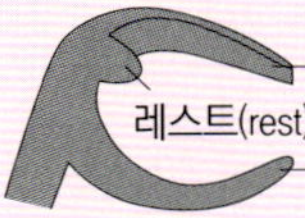

RPI 클래스프 :
주로 구치 결손부의 최후방 치아에 사용되는 클래스프

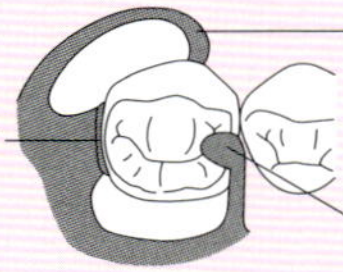

콤비네이션 클래스프(combination clasp) :

주조 클래스프와 와이어 클래스프, 양쪽을 사용한 클래스프

의치제작과 조정 ■ 순서

환자의자 옆(chairside)	
① 예비 인상	알지네이트 인상재 혼합
② 최종 인상	개인 트레이(tray)에 접착재를 바른다. 인상재 혼합
③ 교합채득 (bite registration)	납제 버너(burner) 왁스 스패튤러(wax spatula) 왁스용 플레이트(plate) 교합평면판 기공용 캘리퍼스(calipers) 색견본(shade guide)

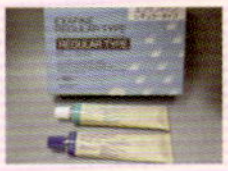 → 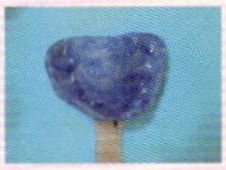 → 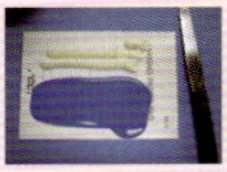 →

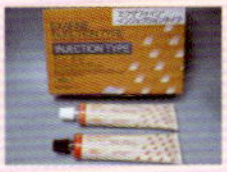 → 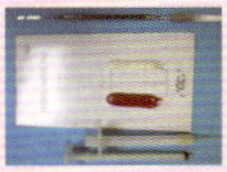 → 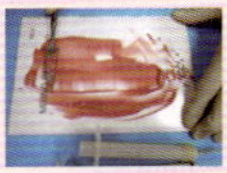 →

준비기재 등

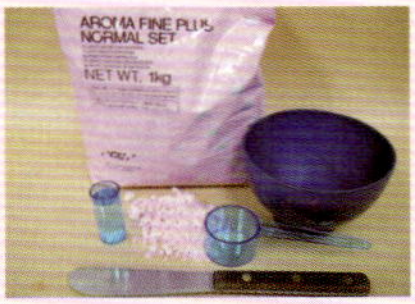

알지네이트 인상재

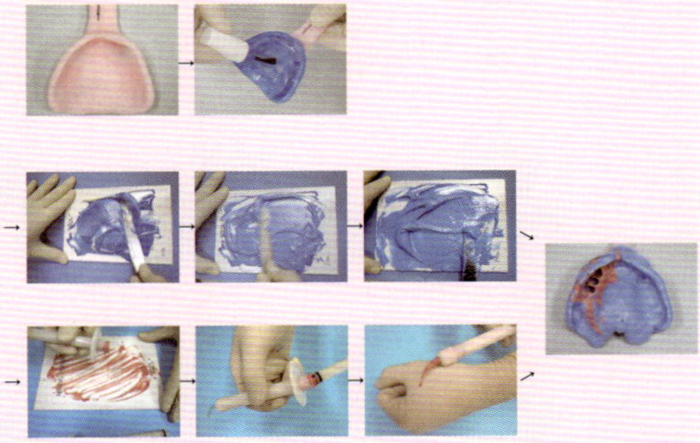

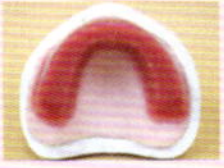

교합제

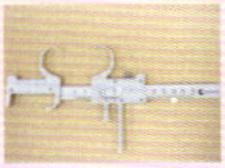

교합고경 측정용 캘리퍼스 (calipers)

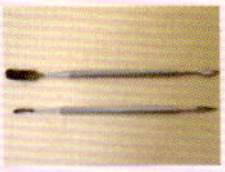

왁스 스패튤러

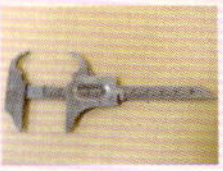

기공용 캘리퍼스

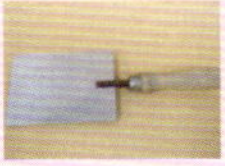

왁스용 플레이트

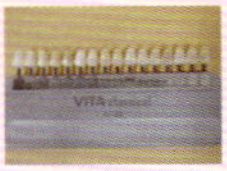

색견본 (shade guide)

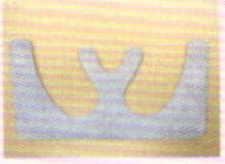

교합평면판

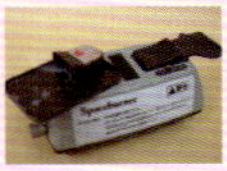

버너

기공조작

모형 제작
마름질(trimming) 실시

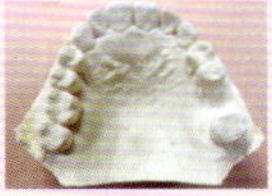

개인 트레이 제작

작업 모형 제작
마름질(trimming)

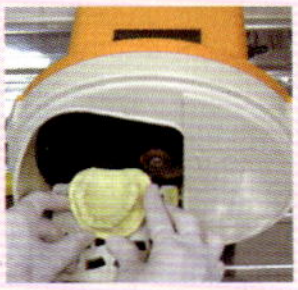

교합제 제작

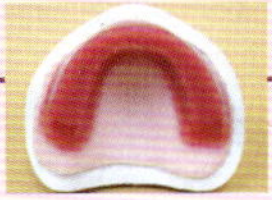

환자의자 옆(chairside)	
4 시적	버너(burner) 왁스 스패튤러(wax spatula) 알콜 토치®
5 의치 장착	기공용 카바이드 버(carbide bur) 빅 포인트(big point)
6 의치 조정	스리비크 플라이어(3 beak plier) 버드비크플라이어(bird beak plier) 기공용 카바이드 버(carbide bur) 빅포인트(big point) 레이드(lathe)

준비기재 등

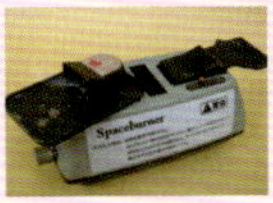

버너

왁스 스패튤러

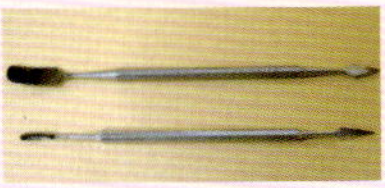

알콜 토치®

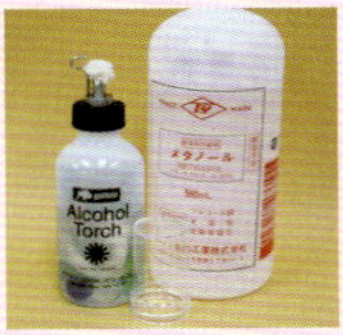

알콜은 메탄올을 사용한다.

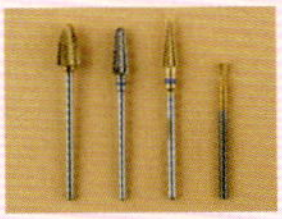
기공용
카바이드 버

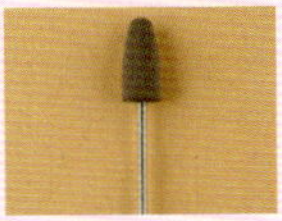
빅 포인트

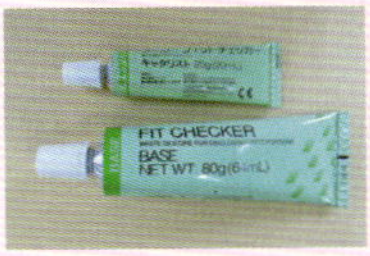

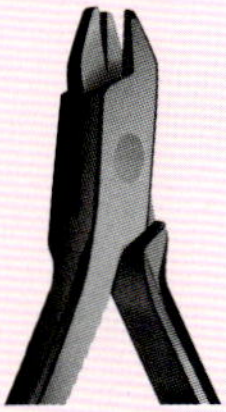
3 beak plier

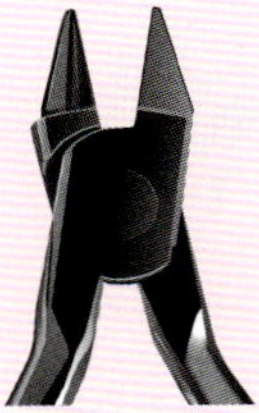
bird beak plier

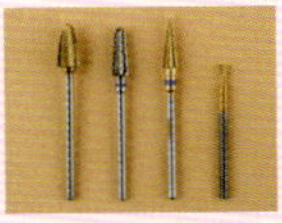
기공용 카바이드 버

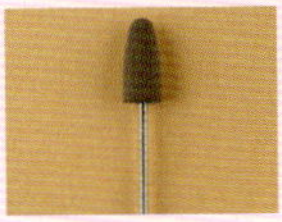
빅 포인트

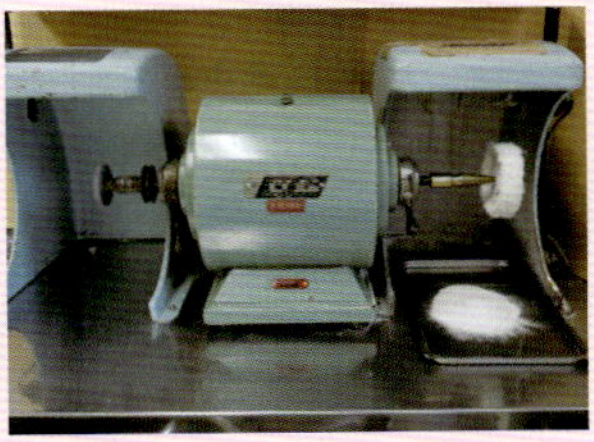
lathe(레이드)

기공조작

인공치 배열

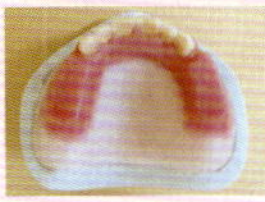

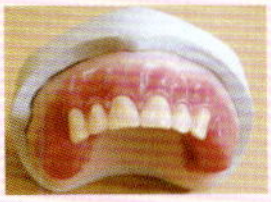

의치 제작

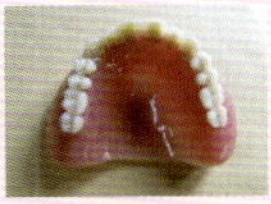
완성된 의치

호일의 3종류

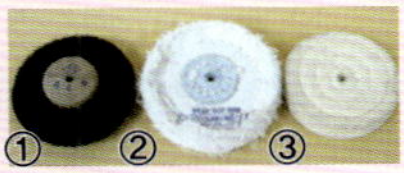

① 말총
② 버프(buff)
③ 샤모이스호일(chamois foil)

의치수리 ■ 순서

Dr.의 치료순서	
1 의치 세정	초음파세정기(ultrasonic washer) 러버락D®
2 의치 파절면에 새로운 면을 만든다.	기공용 카바이드 버(carbide bur)
3 파절면 수복 중합	acrylic resin 빨강 (자가 중합레진 : 빨강) 퍼머포트®
4 연마, 조절	기공용 카바이드 버 빅포인트(big point) 레이드(lathe)

준비기재 등

의치 세정

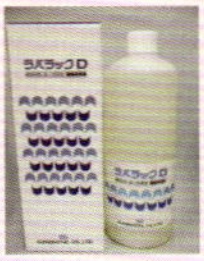

러버락D®

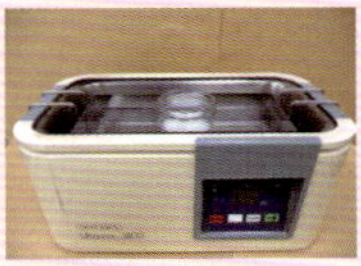

초음파세정기

파절의치

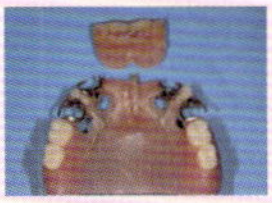

이 의치는 파절 부분에 이미 2개의 보강선이 들어 있다.

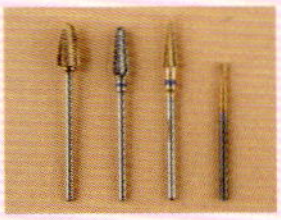

기공용 카바이드 버

필적법
(brush-on technic)

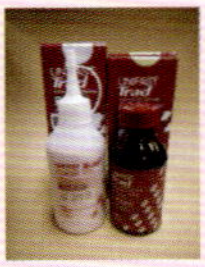

유니패스트®

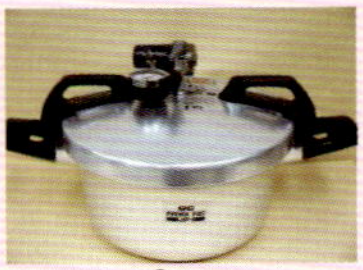

퍼머포트®

니퍼(nipper)

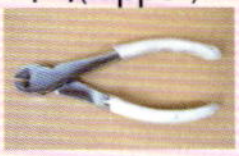

보강선

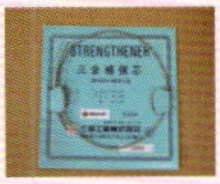

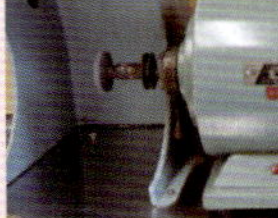

기공용 카바이드 버

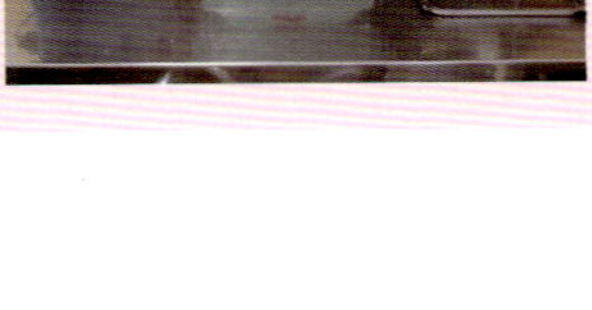

레이드
(lathe)

수리 후의 의치

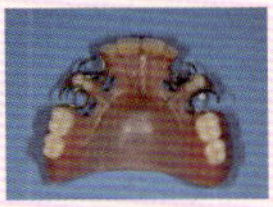

보강선을 넣어도 동일한 파절이 반복되는 경우는 교합을 점검해야 한다.

의치상 교환(rebase)

■ 순서

Dr.의 치료순서	
1 의치 세정	초음파세정기(ultrasonic washer) 러버락D®
2 의치의 내면을 새로운 면으로 한다.	기공용 카바이드 버(carbide bur)
3 접착제 도포	접착제
4 개상(rebase)	리베이스재 의치제거용 겸자
5 중합(polymerization)	경화 촉진제와 뜨거운 물 퍼머포트®
6 연마, 조정	기공용 카바이드 버 빅포인트(big point) 레이드(lathe)

준비기재 등

의치 세정

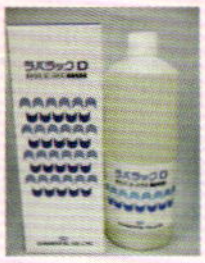

러버락D®

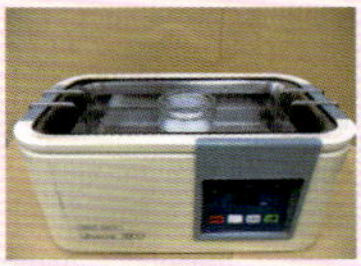

초음파세정기

개상(rebase) 전 의치

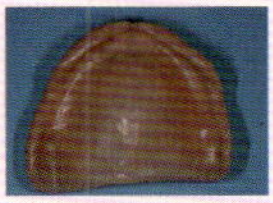

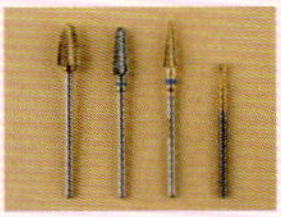

기공용 카바이드 버

의치 점막조정 치료 시의 의치

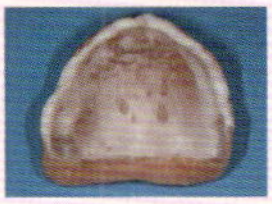

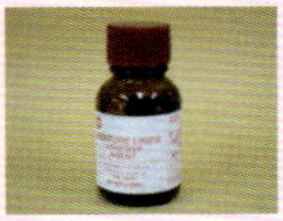

접착제

접착제 도포 직전 내면을 새롭게 한 의치

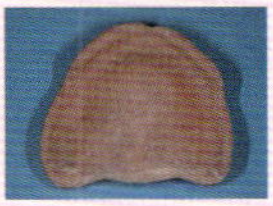

리베이스재의 혼합

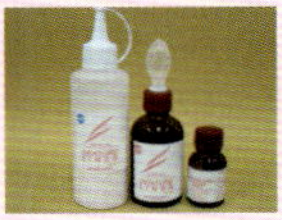

덴처라이나®

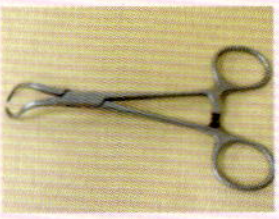

의치철거용 겸자

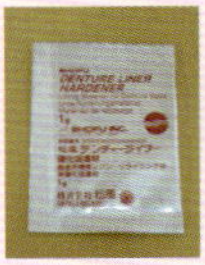

경화촉진제

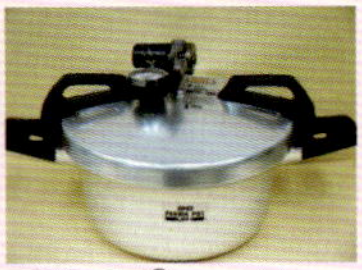

퍼머포트®

의치상 교환 후의 레진(resin)을 온수 속(뜨거운 목욕물 정도)에 담근 상태에서 압력(약 3기압)을 가해 중합

기공용 카바이드 버

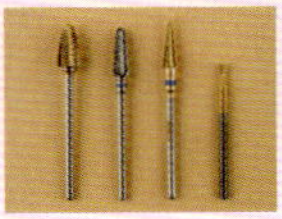

레이드(lathe)

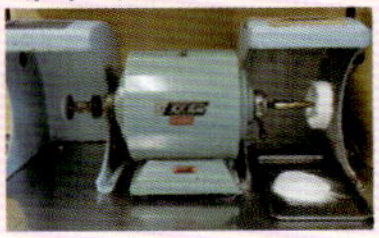

연마 조정 후의 의치

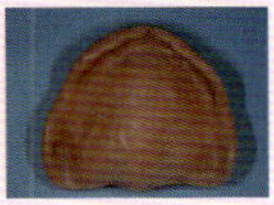

보철(금관 · 가공의치 · 의치 · 총의치) 치료에 사용하는 기재

보철용 기재

❶ 리무버(remover)

금관(crown)과 가공의치(bridge)를 입안에서 철거할 때 보철물에 걸어 사용한다.

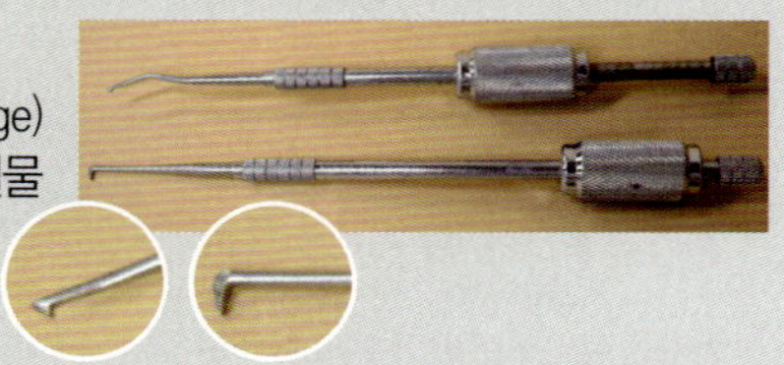

❷ 임시 금관 철거용 겸자

임시 금관을 제거할 때 사용한다.

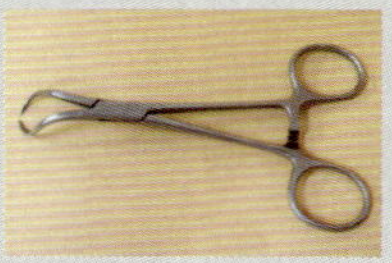

❸ 리무버 블루 플라이어(GC)

금강사(emery)를 사용하여 금관 등의 보철물을 구강 내에서 철거할 때 사용한다.

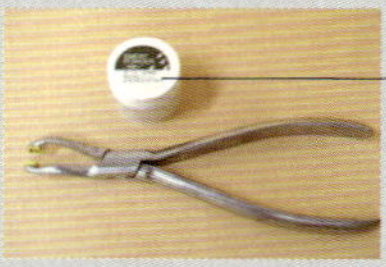

❹ 두께 측정기(캘리퍼, caliper)

보철물을 조정할 때 금관 등의 두께를 측정하는 기재

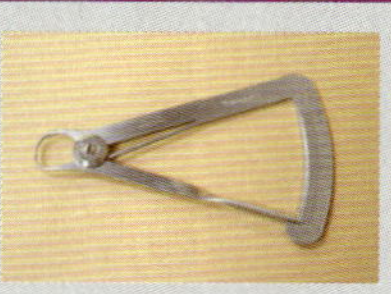

❺ 교합기(articulator)

기공 작업을 할 때 구강 내 교합을 재현하기 위한 기재로 교합 진단에 사용한다.

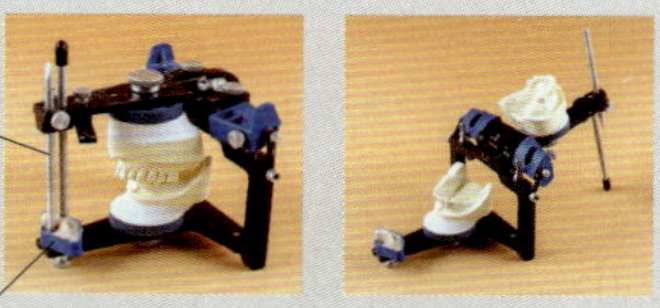

보철용 기재

❻ 안궁, 페이스 보우(face bow)

치열의 교합 상태를 교합기에 모사하기 위한 장치

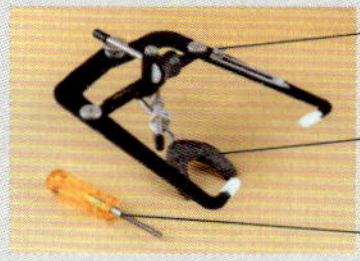

❼ 임프레션 트레이 콤파운드®

현재는 인상용으로 사용하는 일은 드물고 페이스 보우 등의 바이트 포크에 사용하는 경우가 많다.

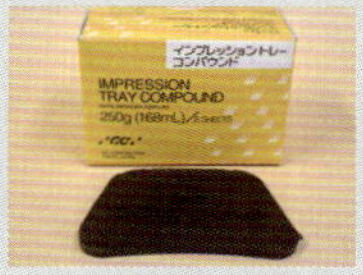

❽ 콤파운드®

각 트레이(tray)를 사용할 때 부족한 가장자리 부분을 보충하기 위해 사용한다.

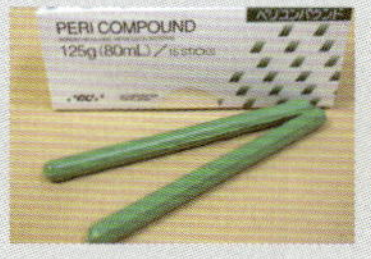

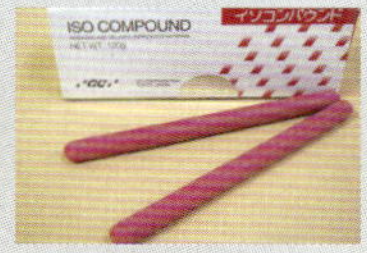

❾ 유틸리티 왁스®

이름 그대로 여러 용도로 사용할 수 있는 왁스

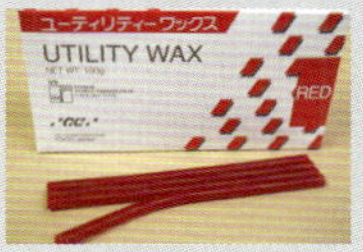

필적법(brush-on technic)

자가중합레진(self curing resin) 등을 사용할 때 필요한 방법으로, 부족한 임시금관과 파절의치 등의 부분에 쌓아올리는 방법. 또 다른 방법으로 '반죽'하는 방법도 있다.

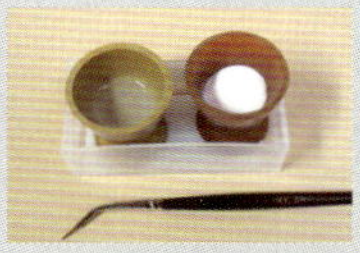

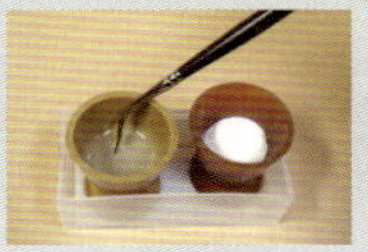

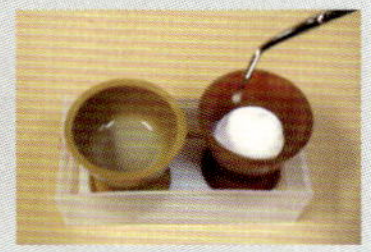

사진 촬영용 기기

초진 시나 치료 내용 기록을 위해 사진촬영을 한다. 현재는 대부분이 디지털 촬영이므로 촬영 후 보존하는 조작이 필요하다.

❶ 구강 내 촬영용 카메라

구강 내 촬영 전용 플래시와 세트이다.

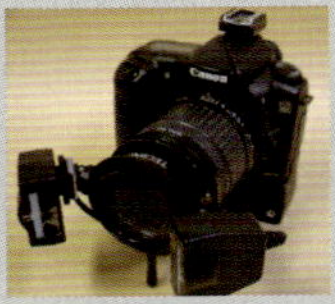

❷ 구강 내 촬영용 미러(mirror)

반사율이 좋은 유리로 된 것은 흠집이 생기기 쉬우니 페이퍼 타월(paper towel)로 문지르거나 수세미로 닦으면 안 된다. 떨어뜨리면 깨지므로 취급에 주의가 필요하다.

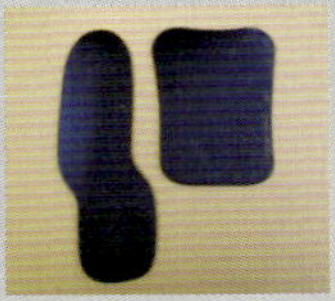

미러(mirror) 사용 시 주의사항

실제 사진 촬영에서는 미러 온도가 날숨의 온도보다 낮으면 '김서림' 현상이 있으므로 미러를 40~42℃ 정도 뜨거운 물에 넣었다 사용한다.

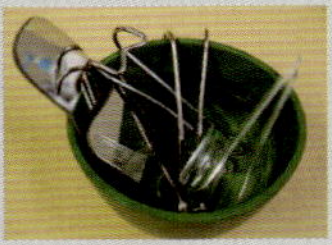

❸ 협설견인기(cheek retractor)

환자의 입술을 벌리기 위해 사용한다.

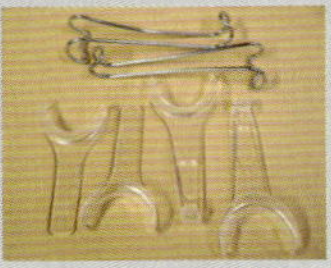

❹ 디지털 데이터 보존

PC 또는 하드디스크에 보존. 설명할 때 바로 재생할 수 있도록 환자별로 파일명과 날짜를 적어 정리해둔다.

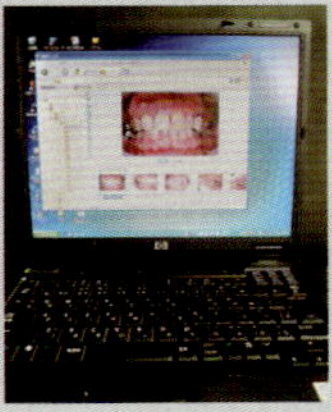

기타 기재

환자에게 교합과 진료내용을 보다 사실적으로 설명하기 위해 각종 모형과 그림을 사용한다.

❶ 환자 설명용 모형(교합 · 칫솔질)

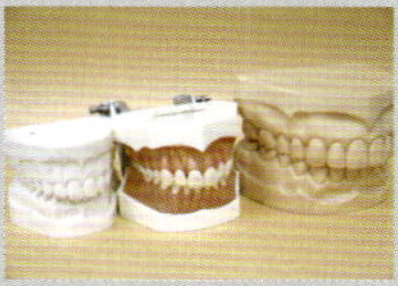

❷ 병태 설명용 모형

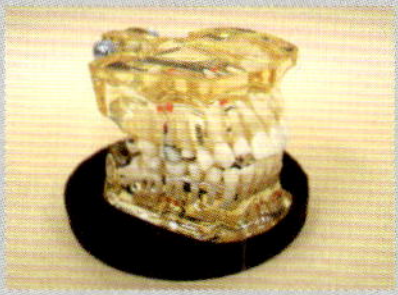

❸ 의치 설명 책자

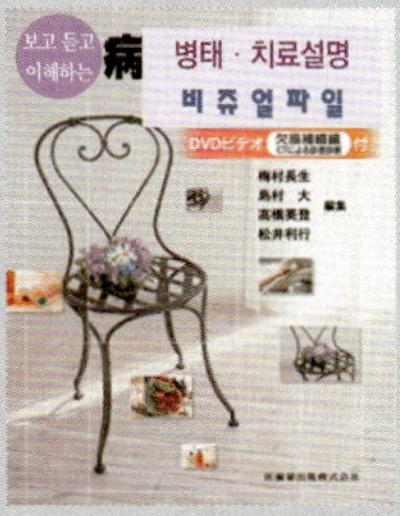

❹ 임플란트 설명용 모형

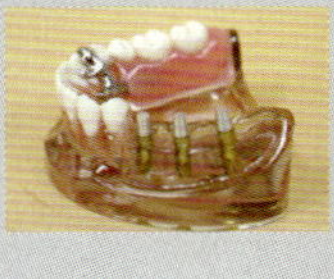
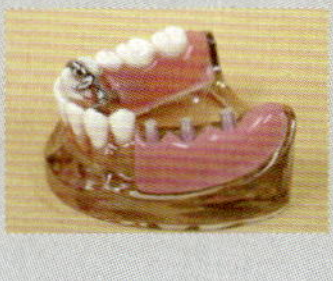
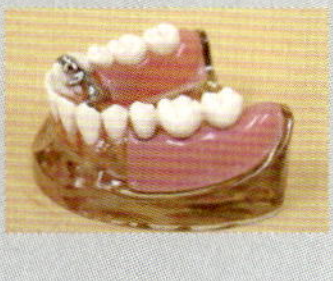

기공에 사용하는 기재

보철 치료는 반드시 석고 모형과 왁스(wax)를 사용한다. 이때 석고의 가장자리를 떼어내거나 왁스 형성을 위한 기재이다.

❶ 석고 겸자

트레이(tray)에서 모형을 떼어낼 때 석고의 가장자리를 잡고 잘라낸다.

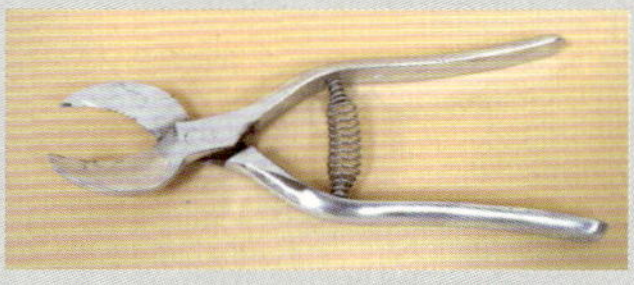

❷ 석고칼

석고 가장자리 제거 등에 사용한다.

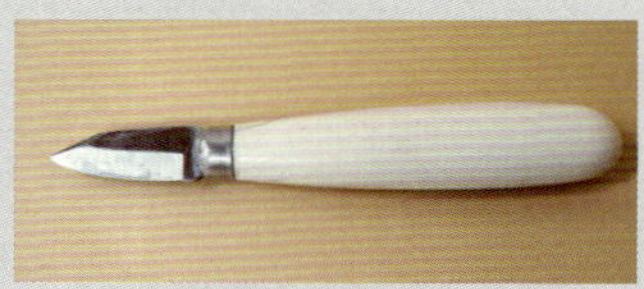

❸ 에반스(evans) 칼

한쪽은 칼형, 반대쪽은 스푼형의 만능 도구로 왁스와 석고 조정에 사용한다.

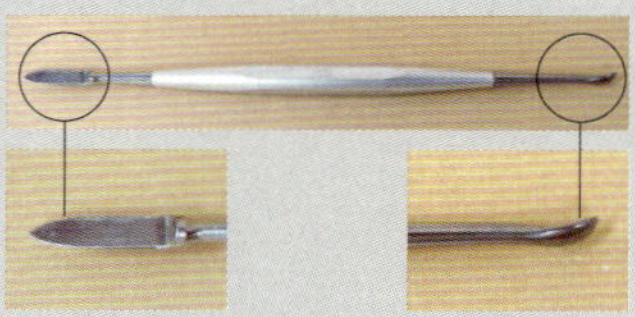

❹ 버드파커(칼)

#25 blade를 사용해서 기공용으로 사용하는 만능 칼. 날이 아주 예리하므로 교환 시에는 플라이어(plier)를 사용한다.

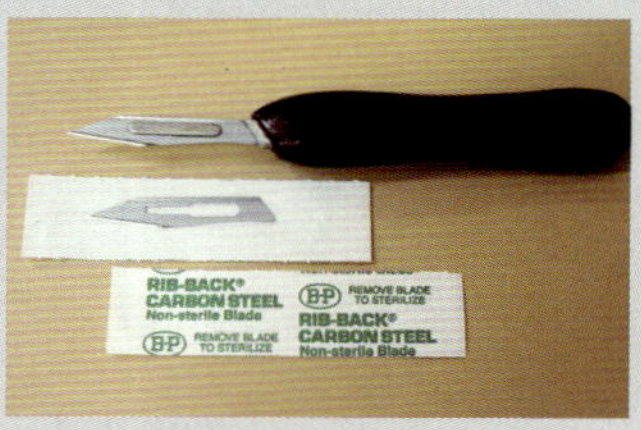

기공에 사용하는 기재

가착재와 시멘트가 부착된 인레이(inlay), 금관(crown), 가공의치(bridge) 등의 내면을 깨끗이 하기 위한 기재이다.

❺ 샌드블래스터(sandblaster)

샌드블래스트(sandblast)를 실시하는 장치

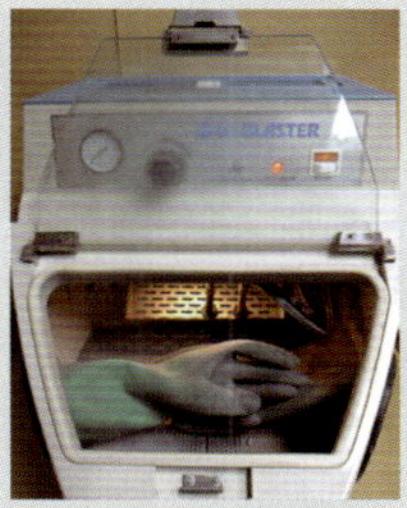

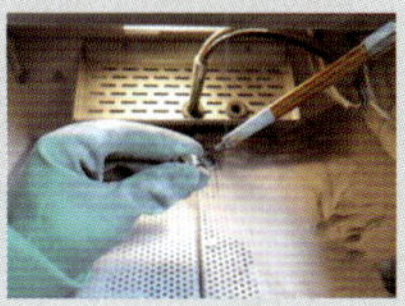

샌드블래스트

금관, 가공의치 등의 내면에 남은 시멘트 등을 가느다란 입자를 내뿜어 청결하게 하는 것

❻ 론도플렉스(rondoflex)®

환자의자 옆(chairside)에서 사용할 수 있는 샌드블래스터로 터빈 연결기(connector)에 연결해서 사용한다.

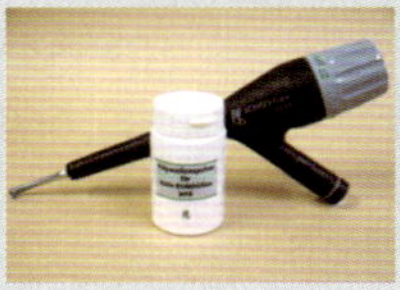

알지네이트 인상재 혼합과 인상채득

■ 혼합의 진행순서

1 계량 전

알지네이트(alginate) 인상재 분말은 계량 전에 용기를 회전시켜 공기가 함유되게 한다(눌려 있으면 계량할 때의 분말량이 변하기 때문).

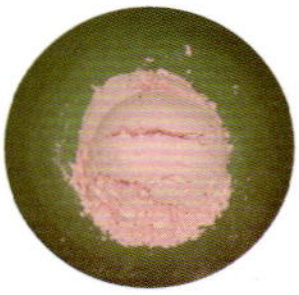

① 분말을 먼저 넣는다.

↓

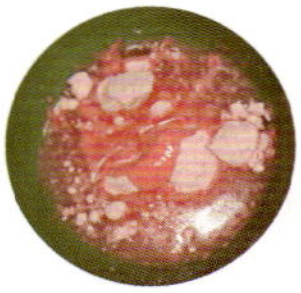

② 다음에 물을 넣는다.

2 계량

분말은 계량스푼, 물은 계량컵을 사용한다. 트레이에 맞는 양을 계량해서 러버볼(rubber bowl)에 분말부터 먼저 넣는다 → ①, ②. (물을 먼저 넣으면 가루가 떠서 섞이지 않는다)

■ 혼합 개시

3 러버볼은 손바닥으로 단단히 쥐고 펜그립(pen grip) 으로 잡은 스패튤러(spatula)로 분말과 물이 섞이도록 처음에는 조용히 재빠르게 섞는다 → ③.

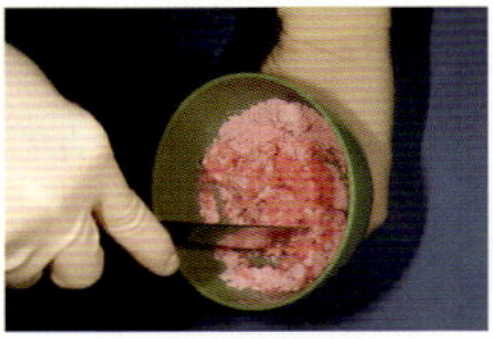

③ 잘 섞이도록 빠르게 젓는다.

4 전체가 섞이면 러버볼을 기울여 들고 스패튤러는 손바닥으로 잡듯이(팜그립, palm grip) 잡는다.

스패튤러의 면 부분을 사용해서 러버볼 내벽으로 밀듯이 반죽한다(이때 인상재가 한곳으로 치우치지 않도록 러버볼을 회전시키면서 균일해지도록 반죽한다 → ④).

5 반죽 덩어리가 없고 전체가 paste 상태가 되면 기포를 빼듯이 러버볼 내벽으로 밀면서 펼친다 → ⑤.

6 반죽이 다 되면 러버볼을 돌리면서 스패튤러를 세워 인상재를 한 군데로 모아 트레이(tray)에 재빠르게 담는다 → ⑥, ⑦, ⑧, ⑨.

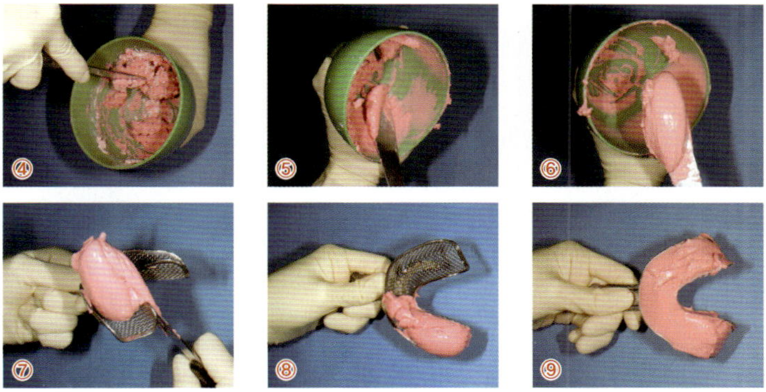

⑦~⑨하악 트레이에 알지네이트 인상재를 담는데, 상악은 한 덩어리로 해서 담고 하악은 좌우 2개로 나누어 안쪽부터 담는다(상세한 내용은 p.194 → '인상채득' 참조).

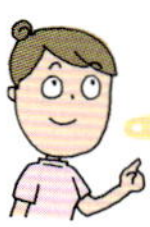

자동혼합기로 반죽하는 방법도 있어요.

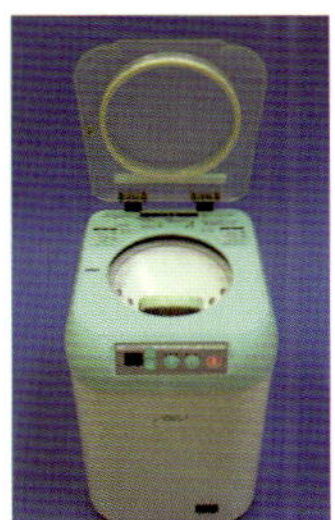

자동혼합기(Fine®〈GC〉)

우리 치과병원에서는?

■ 인상채득(impression taking)과 구토반사(vomiting reflex)에 대한 치료

- 인상은 모형제작부터 인레이(inlay), 금관(crown) 등의 수복물, 보철물을 만들기 위해 꼭 필요한 단계이다.
- 정확한 인상은 진료 효율을 높이므로 치과위생사로서 확실히 익혀두자.

■ 인상채득의 진행순서

1 트레이 시적

(상악)

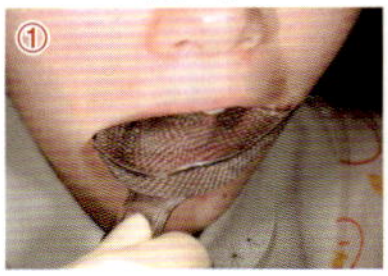

인상채득 전에 트레이(tray)를 시적하고 환자의 구강 내에서 골융기에 해당하는 것이 없는지 확인한다(①).

(하악)

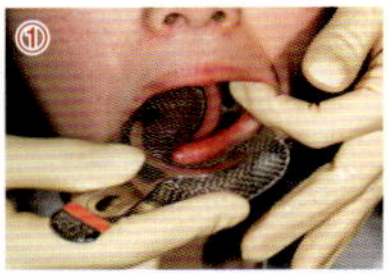

2 인상재 혼합

상악의 경우는 트레이에 덩어리로 담는다(②~④).

인상재(impression material)를 혼합한다.

하악의 경우는 좌우 2회로 나누어 안쪽부터 트레이에 담는다(⑤~⑦).

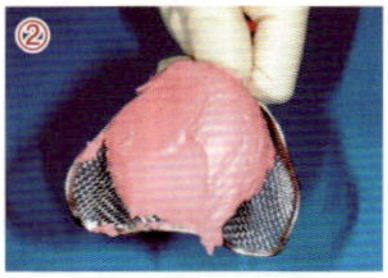

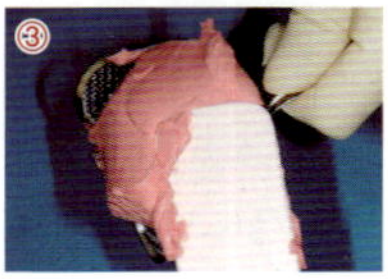

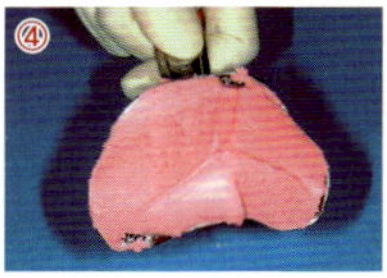

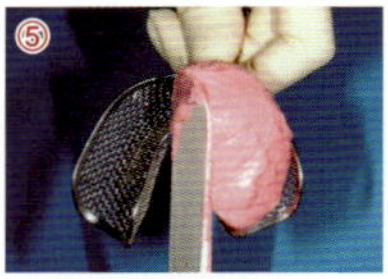

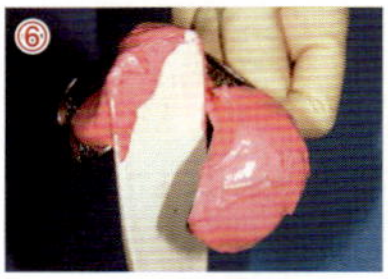

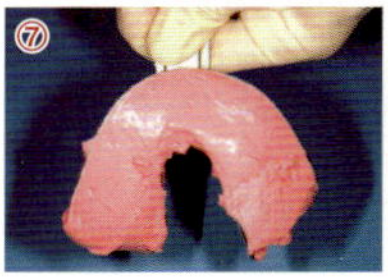

3

채득 전

(상악)

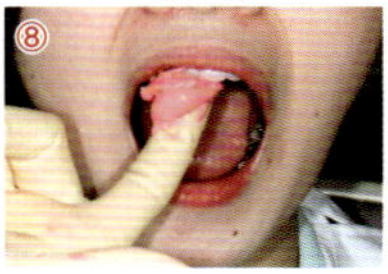

트레이를 입안에 넣기 전에 인상하기 어려운 곳(구치부 등)에 미리 손가락으로 인상재를 발라둔다(⑧, ⑨).

(하악)

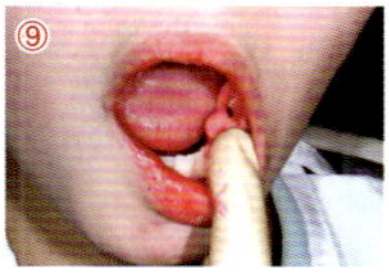

- **트레이를 환자의 구강 안에 넣는다.**

4

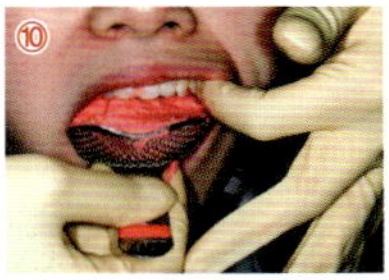

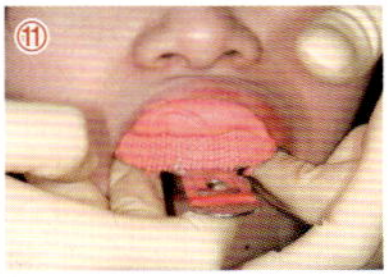

트레이의 핸들 중앙을 환자의 정중앙(얼굴 세로중심 라인)에 맞추고 뒤(구치부)에서 앞(전치부)으로 치아와 치은에 눌러서 붙인다(⑩,⑪,⑫, ⑬).

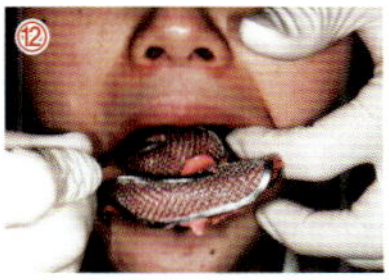

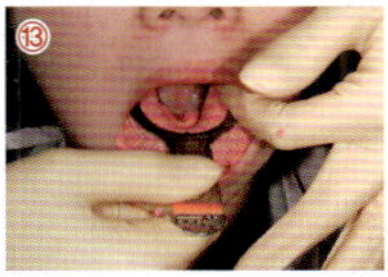

5

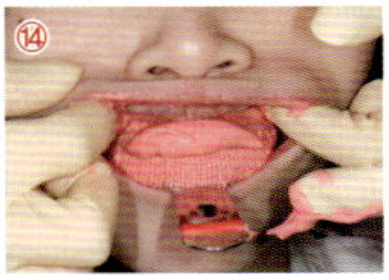

입 안에 넣은 트레이 위에서 입술을 덮어씌운다. 이 때 인상재가 트레이와 입술 사이를 채우는지 확인한다(⑭, ⑮).

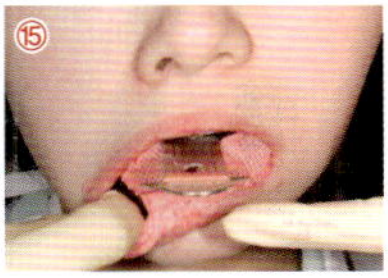

(상악)

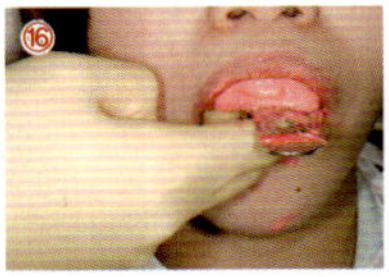

6

인상재가 굳을 때까지 트레이를 유지한다(⑯, ⑰).

(하악)

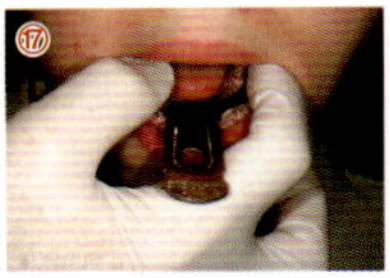

7

경화 확인

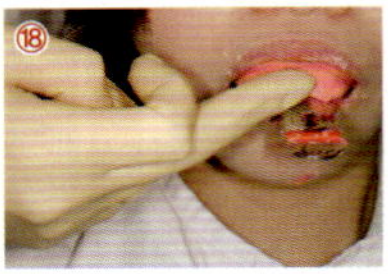

인상재의 경화 정도를 확인한다(⑱, ⑲).

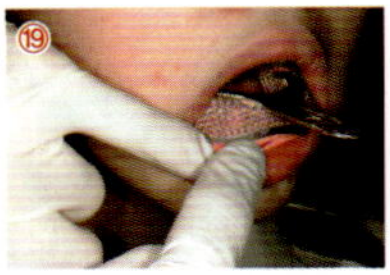

■ **트레이를 철거한다.**

8

스냅 아웃(snap out)

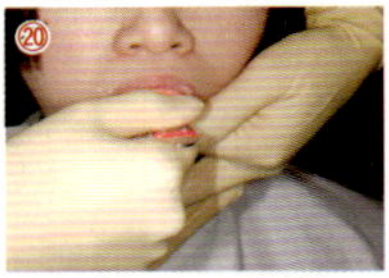

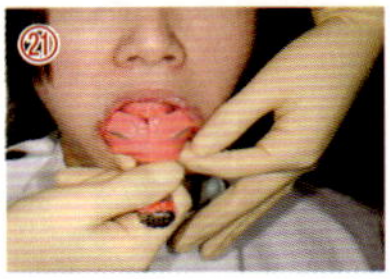

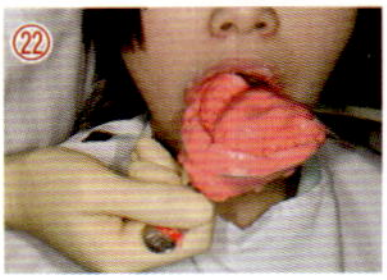

충분히 경화되었으면 뒤쪽(구치부 부분)을 먼저 떼고, 다음에 앞쪽을 떼어서 구강 안에서 재빨리 꺼낸다(스냅 아웃)(상악⑳, ㉒).

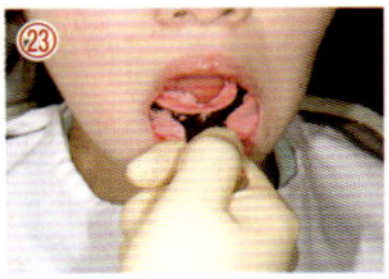

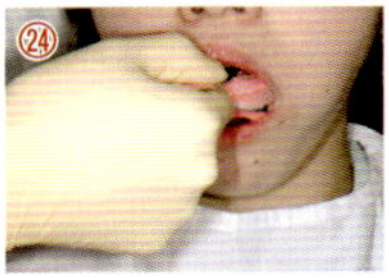

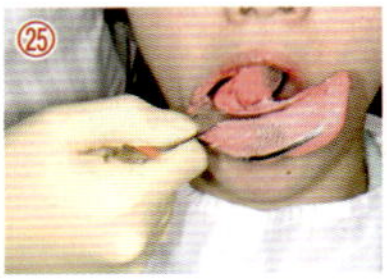

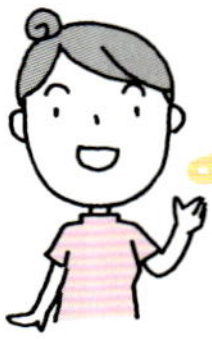

트레이는 넣을 때도 철거할 때도 뒤쪽을 먼저 넣고 앞쪽을 나중에 넣는다.

9 (하악 ㉓ ~ ㉕)

확인

인상이 바르게 채득되었는지 의사의 확인을 받는다(㉖).

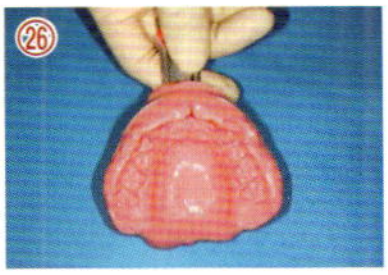

10 인상재가 환자 입 주위와 구강 내에 부착되어 있는지 확인하고 부착되어 있으면 젖은 탈지면이나 티슈로 닦아낸다(㉗).

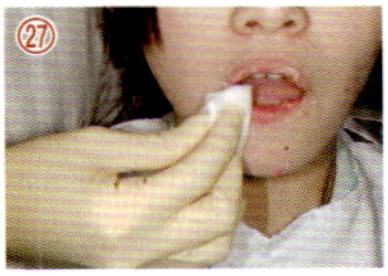

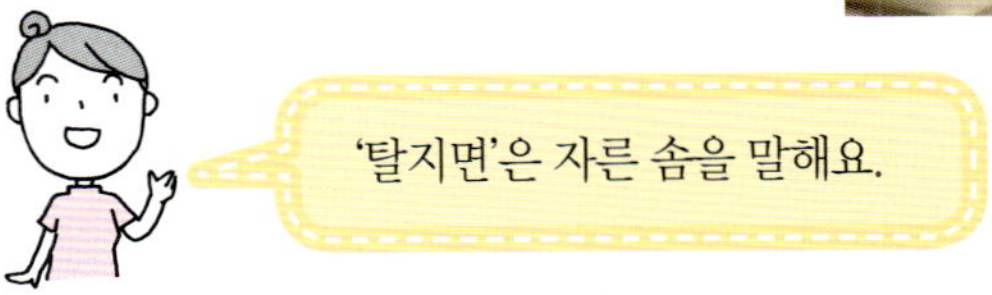

- **인상채득 시 주의사항**
  - 물렁물렁하고 부드러운 상태의 인상재를 구강 내에 넣지 않는다.
  - 인상재를 트레이에 너무 많이 담지 않는다.
  - 하악부터 채득하여 환자가 익숙해지도록 한다.

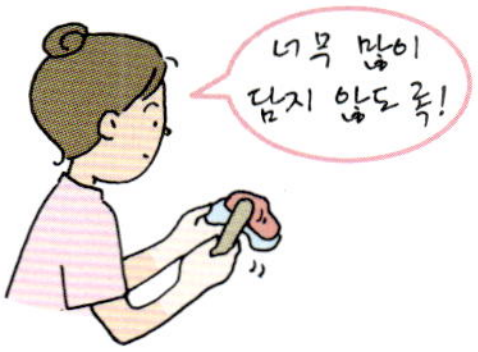

- **구토반사 시의 대응**
  - 환자가 구토반사(구역질)를 일으키면 바로 의자를 일으켜 세워(수평 위에서는 구토반사가 멈추지 않기 때문) 앞으로 숙이게 하여 코호흡을 하게 한다.
  - 2분 정도면 굳는다는 것을 설명하고 환자의 신경을 다른 곳에 돌리도록 말을 건다.
  - 침이 나오므로 티슈 페이퍼(tissue paper)를 주고 본인이 침을 닦게 한다.

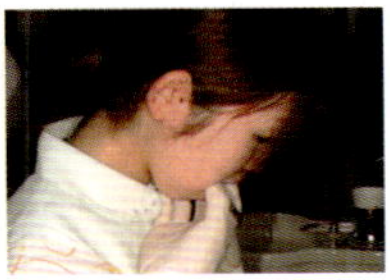

실리콘 인상재(impression material)의 종류와 혼합 · 인상

■ 종류

- **레귤러(regular) 타입**

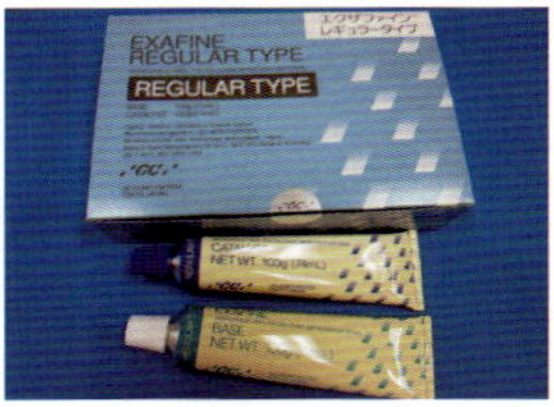

- **인젝션(injection) 타입**

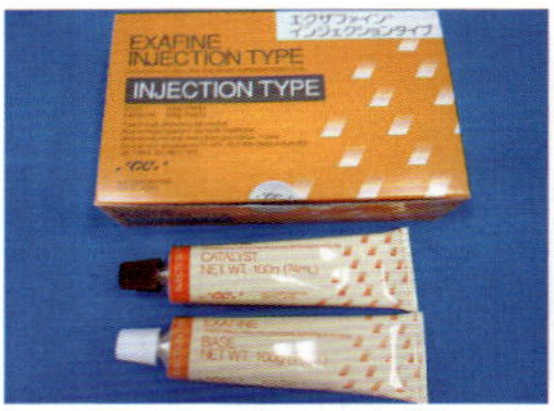

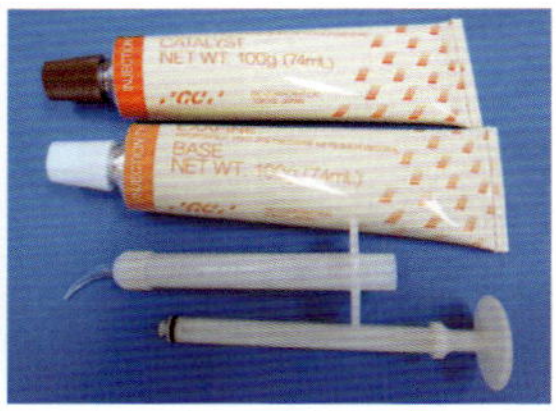

- **오토믹스(auto mix) 타입**

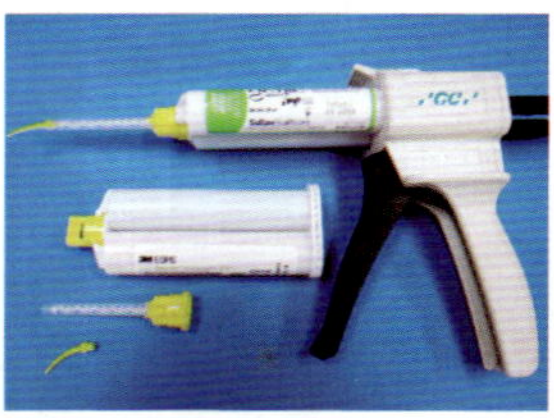

오토믹스 타입

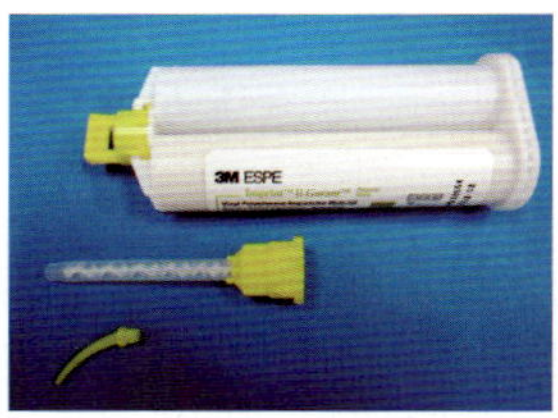

인상용

■ 실리콘 인상재 혼합 ~ 인상의 과정

레귤러 타입(regular)

1 세트로 된 2개의 튜브에서 적절한 길이의 실리콘을 혼합판에 짠다. 이때 굵기가 일정하도록 한다.

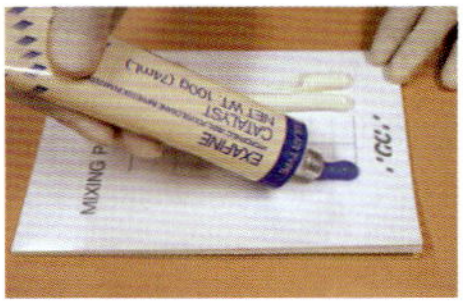

2 마지막은 튜브를 세워서 짜낸 실리콘 끝이 직선이 되도록 멈춘다.

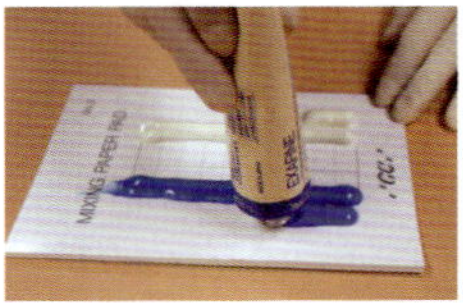

3 두 가지 색이 균일하게 섞이도록 전체적으로 혼합한다.

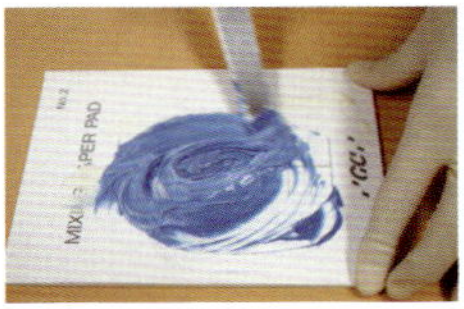

4 혼합이 끝나면

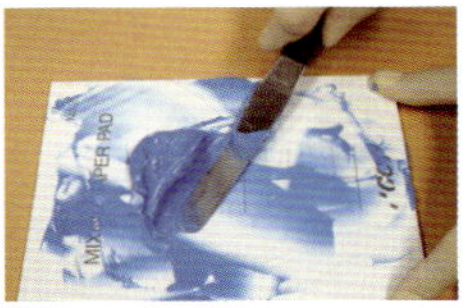

인젝션 타입(injection)

1 세트로 된 2개의 튜브에서 적절한 길이의 실리콘을 혼합판에 짠다.

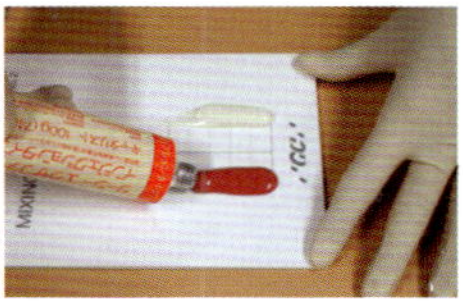

2 마지막은 튜브를 세워 짜낸 실리콘 끝이 직선이 되도록 멈춘다.

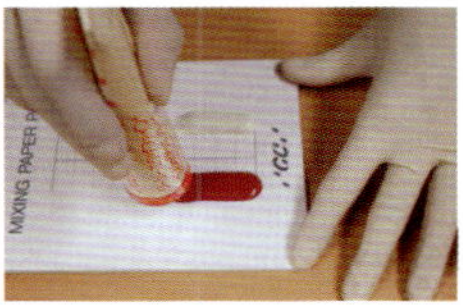

3 두 가지 색이 균일하게 섞이도록 전체적으로 혼합한다.

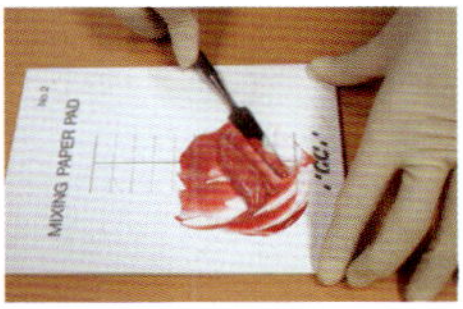

4 시린지(syringe)에 혼합된 실리콘을 충전한다.

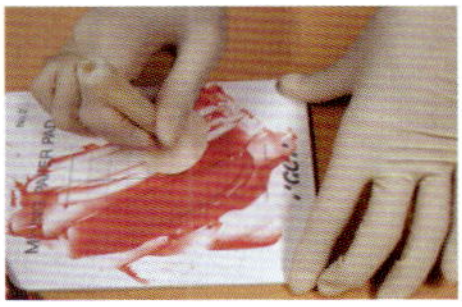

레귤러 타입(regular) / **인젝션 타입(injection)**

5

레귤러 타입: 스패튤러(spatula)로 모아서

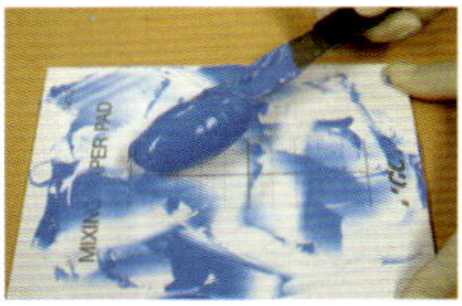

인젝션 타입: 피스톤을 장착하고

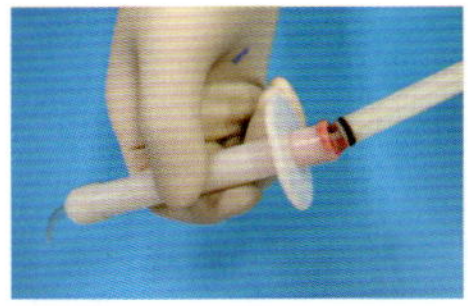

6

레귤러 타입: 접착재를 바른 각 트레이(tray)에 균일하게 담는다.

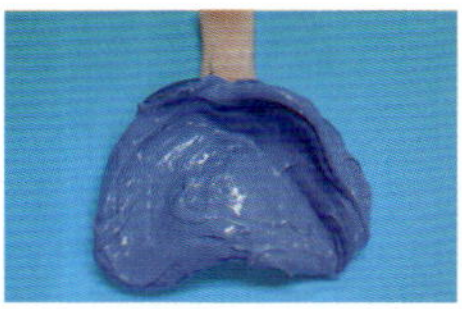

인젝션 타입: 기포를 빼내 시린지(syringe) 끝에서 실리콘이 나오는 것을 확인하고 의사에게 건네준다.

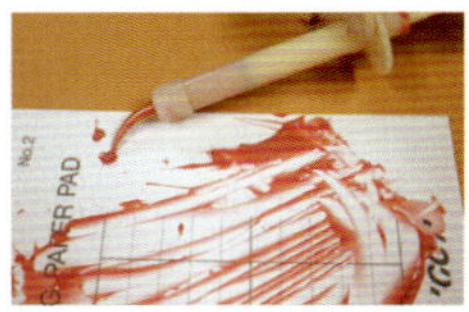

7

구강 내 지대치(abutment) 주위에 시린지로 인젝션 타입 실리콘을 짜낸다.

다음으로 레귤러 실리콘을 넣은 트레이를 뒤쪽에서 앞쪽으로 삽입한다. 인상재가 굳을 때까지 구강 내에서 4~5분 있다가 꺼낸다.

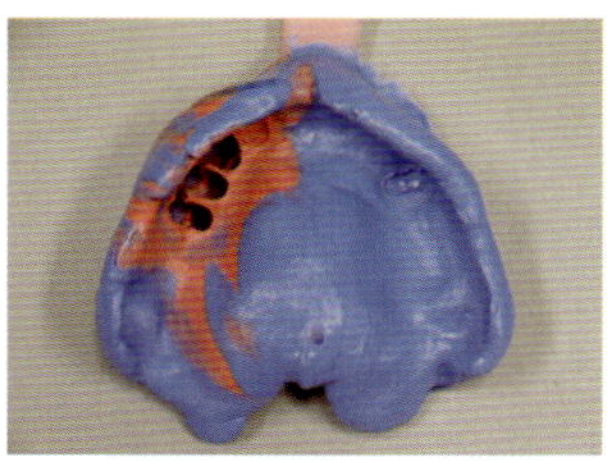

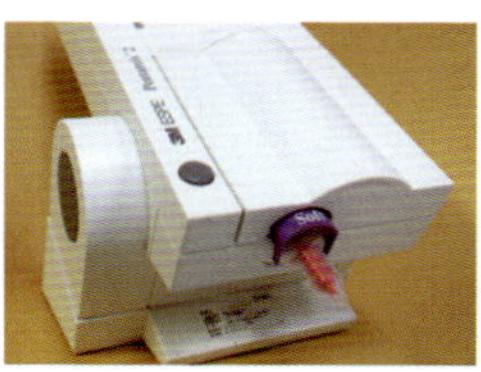

자동혼합기의 예
(벤타믹스™3 인상재 자동혼합기)

오토믹스(auto mix) 타입(교합채득용) 취급방법

■ 순서

1 준비

건 타입 디스펜서(gun type dispenser), 오토믹스 타입 인상재, 또는 바이트 믹싱 팁(bite mixing tip)(인상재용과 바이트용 패키지가 동일하기 때문에 혼동하지 않도록 주의하자)

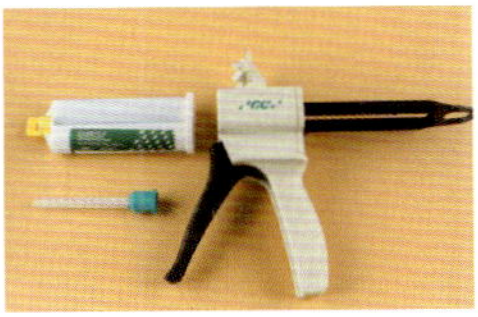

2 부착 방법

건 타입 디스펜서에 오토믹스 타입 인상재 또는 바이트 홈을 맞추어 장착한다.

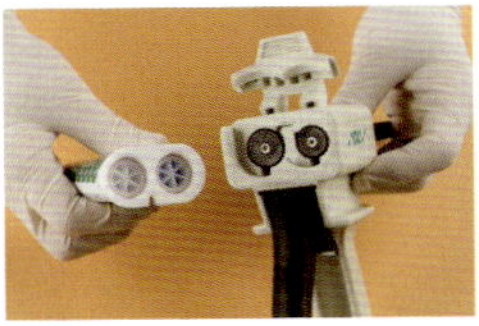
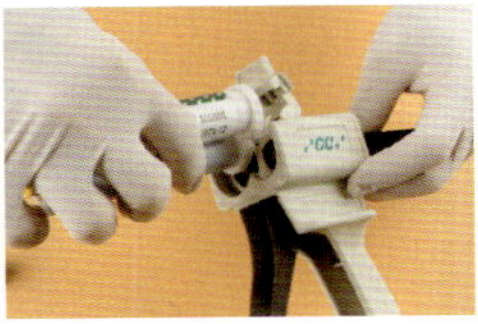

3 윗부분의 록(lock)을 채운다.

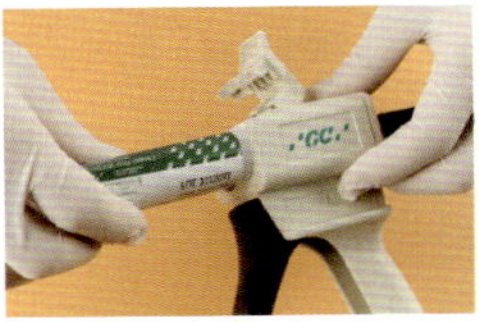
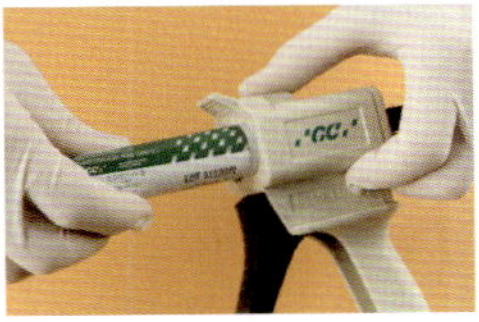

4 끝의 캡을 벗긴다.

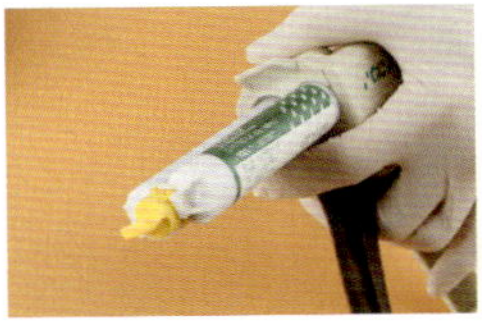
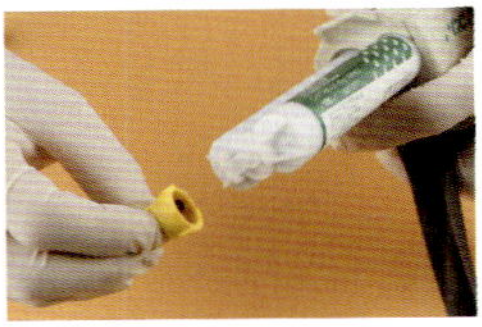

5 믹싱 팁을 부착한다.

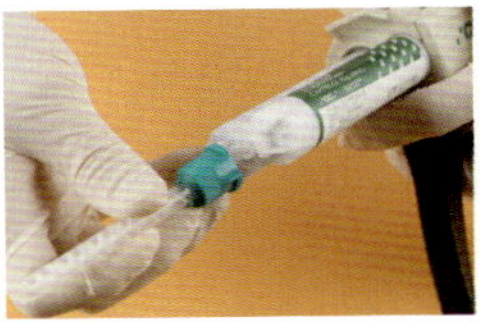
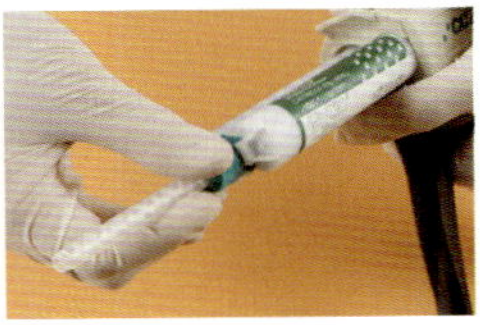

6 사용 직전에 짜보아서 확실히 나오는지 확인한다. 때때로 입구가 막혀 한쪽만 나오는 경우가 있는데 이때는 막힌 원인을 제거하고 다시 짜서 확인한다.

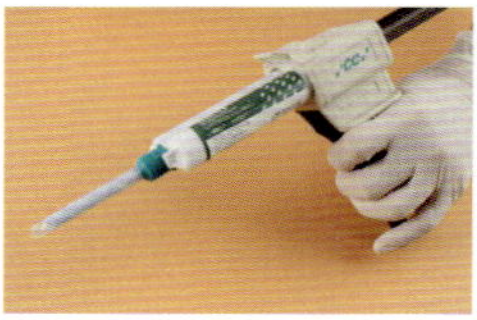

7 믹싱 팁(mixing tip) 끝에서 안정된 양의 인상재가 나오는 것을 확인하고 의사에게 건네준다. 인젝션 타입의 인상재는 믹싱 팁 끝에 인상용 팁을 부착한다.

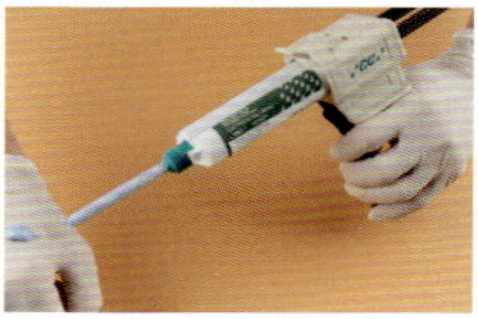

1 떼어내는 법

디스펜서(dispenser) 뒤쪽의 록(lock)을 풀고 피스톤을 당긴다.

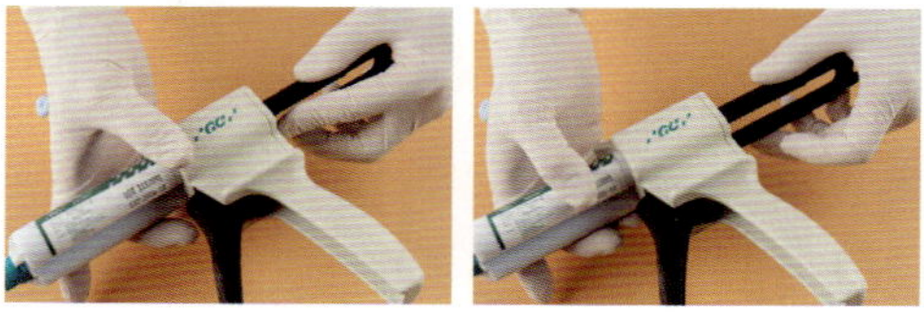

2 피스톤을 끝까지 끌어당기면 상부의 록(lock)이 열린다.

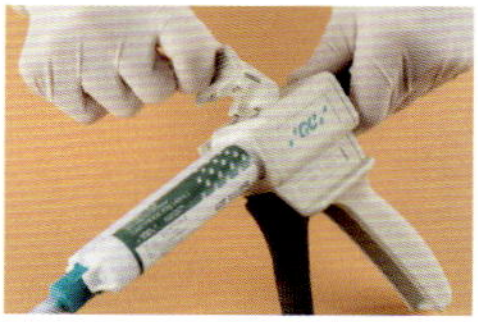

3 인상재 또는 바이트를 떼어낸다.

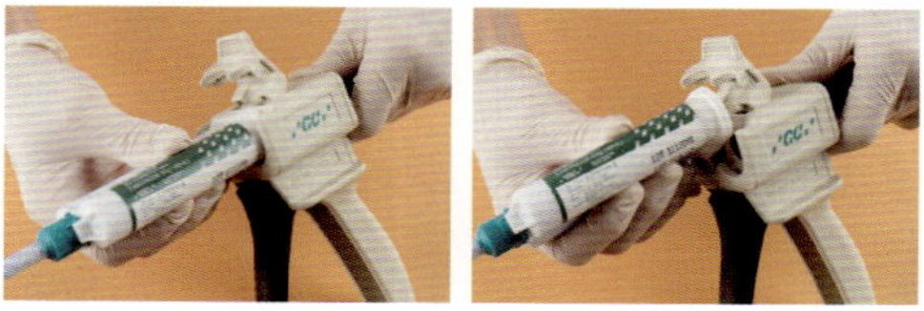

4 떼어낸 후 굳은 믹싱 팁(mixing tip)은 그대로 케이스 앞에 부착해둔다. 그렇게 하면 다음에 바로 사용할 수 있는 상태를 유지할 수 있다.

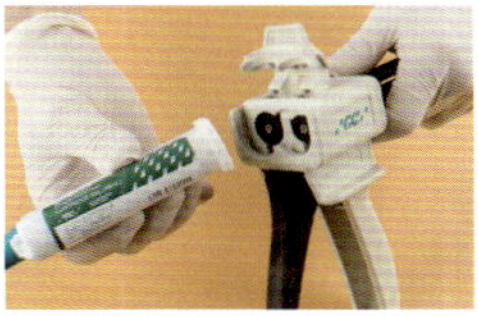

우리 치과병원에서는?

석고의 취급방법

• 석고는 치과용 모형을 만들기 위해 필수적인 재료이다. 용도에 따라 네 종류의 석고가 사용된다. 물을 섞는 비율이 각각 다르므로 특성을 이해하고 사용하자.

■ 석고의 종류와 용도

종류	용도	물(mL) :가루(g)의 비율	제품명	사진
보통 석고	대합치용 모형과 교합기(articulator) 부착 등에 사용	40 : 100	치과용 소석고® 보통석고® 등	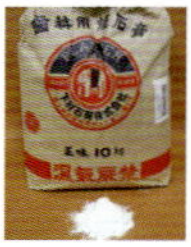
경 석고	금관(crown), 가공의치(bridge), 의치(denture) 등	23~24 : 100	뉴프라스톤 Ⅱ LE® 뉴산스톤®	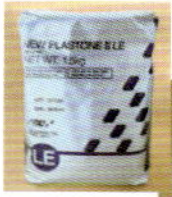 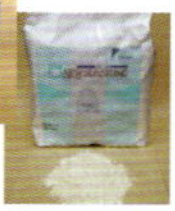
교정용 석고	교정용 모형제작을 위한 석고로 하얗고 석고의 결이 곱다.	23~24 : 100	뉴프라스톤 Ⅱ v 화이트 등	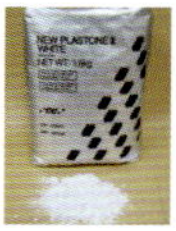
초경 석고	금관, 가공의치, 의치(artificial denture) 등	20 : 100	뉴후지록® 노리타케슈퍼록®	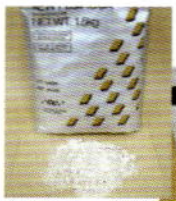 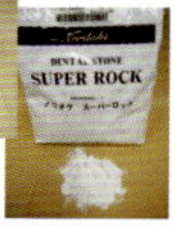

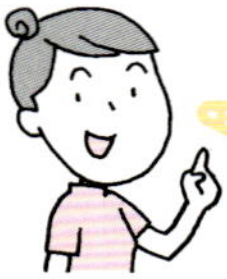

물과 가루의 비율

석고의 강도가 높아질수록 사용하는 물의 양은 적어진다. 초경 석고의 물 혼합 비율은 보통 석고의 1/2이므로 보통 석고에 사용하는 물 양의 감각으로는 너무 많아진다. 본래의 단단함이 요구되는 경우에는 물과 가루를 계량하여 혼합하는 것이 가장 좋다.

- **스패튤러**(spatula) : 석고와 알지네이트(alginate) 인상재(impression material)를 반죽하는 주걱이다.
- **석고용 스패튤러** : 주걱이 평행하고 곧은 것
- **알지네이트용 스패튤러** : 그림과 같이 비대칭형으로 석고 스패튤러보다 단단하고 들어간 부분이 있다.

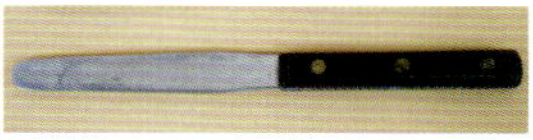
석고용 스패튤러

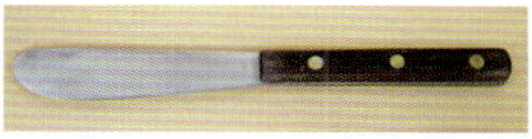
알지네이트용 스패튤러

■ 모형제작 과정

1 석고의 혼합

진공 매몰기에 적정량의 석고를 넣는다①.

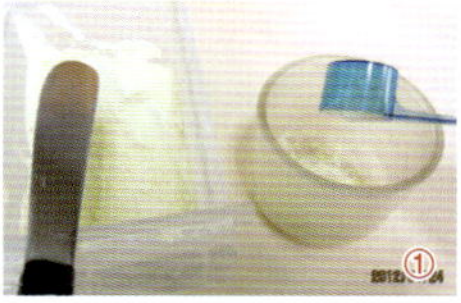

2 석고의 종류(왼쪽 페이지 표)에 따라 적당한 양의 석고와 물을 넣는다②.

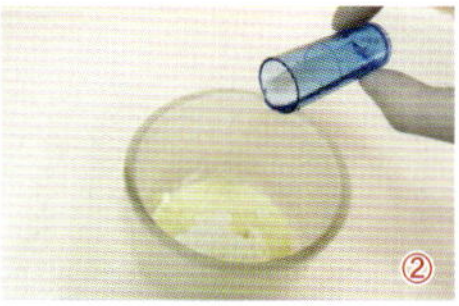

3 뚜껑을 닫지 말고 물과 석고가 섞일 때까지 스패튤러로 혼합한다③.

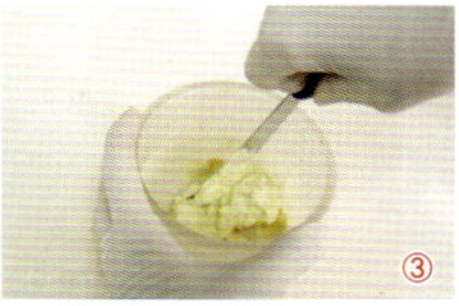

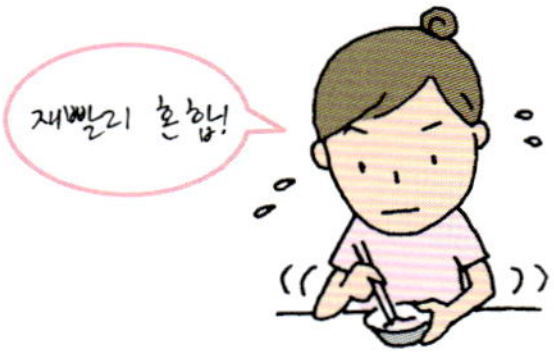

4 교반(agitation)

교반용 날이 달린 뚜껑을 닫고 진공매몰기로 휘젓는다④, ⑤.

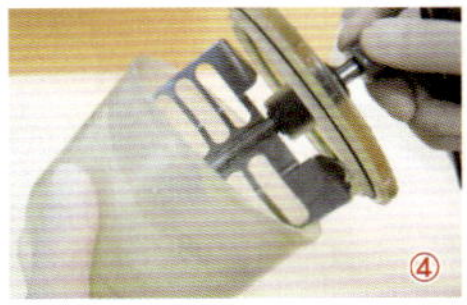
④

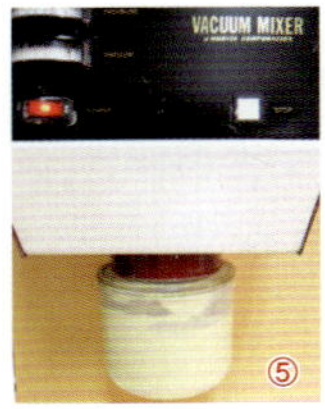

⑤

5 석고 주입

진공매몰기 스위치를 끄고 뚜껑을 분리한 후 수분을 제거한 인상에 진동기(vibrator) 위에서 기포가 들어가지 않도록 석고를 조금씩 주입한다⑥~⑪.

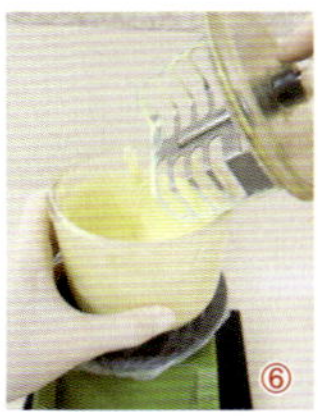
⑥

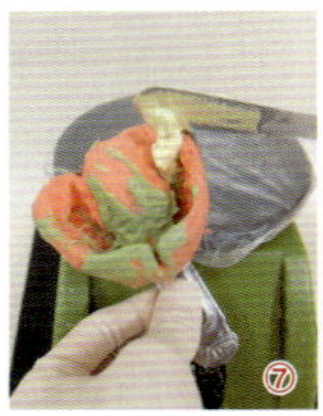
⑦

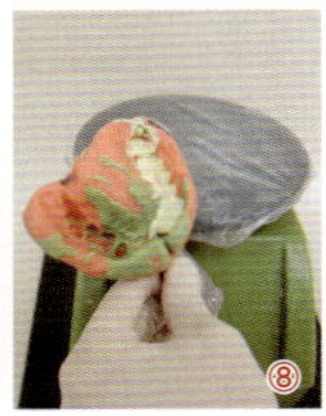
⑧

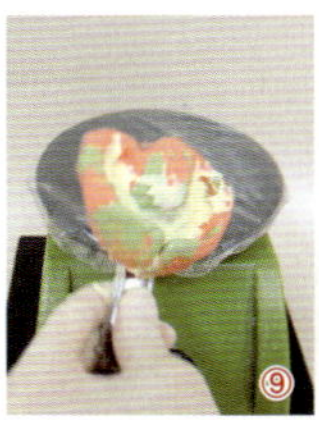
⑨

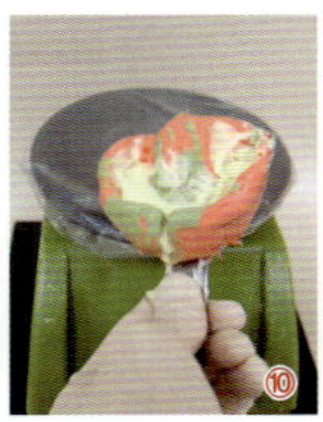
⑩

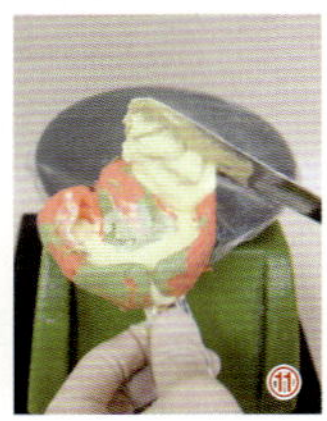
⑪

6 성형

떼어내기 쉽게 스패튤러(spatular)로 형태를 정리한다.

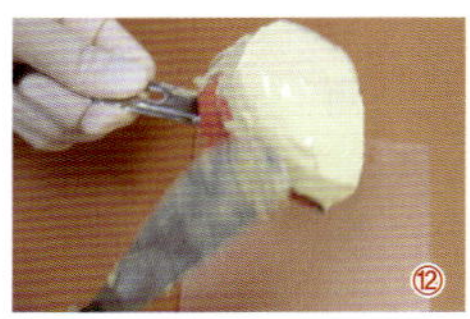
⑫

7 base를 붙이는 경우에는 플레이트(plate) 위에 석고를 담고⑬,

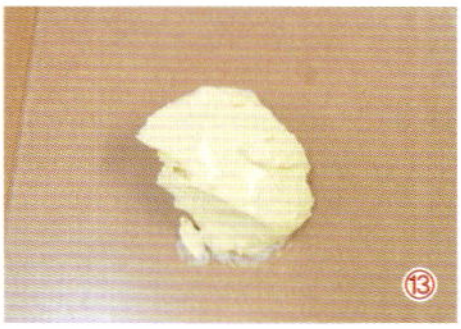

8 인상재(impression material)를 주입한 트레이를 거꾸로 하여 플레이트 위에 담은 석고를 가볍게 눌러⑭,

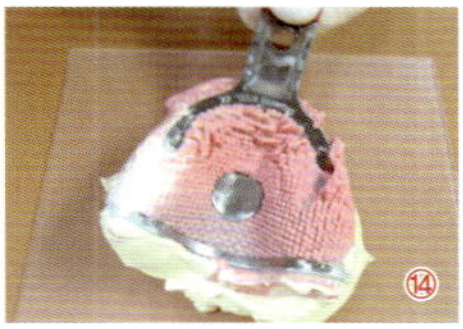

9 형태를 정리하고 종료한다⑮.

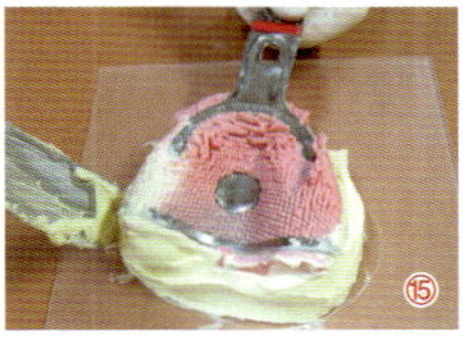

10 트리밍(trimming)

트리밍한다⑯ ~ ⑱.

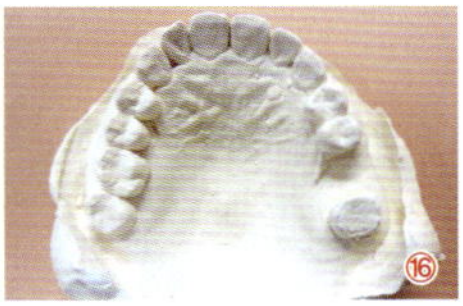

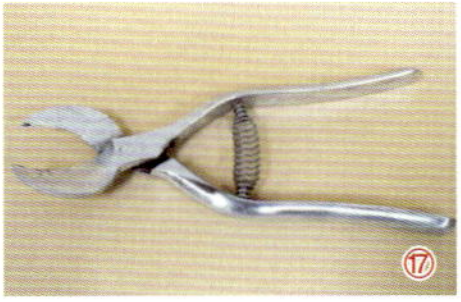

석고 겸자

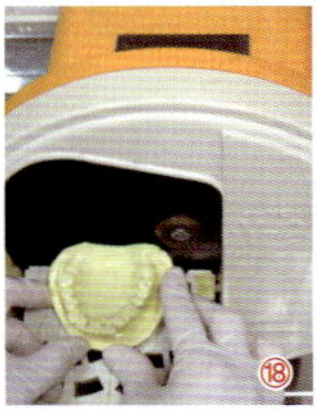

트리머(trimmer) : 석고 모형의 트리밍용 장치

11 완성

모형 완성⑲

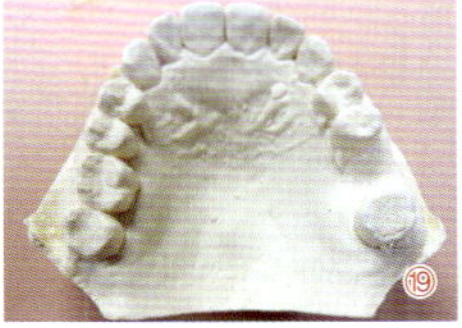

치과기공소로 발주

- 기공지시서는 최대한 자세한 지시가 필요하다. 빠진 것이 없도록 정확하게 기입하자.
- 법률상으로도 담당의사의 이름이 필요하다.

기 공 지 시 서

환자명 님	남・여 세
발행일 년 월 일	완성일 월 일

○부위・제작물 ○재료

8	7	6	5	4	3	2	1	1	2	3	4	5	6	7	8
8	7	6	5	4	3	2	1	1	2	3	4	5	6	7	8

full crown

○셰이드 ○지시・최종보철예정

○체크리스트

- 대합치 ・바이트
- 참고모형

치과병원명

주소

치과기공소의 주소・명칭

의뢰 시의 주의사항

- 기공물과 인상을 뜬 환자의 이름이 틀리지 않도록 확인하자.
- 기공물 완성 일시는 반드시 확인해두자.
- 다음에 환자가 내원하기 전에 완성되도록 의뢰하자.

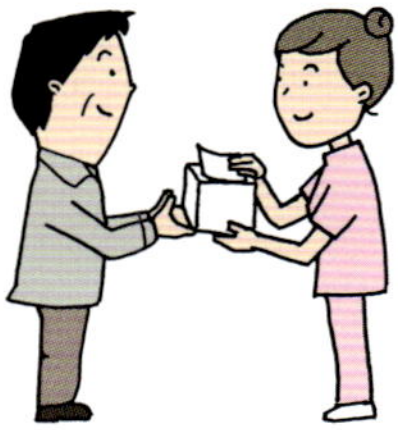

우리 치과병원에서는?

CHAPTER 8 응급 시의 대응

1 우발사고 등

실수는 언제든지 있을 수 있다. 중요한 것은 실수를 한 후의 신속한 행동과 처리이다.

기물을 떨어뜨렸을 때의 대응

■ 진료 중 물건을 떨어뜨리거나 큰 소리를 냈을 경우

※ "실례했습니다"라고 모두가 들을 수 있도록 말한다.

• 이것은 직원들에게 '죄송하다'는 표현과 '나는 괜찮다'라는 두 가지의 메시지가 포함된다. 그 후에 하던 일을 계속할 것인지 떨어뜨린 물건을 치울 것인지 판단한다.

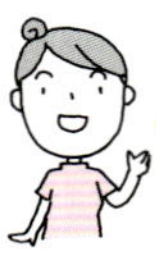

일상생활에서는 흘리거나 떨어뜨린 물건을 먼저 정리하는 것이 일반적이다. 그러나 치료 중에 예를 들어 의사의 지시로 발치 중인 기구를 가지러 가다 무언가를 흘리거나 떨어뜨려서 이를 치우고 있다면 지시한 의사는 필요한 기구를 받지 못해 곤란하다. 원내에서는 일상과는 다른 판단이 필요한 경우가 있다는 것을 알아두자.

※ "죄송합니다" 등의 사죄의 말은 환자 앞에서는 하지 않는다.

• 진료 중에 실수를 저질러도 환자가 듣는 자리에서 의사나 직원에게 "죄송합니다" 등의 말을 해서는 안 된다. 이런 말을 들으면 환자는 자신의 치료에 문제가 발생한 것은 아닌가 하고 불안해진다. 진료 중에는 특히 주변 상황을 고려해서 언동에 신경 쓰도록 한다. 당사자에게는 진료 후에 진심으로 사과한다.

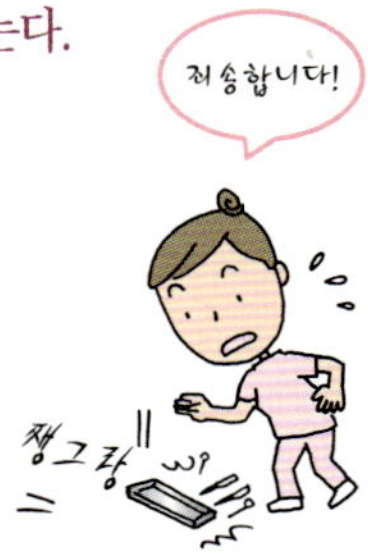

환자의 상태가 급변했을 때

- 응급 상황의 대응에 대해 원내에서 사전에 논의해두는 것이 필요하다.
- 응급 처치에 필요한 기구와 설치장소

산소 봄베 설치장소(　　　　　　)

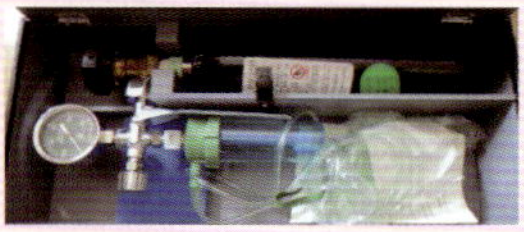

AED 설치장소
(　　　　　　)

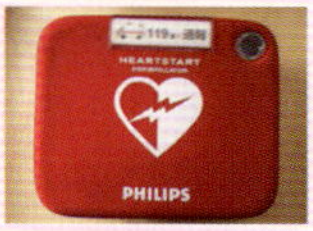

응급약 설치장소
(　　　　　　)

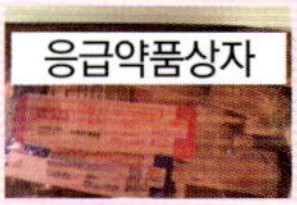

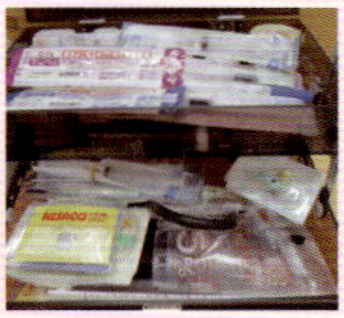

혈압계 설치장소
(　　　　　　)

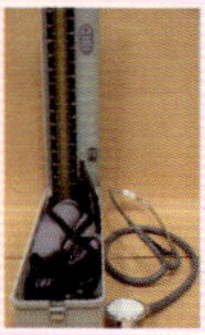

펄스 옥시미터
(pulse oximeter)
설치장소
(　　　　　　)

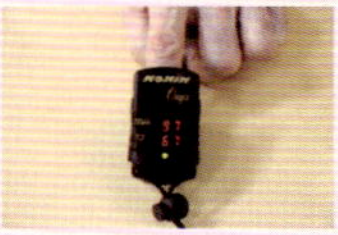

매뉴얼 설치장소
(　　　　　　)

응급 시 대응 매뉴얼

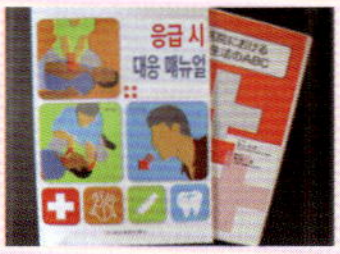

- 응급상황은 의사와 가장 경험이 많은 직원이 대응하며 판단 후 지시가 가장 원활하게 전달되는 체제로 한다. 접수 담당자는 그 자리를 떠나지 않고 언제라도 119를 호출할 수 있도록 전화기를 준비해둔다.

119 통보

"예 119입니다. 화재발생입니까? 구급입니까?"

"여기는 ㅇㅇ치과병원입니다."
"진료 중에 환자가 급변하여 구급요청을 합니다."
"주소는 __시 __구 __번지의 __입니다."
"환자의 상황은 __________ 입니다."
"전화번호는 ____________ 입니다."
"부탁드립니다."

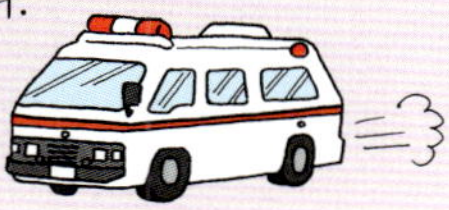

우발사고 등

2 재해 / 고장 등의 대책

재해 시(화재, 자연재해)

- 재해에 대비해 각자의 역할 분담을 정하고 직원 들끼리 논의해둔다.
- 화재나 자연재해 등이 발생하면 먼저 치료를 중지하고 유닛체어(unit chair)를 일으켜 세운다. 그리고 의사의 지시에 따라 다음 행동을 결정한다.
- 환자를 유도하는 피난로를 정해둔다.
- 소화기를 준비하고(소방법으로도 정해져 있음) 직원들 사이에서 위치를 확인해둔다.

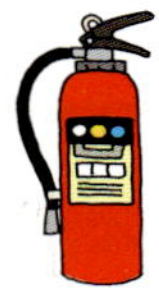

정전 등

- 정전된 경우 컴퓨터를 보호하기 위해 예비 자동전원을 준비해둔다. 이런 준비가 없다면 컴퓨터의 데이터를 잃을 수 있다.

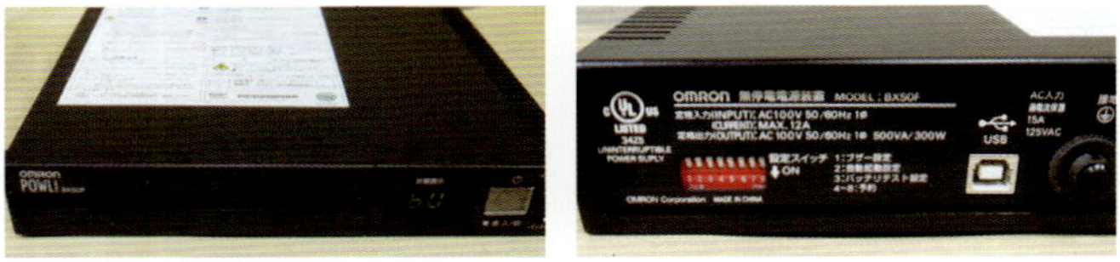

무정전 전원장치

- 정전에 대비해 회중전등을 준비해둔다. 헤드램프(head lamp) 타입이 양손을 사용할 수 있어 편리하다.

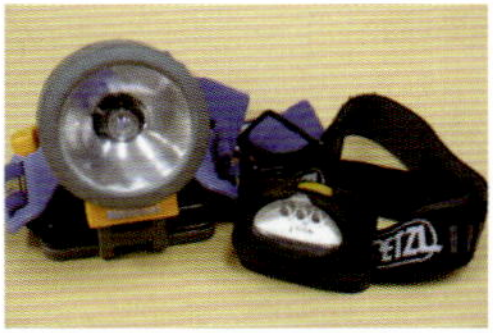

회중전등(헤드램프 타입)

고장 대처

• 고장이 났을 경우의 연락처를 명확히 알아둔다.

유닛체어(unit chair)는 ______________________

컴프레서(compressor)는 ______________________

석션(suction)류는 ______________________

※ 컴프레서 벨트와 유닛체어의 라이트와 터빈용 램프는 소모품이다. 예비품을 준비해두자.

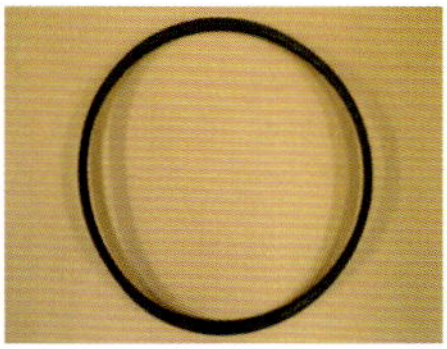
컴프레서 벨트

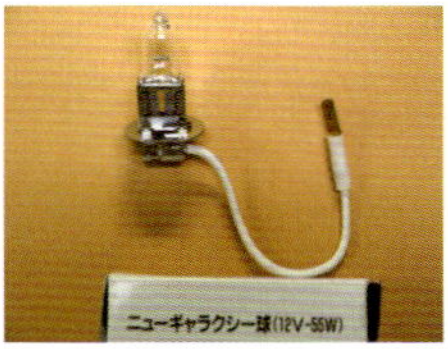

유닛체어 라이트

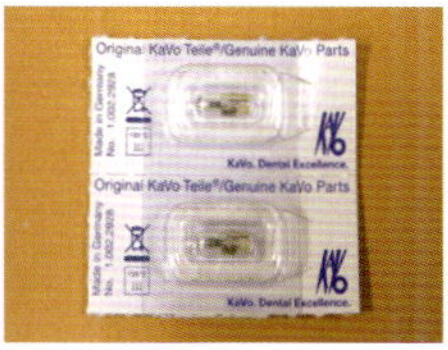

터빈용 램프

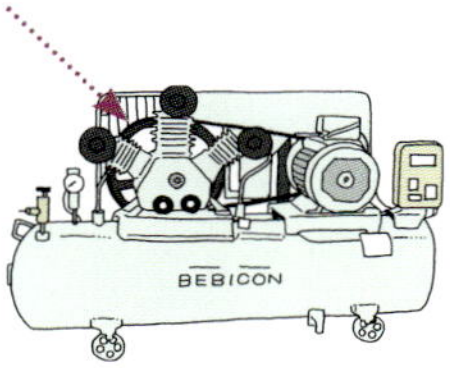

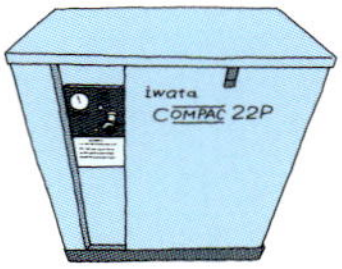

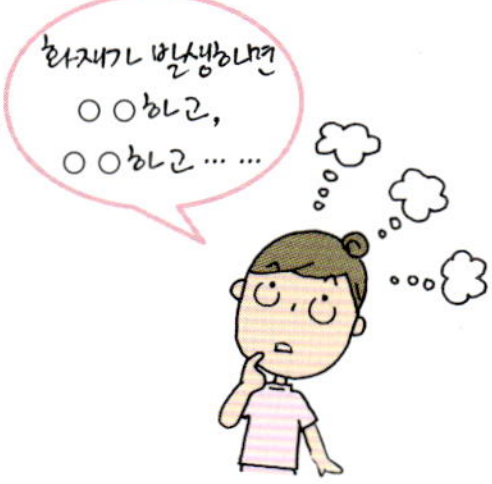

우리 치과병원에서는?

CHAPTER 9 치과진료에서 사용하는 주요 약제 및 재료

1 약제

치과의사나 선배 치과위생사에게 지시를 받으면 바로 준비할 수 있도록 약제명과 용도를 익혀두자(빈칸에는 근무병원에서 사용하는 약제를 기입한다).

■ 근관치료제, 치수복조제

상품명	주성분	용도	패키지 · 본체
RC플랩®	EDTA-2Na	근관확대 (enlarging of root canal)	펌프 타입 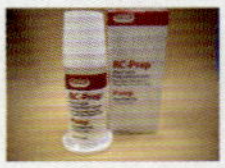 시린지 타입 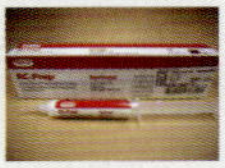
스메아크린®	3% EDTA	근관확대	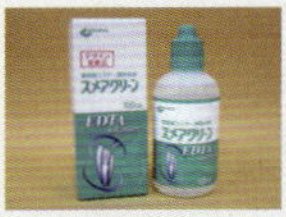
치과용 모르호닌® 모르호닌®치과용액 (통칭 : 모르호닌)	에데트산 나트륨 수화물, 세트리미드(Cetrimide)	근관확대	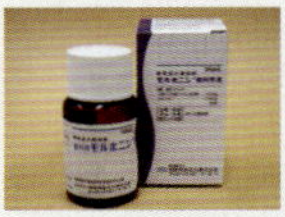
캐널크리너® 치과용액 10% (통칭 : 캐널크리너)	10% 차아염소산 나트륨	근관청결	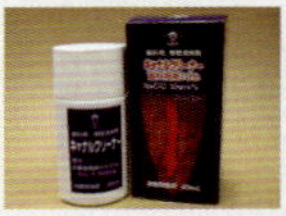
네오클리너 「세키네」® (통칭 : 네오클리너)랩	10% 차아염소산 나트륨	근관청결	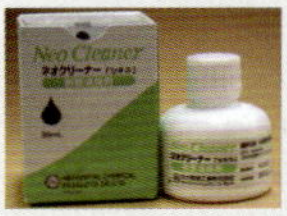
크레오돈®	구아야콜	근관소독, 진통진정 효과	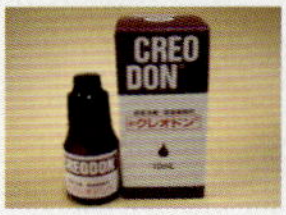

■ 근관치료제, 치수복조제(계속)

상품명	주성분	용도	패키지 · 본체
치과용 안티포르민 **(통칭 : 안티포르민)**	3% 이상 차아염소산나트륨	근관청결 · 소독	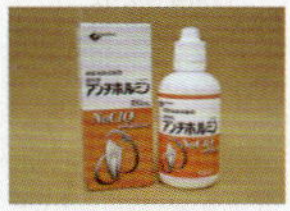
네오글리세롤®	요소, 글리세린	근관소독	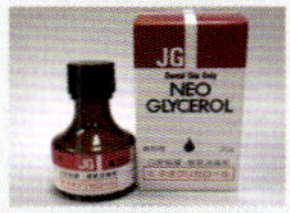
페리오돈®	파라포름알데히드, 디브카인염산염	근관소독	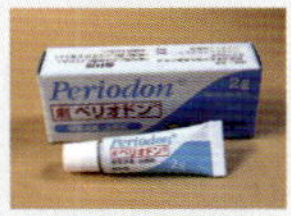
포르마린 · 구아야콜 FG「네오」® (통칭 : FG)	포르마린, 구아야콜	근관소독	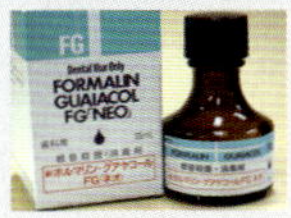
포르모크레졸 치과용 소독액「쇼와®」 (통칭 : FC)	포르마린, 크레졸	근관소독	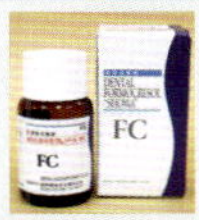
페놀 · 캠플 치과용 소독액「쇼와」 (통칭 : CC)	페놀, dl-캠플	근관소독	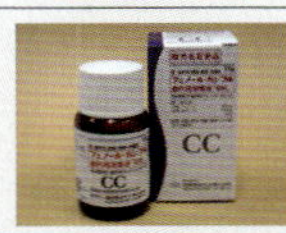
요오드 · 글리세린 치과용 소독액「쇼와」 (통칭 : JG)	요소, 요화칼륨, 글리세린	근관소독	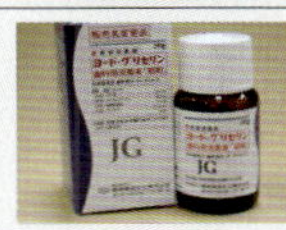
칼시펙스® Ⅱ	수산화칼슘	근관내 충전	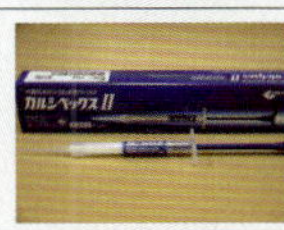
캐널스®	산 : 산화아연, 황산바륨 액 : 초지유, 올리브유	근관충전 (root canal filling)	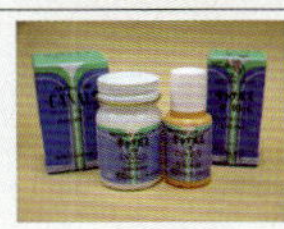

약제

■ 근관치료제, 치수복조제(계속)

상품명	주성분	용도	패키지 · 본체
캐널실러®	유지놀, 로딘, 에스테르검, 올리브유, 산화아연, 차탄산비스마스	근관충전	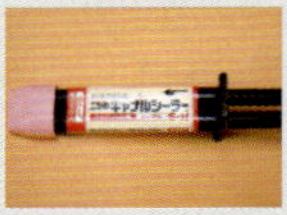
비타펙스®	수산화칼슘, 요오드포름	근관충전	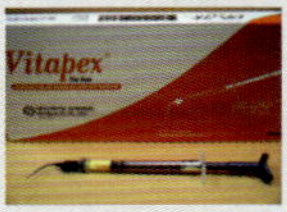
카르비탈®	가루 : 수산화칼슘 액체 : 염산파라프틸, 아미노안식향산 디에틸아미노에틸	치수복조(가루 · 액체 혼합)	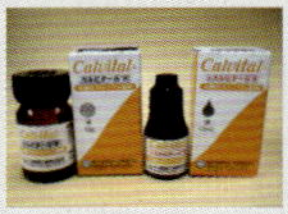
파르팩V®	크레졸, 포르마린, 초지유, 산화아연	치수복조, 유치근관충전 (가루 · 액체 혼합)	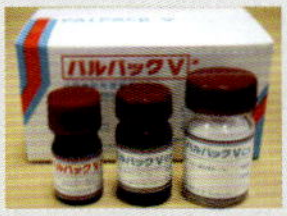
지피솔벤트®	d-리모넨	거타퍼차용 용해제	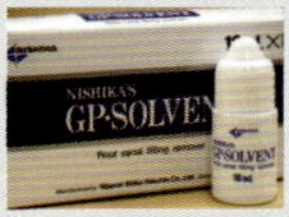
유칼리소프트® 플러스	유칼리유	거타퍼차 혼합	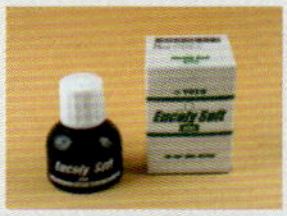
림에이드®	폴리아크릴산나트륨, 메틸셀룰로스	근관형성용 윤활제	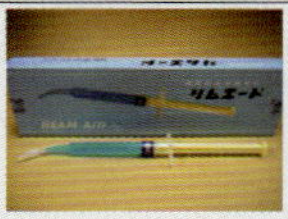

■ 가봉재

상품명	주성분	용도	패키지 · 본체
선더락바니시® **(통칭 : 산다락)**	수지, 알콜	반가봉	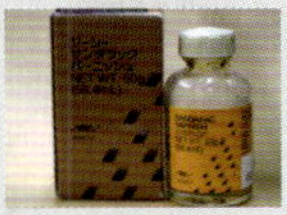
임시 스토핑®	거타퍼차 밀랍 산화아연 등	가봉 (provisional sealing)	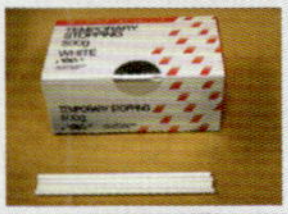
네오다인®–α	가루 : 산화아연, 수산화칼슘 액체 : 유지놀	가봉 (가루 · 액체 혼합)	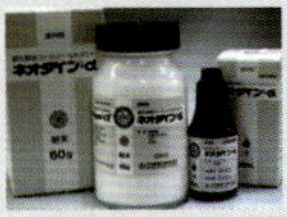
듀라실	가루 : 메타크릴산 폴리머 액체 : 메타크릴산 엘스테르모노머	가봉	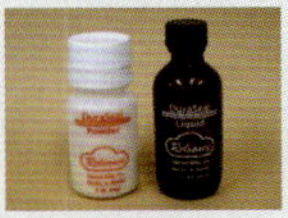
프라스트실® 노멀	연질레진	가봉	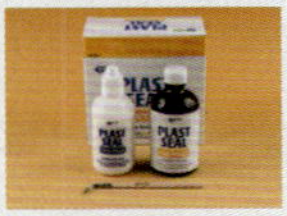
루미콘®		가봉	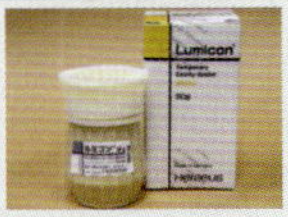
하이실®		가봉	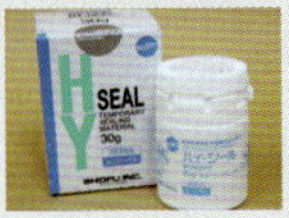
캐비톤® **캐비톤EX®**		가봉	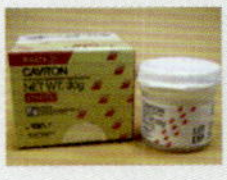 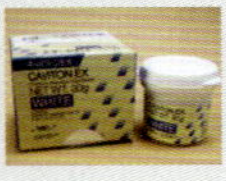

■ 우식예방약

상품명	주성분	용도	패키지 · 본체
바트라프로덴폼N®	불화나트륨	우식예방 (prevention of dental caries)	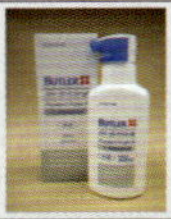
플루오르액® 치과용2%	불화나트륨 인산	우식예방	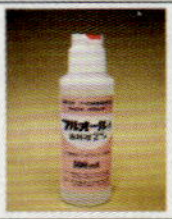
플루오르 · 젤리® 치과용 2%	불화나트륨	우식예방	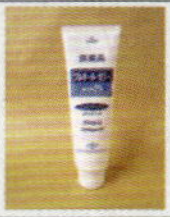

■ 우식진행 억제제

상품명	주성분	용도	패키지 · 본체
사포라이드액 치과용 38%® (통칭 : 사포라이드)	불화디안민은	우식진행 억제	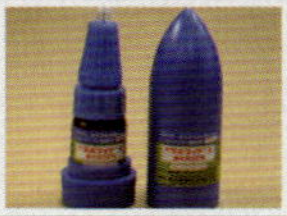

■ 우식탐지약

상품명	주성분	용도	패키지 · 본체
케리어스첵®	폴리프로필렌글리콜 (polypropyleneglycol)	우식탐지	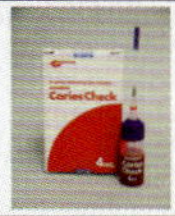
케리어스디텍터®	프로필렌글리콜, 또는 폴리프로필렌글리콜	우식탐지	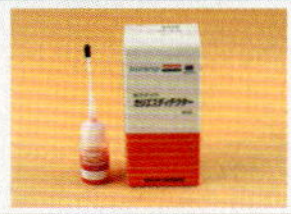

■ 지각과민 치료제

상품명	주성분	용도	패키지 · 본체
F바니시®	불화나트륨 5%	지각과민 (hemodia) 치료, 둔마(flattening)	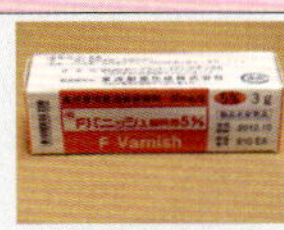
MS코트 ONE®	나노사이즈MS® 폴리머, 옥살산(oxalic acid)	지각과민 치료	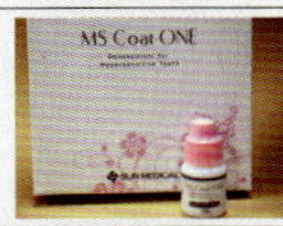
MS코트 F®	MS코트 ONE에 불화나 트륨 배합	지각과민 치료	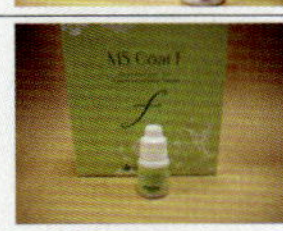
글루머® CPS 디센시타이저 (desensitizer)	글루타르알데히드	지각과민 치료, 둔마	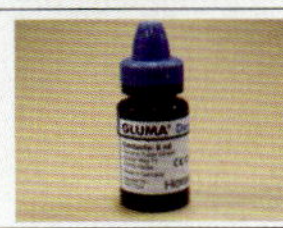

약제

■ 지각과민 치료제(계속)

상품명	주성분	용도	패키지 · 본체
코팔라이트®	클로로포름(chloroform), 코팔(copal)수지 등	지각과민 치료, 둔마	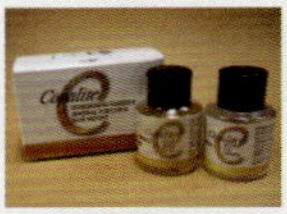
사포라이드액 치과용 38%® (통칭 : 사포라이드)	불화디안민은	지각과민 치료, 둔마	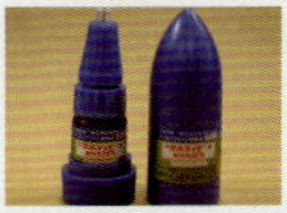
실드포스® 플러스	접착성 모노머	지각과민 치료, 둔마	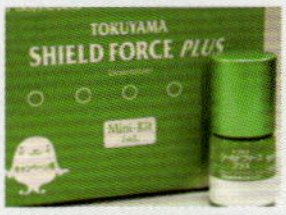
바날®	코발수지	지각과민 치료, 둔마	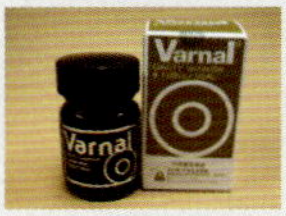
하이브리트코트Ⅱ®		지각과민 치료, 둔마	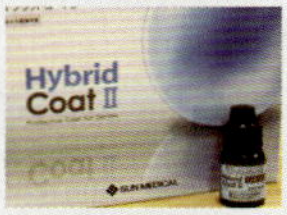
나노실®	풀루오르알루미노 실리케이트글래스 (fluoroaluminosilicate glass), 인산	지각과민 치료	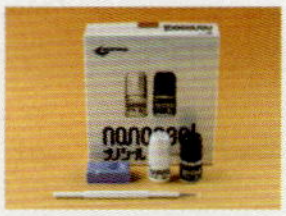
티스메이트 디센시타이저 (desensitizer)®	인산4칼슘, 무수인산수소 칼슘, 정제수	지각과민 치료, 둔마	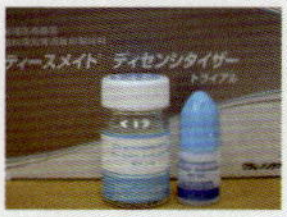

■ 구강점막 치료제(구내염)

상품명	주성분	용도	패키지 · 본체
아프터치® **구강용 첩부제 25㎍** (통칭 : 아프터치)	트리암시놀론 아세트니드 0.025mg/정	국한된 구강내 환부에 정제를 첩부하여 사용	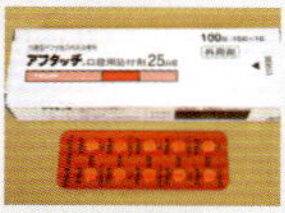
아프타졸론® 구강용 연고 0.1% (통칭 : 아프타졸론)	덱사메타손 1.0mg/g	구내염(stomatitis) 부분에 도포해서 사용	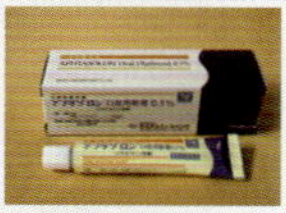
케나로그® **구강용 연고 0.1%** (통칭 : 케나로그)	트리암시놀론 아세트니드 1.0mg/g	구내염 부분에 도포해서 사용	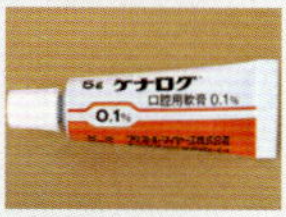
덱살틴연고®	덱사메타손	구내염 부분에 도포해서 사용	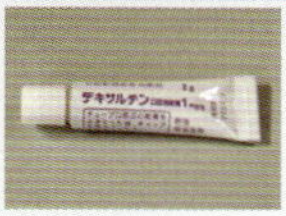
테트라 · 코티손 **연고®**	염산 테트라사이클린 30mg/g, 초산히드로코르티손 10mg/g	구내염 부분에 도포해서 사용	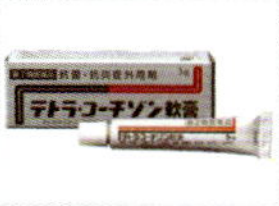
히노포론® 구강용 연고	히노키티올 히드로코르티손 초산에스텔 아미노안식향산에틸	구내염 부분에 도포해서 사용	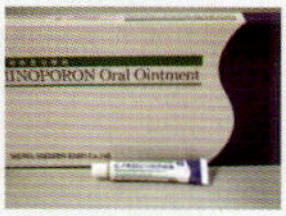

■ 발치와※에 사용하는 약

(※발치와 : 발치 후 생긴 구멍)

상품명	주성분	용도	패키지 · 본체
옥시테트라콘® 치과용 삽입제 5㎎ (통칭 : TC콘)	옥시테트라사이클린염산염 5㎎/g	발치와 감염예방	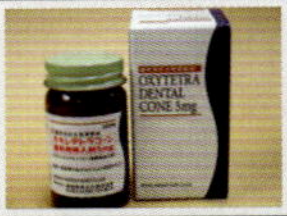
스폰젤®	젤라틴스폰지	발치와 지혈 (hemostasis)	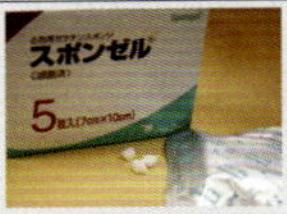
델프라그®	콜라겐	발치와 지혈, 상처 보호, 육아형성 촉진	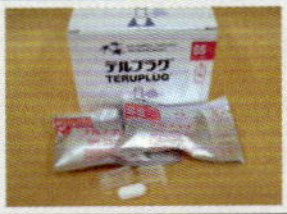
서지셀®	산화 셀룰로오스	상처 지혈	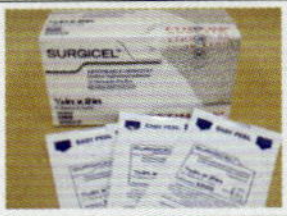

■ PMTC용 기재

상품명 또는 명칭	사용법, 만드는 법	패키지 · 본체
손톤플로스®(슈퍼플로스 대용품) (통칭 : 슈퍼플로스)	치간부 치근면 청결	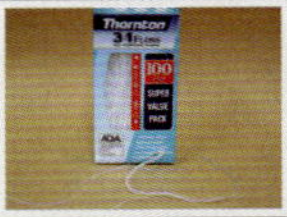
거즈 끈	치간부 치근면 청결, 대학코메거즈를 둥글게 말아 멸균해서 직접 제작한다.	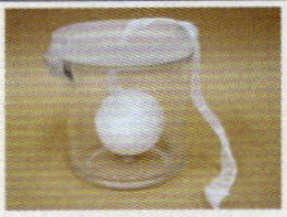
치면청결기	전용 파우더로 치면의 색소침착과 오염을 제거한다.	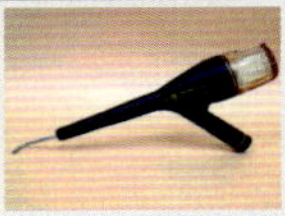

■ 치주염 치료제

상품명	주성분	용도	패키지 · 본체
테트라사이클린 · 프레스테론 치과용 연고® (통칭 : TCPS연고)	테트라사이클린염산염, 에피디히드로콜레스테린	치주조직의 염증 경감	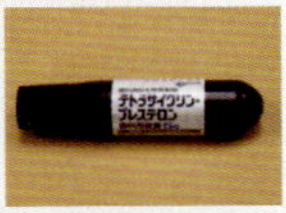
테트라사이클린 · 프레스테론 치과용 연고®/커트리지타입 (통칭 : TCPS)	테트라사이클린염산염, 에피디히드로콜레스테린	치주조직의 염증 경감	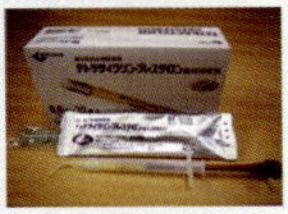
히노폴론® 구강용 연고 (통칭 : 히노폴론)	히노키티올, 히드로코르티손 초산에스텔, 아미노안식향산에틸	치주조직의 염증 경감	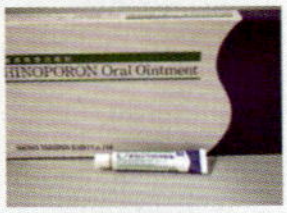
페리오클린® 치과용연고 (통칭 : 페리오클린)	염산미노사이클린	치주조직의 염증 경감	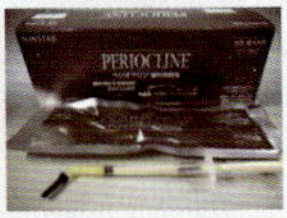
페리오필® 치과용 연고 2% (통칭 : 페리오필)	염산미노사이클린	치주조직의 염증 경감	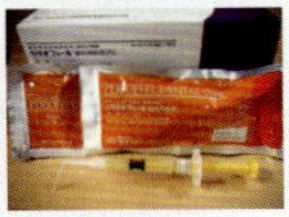

우리 치과병원에서는?

■ 국소지혈제

상품명	주성분	용도	패키지 · 본체
아스트린젠트	황산제2철	지혈 (hemostasis)	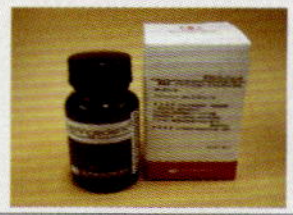
치과용 TD제트®액	염화알미늄, 리도카인, 염화세 틸비리디늄	지혈	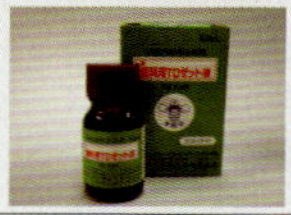
보스민® 외과액 0.1%(통칭 : 보스민)	아드레날린, 아황산수소나트륨	지혈	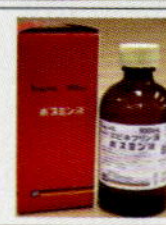
비스코스타트®	황산제2철	삼출액 억제제 (치은압배)	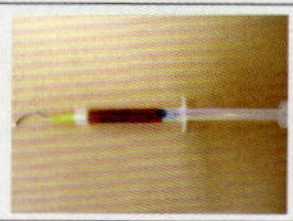

■ 근무병원에서 사용하는 약제 및 재료를 기입하자

상품명	주성분	용도	패키지

■ 가글제

상품명	주성분	용도	패키지 · 본체
아즐렌 가글액 4% 「켄에이」® (통칭 : 아즐렌)	아즐렌설폰산나트륨 수화물	구강 세정	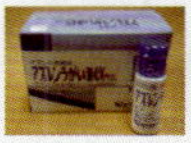 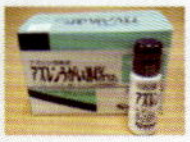
이소딘®가글액 7% (통칭 : 이소딘)	포비돈요오드 70㎎/g	구강 세정 15~30배로 희석하여 사용	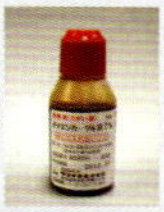
콘쿠르F® (통칭 : 콘쿠르)	글루콘산클로르헥시딘	구강 세정	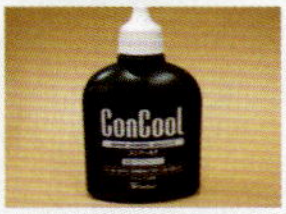
네오스테린®글린 가글액 0.2% (통칭 : 네오스테린그린)	벤제토늄염화물	구강 세정	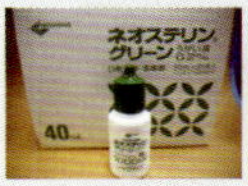 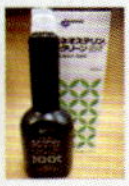
가글용 하티아즈레® 과립 (통칭 : 하티아즈레)	아즐렌설폰산나트륨 수화물	구강 세정	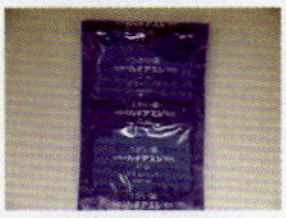
바트라® CHX 가글액(통칭 : CHX)	글루콘산클로르헥시딘	구강 세정	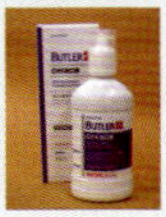

■ 소독약

상품명	주성분	용도	패키지 · 본체
이소프로파놀 소독액 50%「요시다」®	이소프로파놀 50Vol%	손가락, 기구	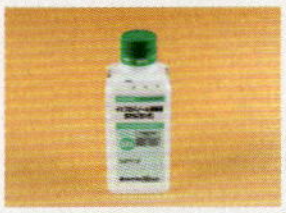
우엘파스® 손가락소독액 0.2%	0.2% 벤잘코늄염화물	손가락	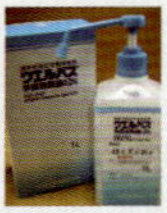
사이덱스플러스®28 3.5%액	3.5% 글루타랄(glutaral)	기구	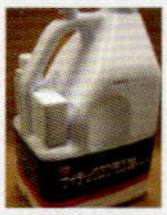
타이사리트®	천연야자유 액체 가성칼리 이르가산 DP300 0.3%	손가락	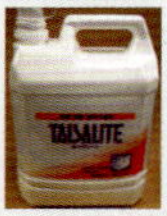
타이후레쉬 · 미스트®	이르가산 DP300	기구	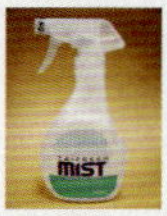
디스오파® 소독액 0.55%	프타랄 0.55%	기구	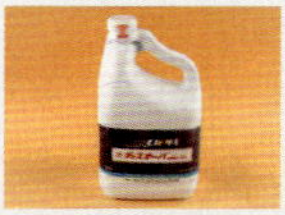
덴트하이드®	20% 글루타랄액	기구	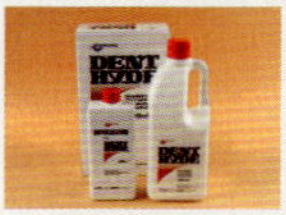
히비스크럽® 소독액 4%	4% 클로르헥시딘글루콘산염	손가락	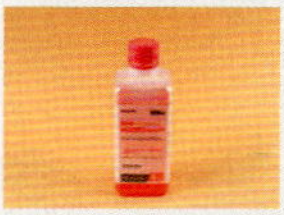
히비소프트® 소독액 0.2%	0.2% 클로르헥시딘글루콘산염액	손가락	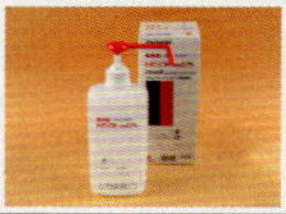

■ 소독약(계속)

상품명	주성분	용도	패키지 · 본체
5% 히비텐®액	5% 클로르헥시딘글루콘산염액	손가락, 기구	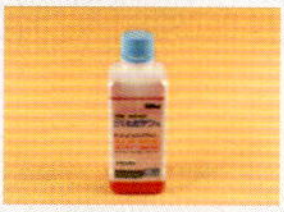
퓨랙스®	6% 차아염소산나트륨액	손가락, 기구	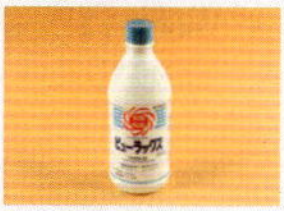
벤크로지드® 5%액	5% 클로르헥시딘글루콘산염	손가락, 기구	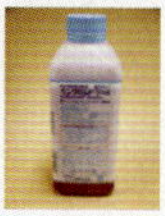
라스논소닉®P	글리신계 양성 계면활성제 (TEGO-51)	기구	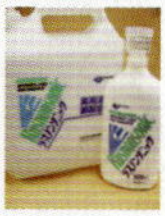

■ 착색제(치면세균막 착색제)

상품명	주성분	용도	패키지 · 본체
리퀴드레드코트® 레드코트®		치면세균막 착색	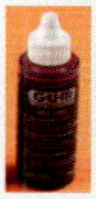 리퀴드 정제 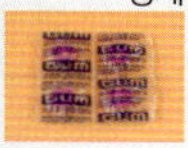
플로스펙® 치면세균막착색제 액 · 젤		치면세균막 착색	액 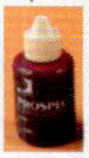 젤 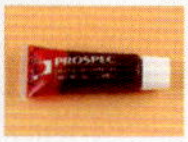

■ 의치 이장재(denture liner)

상품명	주성분	용도	패키지 · 본체
소프리라이너®	α, ω디비닐폴리시메틸시록산, 디메틸하이드로젠폴리시록산, 이산화규소 등	의치상용 장기 탄성 이장	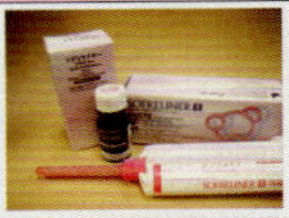
티슈콘디셔너 Ⅱ® (통칭 : 티슈콘디셔너 흰색)	PEMA, 기타	점막조정(이장)	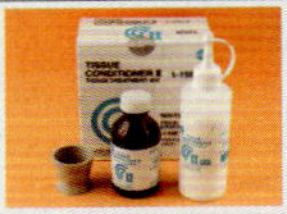
티슈콘디셔너® (통칭 : 티슈콘디셔너 분홍)	레진	임시 이장	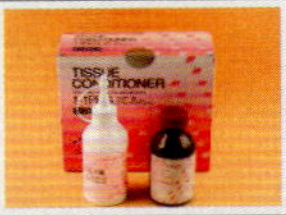
덴처라이너® (통칭 : 리베이스 재)	PEMA, 기타	의치상용 이장	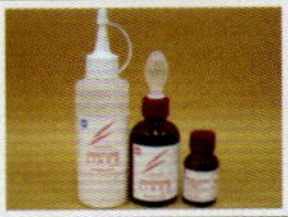

■ 근무병원에서 사용하는 약제 및 재료를 기입하자

상품명	주성분	용도	패키지 · 본체

■ 의치 세정제(denture detergent)

상품명	주성분	용도	패키지 · 본체
러버락D®	차아염소산나트륨	의치 세정액	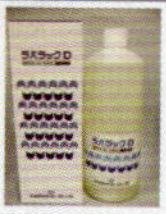

■ 자가중합레진(self curing resin)

상품명	주성분	용도	패키지 · 본체
올소패스트®	가루 : 폴리메틸메타플레이트 액체 : 메틸메타클리레이트	상온 중합레진	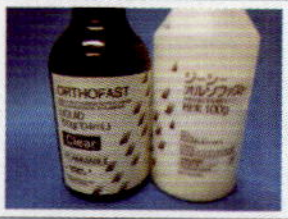
프로비나이스®	가루: 메타크릴산 에스테르 중합체 액체 : 메타크릴산 에스테르	아크릴계 레진	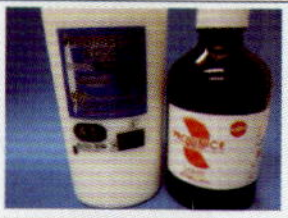
유니패스트® · 트래드	가루 : 메타크릴산 에스테르 중합체 액체 : 메타크릴산 에스테르	상온 중합레진	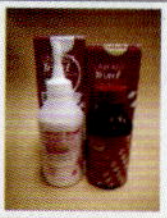
패턴레진®	가루 : 메타크릴산 에스테르 중합체 액체 : 메타크릴산 메틸	상온 중합레진	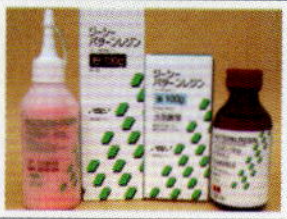

■ 치주포대

상품명	주성분	용도	패키지 · 본체
코팍® 하드&패스트	산화아연, 산화마그네슘	치주포대	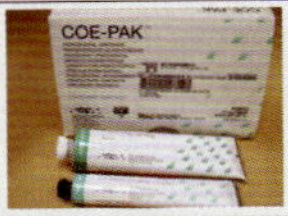
코팍® 레귤러	산화아연, 산화마그네슘	치주포대	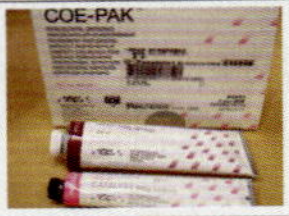

■ 치면연마제

상품명	주성분	용도	패키지 · 본체
PTC페이스트(레귤러 : 거친 연마용/파인 : 마무리 연마용)	레귤러 : 모노풀루오로인산나트륨 파인 : 글리틸리틴산 디칼륨, 염산 클로르헥시딘 불화나트륨	치면연마	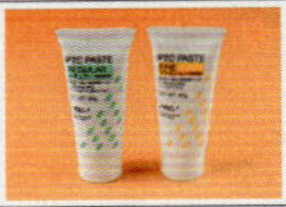
메르사주® 레귤러 : 거친 입자 화인 : 고운 입자	퍼미스, 글리세린 CMC, 모노플루오로인산나트륨	치면연마	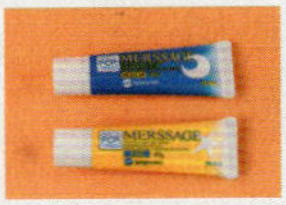
	실리카, 글리세린 CMC, 모노플루오로인산나트륨		
프로피페이스트® Pro	불화나트륨 0.1% 무수규산	치면연마	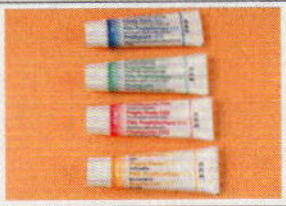
리나멜 트리트먼트 페이스트®	히드록시아파타이트 (Hydoroxyapatite)	치면연마	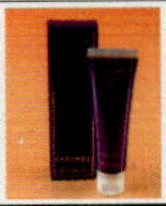

■ 치마제(dentifrice) 등

상품명	주성분	용도	패키지 · 본체
젤코트F®	폴리인산나트륨, 불화나트륨염산크로르헥시딘	치마제	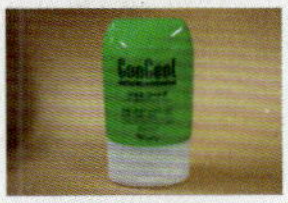
메르사주 히스케어®	초산칼륨, 황산알루미늄, 마크로골 400, 불화나트륨, 무수규산, 결정셀룰로스고농도 글리세린	치마제	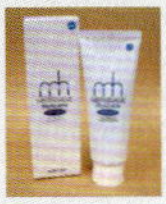

■ 근무병원에서 사용하는 약제 및 재료를 기입하자

상품명	주성분	용도	패키지 · 본체

■ 왁스(wax)

상품명	주성분	용도	패키지 · 본체
뉴스텍키 왁스®	천연수지 파라핀왁스 밀랍	접착	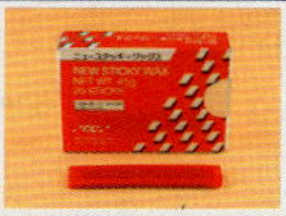
모델시멘트® (스티키왁스)	비즈왁스, 감다마 카르나바왁스	가착	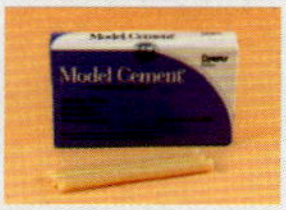
파라핀왁스®	파라핀왁스, 밀랍, 카르나바왁스, 담마	압접 인공치 유지	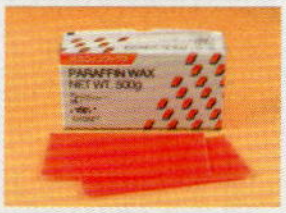
유틸리티왁스®	마이크로크리스탄, 파라핀왁스, 기타	트레이 스페이서 등	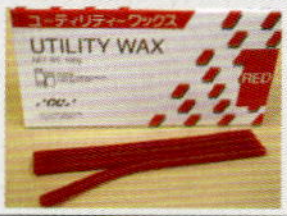

■ 보철물 적합 확인 재료

상품명	주성분	용도	패키지 · 본체
피트체커®	화이트실리콘(폴리시록산〈polysiloxane〉, 무수규산, 폴리에틸실리케이트, 바셀린)	의치(denture), 금관(crown) 등의 적합 확인	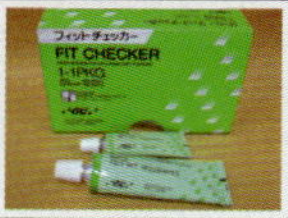

■ 교합지 등

상품명	주성분	용도	패키지 · 본체
OCCLUSAL CHECK-UP FILM(교합검사용 필름)		교합검사 (occlusion test)	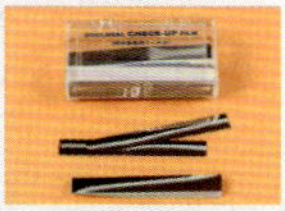
지시아티키레이팅페이퍼®		교합검사	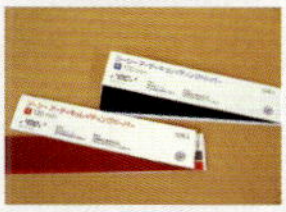
브리컷 교합지 적 · 청 (1/2사이즈)		교합검사	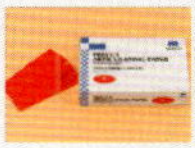 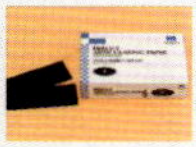
교합지 홀더		교합검사	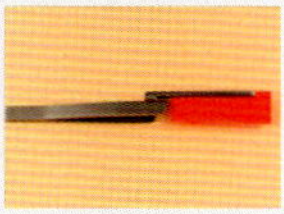

■ 기타

상품명	주성분	용도	패키지 · 본체
코코아버터®	바셀린, 코코아버터	방습제	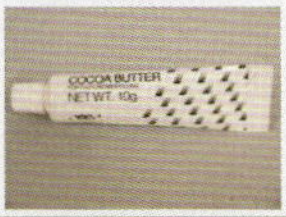
바셀린	바셀린	방습제	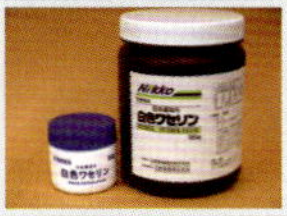
마크로골 (통칭 : 수용성 바세린)	에틸렌옥시드수	연고기제 피부보호제	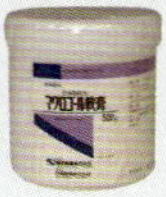

2 시멘트 · 가착재 · 가봉재

치아에 금관(crown) 등을 임시로 접착(가착)하거나 합착하기 위한 시멘트와 가봉용 재료이다.

(빈칸에는 근무병원에서 사용하는 재료를 기입한다.)

■ 시멘트와 가착재 · 가봉재 종류

- 시멘트란 인레이(inlay), 금관(crown), 가공의치(bridge) 등을 치아에 합착 또는 접착시키기 위해 사용하는 재료이다.

용도	종류	상품명	패키지 · 본체
합착용 시멘트	글래스아이오노머계	이오노타이트®F	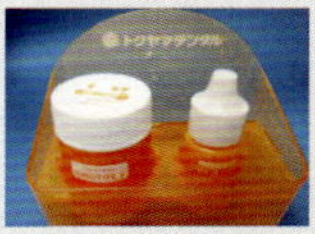
		후지 I ®	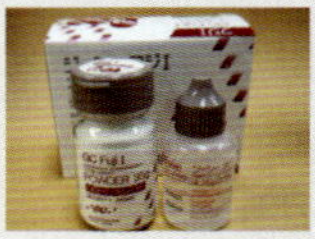
		비트레마® 루팅시멘트	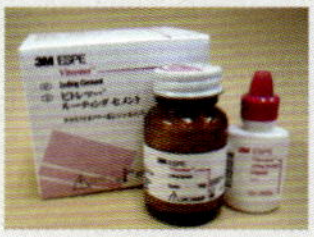
		후지류트®	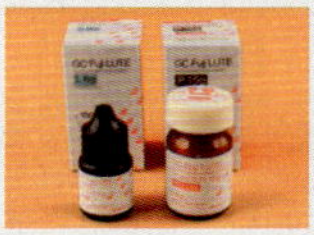
		비트레마®페이스트	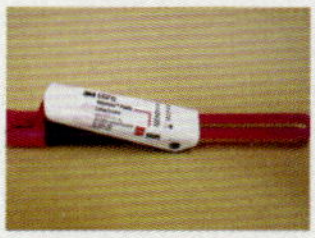
		후지루팅®EX 커트리지	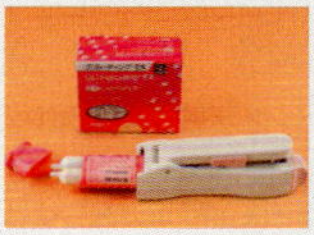

(계속)

용도	종류	상품명	패키지 · 본체
합착용 시멘트	글래스 아이오노머계	하이본드레지글래스®	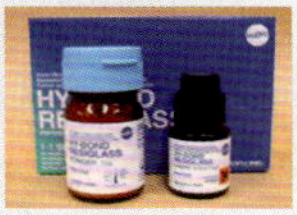
	레진계	레지셈®	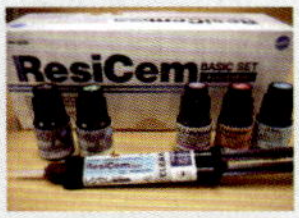
		크리아필® SA루팅	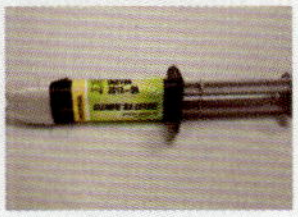
	카복시레이트계	하이본드카보시멘트®	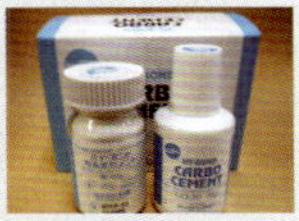
	인산아연계	에리트시멘트100®	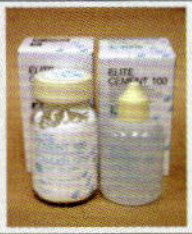

■ 시멘트와 가착재 · 가봉재 종류(계속)

용도	종류	상품명		패키지 · 본체
가착재	카복시레이트계	하이본드 템포러리 시멘트®	소프트 (통칭 : 하이본드소프트)	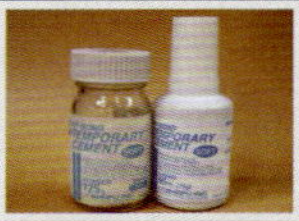
			하드 (통칭 : 하이본드하드)	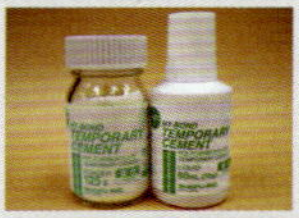
	글래스아이오노머계	IP템프시멘트		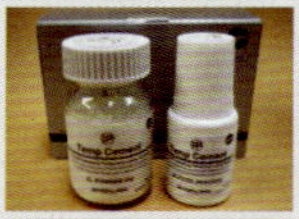
	유지놀계 (치수 진정작용 있음)	템프본드®		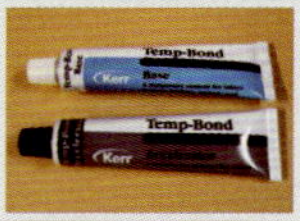
		네오다인®EZ페이스트		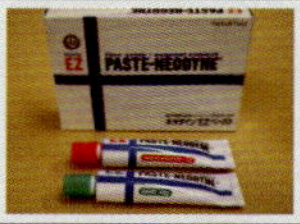
		네오다인®-α		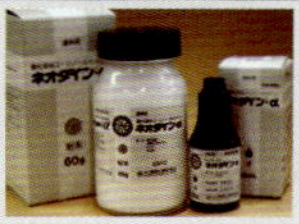
	비유지놀계	후리지놀템포러리팩 (통칭 : 템포러리팩)®		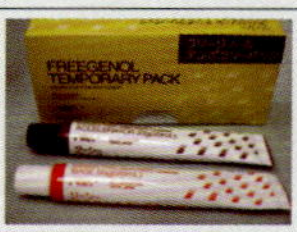

(계속)

용도	종류	상품명	패키지 · 본체
가봉재	수지계 (열가소성)	템포러리스타핑®	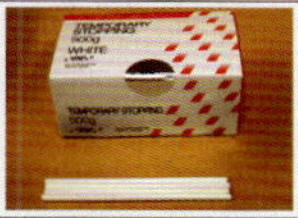
	수경성	캐비톤® 캐비톤EX®	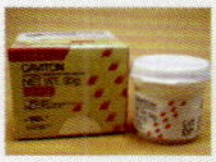 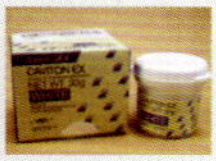
		루미콘®	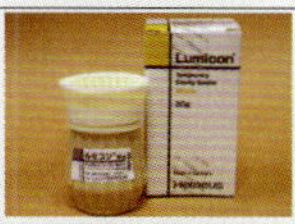
		하이실®	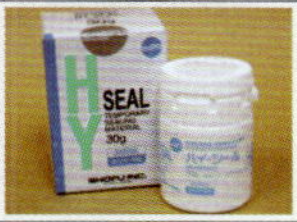
	연질레진계	듀라실®	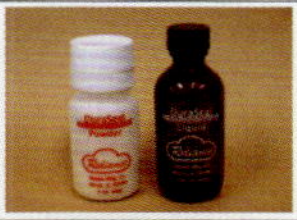
		프라스트실® 노멀	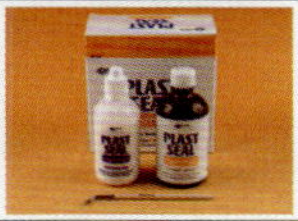
접착용	MMA계	슈퍼본드 C&B®	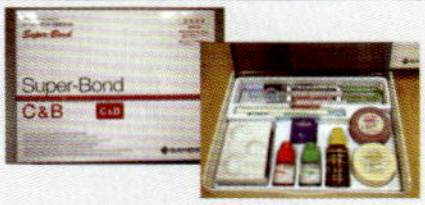

※기재된 제품은 대표적인 약품이며 신제품으로 대체된 것과 패키지가 변경된 것이 있다. 근무병원에서 사용하고 있는 것이 구형이거나 신형이라면 변경된 사진을 첨부하는 등 생생한 매뉴얼이 되도록 한다.

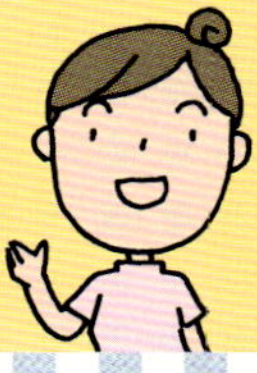

찾아보기

- 한글
- 영어

〈한글〉

〈영어〉

감수

- 임순연(남서울대학교 치위생학과)
- 이규원(이규원 치과 원장)
- 문원숙(경운대학교 치위생학과)

for Dental Hygienist pocket

임상매뉴얼

2014년 3월 15일 초판 인쇄
2014년 3월 20일 초판 발행

저 자 TSUNEHIRO EZAWA
편 역 도서출판 의학교육 편집부
감 수 임순연 · 이규원 · 문원숙
발 행 인 최경희 · 이정은
발 행 처 도서출판 의학교육
등록번호 제 2013-114 호
주 소 서울시 영등포구 양산로 128(당산동 1가 306) 백양빌딩 501호
Tel. 02) 2637-4806, 4863 Fax. 02) 2637-4807
홈페이지 www.medipub.co.kr
E - mail okpress1208@naver.com
정 가 25,000 원
I S B N 979-11-85682-03-7 93510